edition *hebamme*

Gymnastik und Yoga in der Geburtsvorbereitung

Marion Stüwe

297 Abbildungen
3 Tabellen

Hippokrates Verlag · Stuttgart

Bibliografische Information
Der Deutschen Bibliothek

Die Deutsche Bibliothek verzeichnet diese Publikation in der Deutschen Nationalbibliografie; detaillierte bibliografische Daten sind im Internet über http://dnb.ddb.de abrufbar

Anschrift der Autorin:

Marion Stüwe
Hebamme
Langeooger Str. 16
28219 Bremen

© 2003 Hippokrates Verlag in
MVS Medizinverlage Stuttgart GmbH & Co. KG,
Oswald-Hesse-Str. 50, 70469 Stuttgart
Unsere Homepage: www.hippokrates.de

Printed in Germany 2003

Fotos: Ralf Stüwe, Bremen
Modelle: Caroline Schemmel und Walter Pohl mit Anton Pelle, geb. am 27.4.2000 und Greta Carlotta, geb. am 29.9.2002, Bremen
Corinna Mindt mit Yolenn, geb. am 20.7.2002, Bremen
Marion Stüwe, Bremen
Zeichnungen: Horst Hänel von Art[2] Mediendesign, Bremen
Agnes Weißenberg von Art[2] Mediendesign, Bremen
Büroorganisation: Martina Renken, Bremen
Lektorat: Renate Reutter
Umschlaggestaltung: Thieme Verlagsgruppe
Umschlagfotos: Vordergrundmotiv: Ralf Stüwe
Hintergrundmotiv: Getty Images Tony Stone
Satz: SATZPUNKT Bayreuth GmbH, Bayreuth
Druck: Sommer Druck, Feuchtwangen

ISBN 3-8304-5245-4

Wichtiger Hinweis: Wie jede Wissenschaft ist die Medizin ständigen Entwicklungen unterworfen. Forschung und klinische Erfahrung erweitern unsere Erkenntnisse, insbesondere was Behandlung und medikamentöse Therapie anbelangt. Soweit in diesem Werk eine Dosierung oder eine Applikation erwähnt wird, darf der Leser zwar darauf vertrauen, dass Autoren, Herausgeber und Verlag große Sorgfalt darauf verwandt haben, dass diese Angabe **dem Wissensstand bei Fertigstellung des Werkes** entspricht.

Für Angaben über Dosierungsanweisungen und Applikationsformen kann vom Verlag jedoch keine Gewähr übernommen werden. **Jeder Benutzer ist angehalten,** durch sorgfältige Prüfung der Beipackzettel der verwendeten Präparate und gegebensfalls nach Konsultation eines Spezialisten festzustellen, ob die dort gegebene Empfehlung für Dosierungen oder die Beachtung von Kontraindikationen gegenüber der Angabe in diesem Buch abweicht. Eine solche Prüfung ist besonders wichtig bei selten verwendeten Präparaten oder solchen, die neu auf den Markt gebracht worden sind. **Jede Dosierung oder Applikation erfolgt auf eigene Gefahr des Benutzers.** Autoren und Verlag appellieren an jeden Benutzer, ihm etwa auffallende Ungenauigkeiten dem Verlag mitzuteilen.

Geschützte Warennamen (Warenzeichen) werden **nicht** besonders kenntlich gemacht. Aus dem Fehlen eines solchen Hinweises kann also nicht geschlossen werden, dass es sich um einen freien Warennamen handele.

Das Werk, einschließlich all seiner Teile, ist urheberrechtlich geschützt. Jede Verwertung außerhalb der engen Grenzen des Urheberrechtsgesetzes ist ohne Zustimmung des Verlages unzulässig und strafbar. Das gilt insbesondere für Vervielfältigungen, Übersetzungen, Mikroverfilmungen und die Einspeicherung und Verarbeitung in elektronischen Systemen.

Vorwort

Liebe Hebammen,

mit diesem Buch möchte ich aufzeigen, wie vielfältig und umfassend Bildungsarbeit mit werdenden Eltern für die Bewältigung von Schwangerschaft, Geburt und Leben mit einem Neugeborenen sein kann und konkrete Beispiele und Anleitungen dafür geben, wie diese Arbeit in Form von Kursangeboten praktisch umgesetzt werden kann.

Geburtsvorbereitungskurse laden ein zu einer Auseinandersetzung mit der Schwangerschaft und zum Üben konkreter Handlungsabläufe für die Geburt. Sie beinhalten für die werdenden Eltern die Möglichkeit, sich selbst besser kennen zu lernen und bewusster zu werden für die eigenen emotionalen und körperlichen Vorgänge. Im Geburtsvorbereitungskurs können die persönlichen Erfahrungen mit der Schwangerschaft ausgetauscht werden und es kann versucht werden, einen Ausblick zu geben auf die zu erwartenden Freuden und Anforderungen bei der Geburt sowie für die erste Zeit mit dem Säugling. Im Kursverlauf kann eine Unterstützungsgruppe entstehen für das Durchleben eines kritischen Zeitraumes.

Durch Aufklärung und Information, Körperselbsterfahrung und den Austausch in der Gruppe können Formen der Entfremdung von natürlichen Körpervorgängen und Lebensereignissen bewusst gemacht und, mit Einschränkungen, auch aufgehoben werden.

Bedeutend ist eine gute Geburtsvorbereitung nicht nur für die Frau und den Mann, sondern auch für das Kind. Indem die Eltern frühzeitig, schon während der pränatalen Phase, für die Bedürfnisse ihres Kindes sensibilisiert werden und eine Auseinandersetzung mit dem Sinn und Nutzen der Geburtsmedizin stattfindet, besteht hoffentlich für viele Kinder die Chance auf einen guten Start ins Leben.

Wie in meinem Buch „Wochenbett- und Rückbildungsgymnastik" werden gut verständliche, anschauliche, in der Praxis erprobte und somit „machbare" Übungen und inhaltliche Themen vorgestellt. Die unterschiedlichen Gestaltungsideen für Geburtsvorbereitungskurse orientieren sich an dem zeitlichen Umfang, welcher in der Gebührenordnung für Hebammen vorgegeben ist und an meiner Erfahrung als langjährige Kursleiterin im Hebammenladen Bremen, im Gesundheitsamt Syke und an verschiedenen geburtshilflichen Kliniken.

Ich wünsche Ihnen viel Freude bei der Arbeit mit diesem Buch und hoffe, dass es Ihnen bei der Ausübung Ihres Berufes hilfreich sein wird.

Mit herzlichen Grüßen

Marion Stüwe

Inhalt

Grundlagen

1 Ursprünge und Entwicklung der Geburtsvorbereitung 2

1.1 Die psychosomatische Methode nach Dr. Grantly Dick-Read 2
1.2 Die psychoprophylaktische Methode nach Ferdinand Lamaze 4
1.3 Die psychosexuelle Methode nach Sheila Kitzinger 6
1.4 Die „sanfte" Geburt nach Frédéric Leboyer 10
1.5 Geburtsvorbereitung nach Michel Odent 12

2 Ziele und Grenzen der Geburtsvorbereitung 15

2.1 Ziele der Geburtsvorbereitung 15
2.2 Die Grenzen der Geburtsvorbereitung 17
2.3 Risikoschwangere im Geburtsvorbereitungskurs 19

3 Grundsätze der Erwachsenenbildung 20

3.1 Geburtsvorbereitung im Sinne der Erwachsenenbildung 20
3.2 Leitgedanken der Erwachsenenbildung 20

4 Methoden und Ziele der Körperarbeit in der Geburtsvorbereitung 23

4.1 Gymnastik für Schwangere 23
4.2 Yoga für Schwangere 24
4.3 Die Zilgrei-Methode 31
4.4 Paararbeit in der Geburtsvorbereitung 32
4.5 Die Arbeit am eigenen Atem 34
4.6 Konkrete Handlungsweisen für das Verhalten unter der Geburt 35

5 Entspannungsmethoden in der Geburtsvorbereitung 36

5.1 Progressive Muskelrelaxation 36
5.2 Autogenes Training 36
5.3 Massagen und Berührungsentspannungen 38

Praxisanleitungen

6 Gymnastik für Schwangere 42

6.1 Stoffwechselübungen und Venenentlastung 42
6.2 Übungen für den Schultergürtel 43
6.3 Übungen für die Brust und die Zwischenrippenmuskulatur
    (Atemhilfsmuskulatur) 47

6.4	Übungen zur Beckenlockerung	49
6.5	Übungen zur Wahrnehmung des Beckenbodens	53
6.6	Übungen zur Hüftstabilisation, zur Ischialgieprophylaxe und Wirbelsäulengymnastik	61
6.7	Partnerübungen	70
6.8	Ideen für die Aufwärmphase	76

7 Yogaübungen für Schwangere ... 79

7.1	Das Sitzen	80
7.2	Das Liegen	82
7.3	Das Stehen	84
7.4	Die Atemführung	84
7.5	Atemübungen	86
7.6	Atemmeditation als Einstieg ins Yoga	95
7.7	Asanas zur Stoffwechselanregung	96
7.8	Asanas für die Wirbelsäule und die Hüfte	103
7.9	Asanas für den Beckenboden	115
7.10	Die Bandhas	123
7.11	Yogaübungen zur Wehensimulation	124
7.12	Paaryoga	125
7.13	Yogaübungsfolgen/Yogasets	129
7.14	Meditation	152
7.15	Entspannungsanleitungen	154

8 Zilgrei-Praxis ... 157

8.1	Die Zilgreiatmung	157
8.2	Zilgreiübungen für Schwangere	158
8.3	Zilgreiübungen zu zweit	166

9 Ratschläge für das Verhalten im Alltag ... 170

9.1	Körperhaltung	170
9.2	Richtiges Heben, Tragen und Bücken	171
9.3	Richtiges Hinlegen und Aufstehen	172

10 Atemübungen ... 176

10.1	Atemwahrnehmung	176
10.2	Atemwahrnehmung zu zweit	182
10.3	Wehenatmung	187
10.4	Wehensimulationsübungen	189

11 Wehen- und Gebärpositionen ... 195

11.1	Die Vorteile der aktiven Geburt	195
11.2	Wehenpositionen	198
11.3	Gebärpositionen	209

12 Entspannungsübungen ... 216

12.1	Die progressive Muskelrelaxation nach Jacobson	216

12.2	Autogenes Training	219
12.3	Kontaktaufnahme zum Kind	222
12.4	Kreatives Visualisieren	223
12.5	Berührungsentspannung	225

13 Massagen ... 230

13.1	Dammmassage	230
13.2	Massage mit Hilfsmitteln	230
13.3	Fußmassage	232
13.4	Gesichtsmassage	232
13.5	Meridianmassage	234
13.6	Ischiasmassage	235
13.7	Druckmassage innerhalb der Michaelis-Raute	235
13.8	Massage zur Beckenbodenwahrnehmung und -entspannung	237
13.9	Innenbeinmassage	238
13.10	Wehenstimulierende Bauchmassage für die Eröffnungsperiode	239

Kursplanung

14 Themenkatalog für die geburtsvorbereitenden Kurse ... 242

14.1	Die Entwicklung des Kindes im Mutterleib	247
14.2	Sexualität in der Schwangerschaft und nach der Geburt	248
14.3	Die Anwesenheit des Mannes bei der Geburt	250
14.4	Bonding	252
14.5	Krisen im Wochenbett	252
14.6	Eltern werden	253
14.7	Der Umgang mit schwierigen Themen	257
14.8	Geburtsschmerz als Realität	258

15 Geburtsvorbereitungskonzepte (Beispiele) ... 259

15.1	Der erste Abend	259
15.2	Geburtsvorbereitung für Paare	260
15.3	Der Paarkurs mit 2 Frauenabenden	263
15.4	Geburtsvorbereitung für Frauen mit Partnerabenden – 7 × 2 Stunden	263
15.5	Geburtsvorbereitung für Frauen, die schon Kinder haben	264
15.6	Geburtsvorbereitung für Paare, die schon Kinder haben	264
15.7	Geburtsvorbereitung als Crashkurs am Wochenende	265

16 Didaktische Hilfsmittel ... 267

16.1	Brainstroming	267
16.2	Blitzlichter	267
16.3	Listen erstellen	267
16.4	„Das eigene Leid klagen"	267
16.5	Das Arbeiten mit Bildern	267
16.6	Das Arbeiten mit Symbolbildern	268
16.7	Stille Reflexion	268

16.8	Die Arbeit mit Textkarten	268
16.9	Das strukturierte Paargespräch	268
16.10	Die „Überraschungskiste"	268
16.11	Getrennte Männer- und Frauengruppen zum Erarbeiten geschlechtsspezifischer Fragestellungen	268
16.12	Kurzzeitmesser	268
16.13	Vorlesetexte	269
16.14	Geburtsfilme	269
16.15	Musikauswahl	269

17 Die Rolle der Kursleiterin ... 271

17.1	Reflexion über die eigene Funktion	271
17.2	Reflexion der eigenen Arbeit	273
17.3	Der Umgang mit schwierigen TeilnehmerInnen	275

18 Ausstattung des Kursraumes ... 278

18.1	Hilfsmittel	278
18.2	Demonstrationsmaterial	278

19 Notwendige Formalitäten ... 279

19.1	Die Aufnahme einer freiberuflichen Tätigkeit	279
19.2	Dokumentation und Abrechnung	280

Anhang

20 Kontaktadressen ... 284

21 Weiterführende Literatur ... 286

22 Sachregister ... 289

23 Die Autorin ... 294

Grundlagen

1 Ursprünge und Entwicklung der Geburtsvorbereitung

Die Geburtsvorbereitung als institutionelle Maßnahme hat ihre Anfänge in so genannten Mütterkursen in den 30er Jahren des letzten Jahrhunderts.

Davor war Geburtsvorbereitung Ausdruck eines familiären, informellen Kontaktsystems. Eine Schwangere früherer Jahrhunderte wurde auf Geburt und Elternschaft durch nachbarschaftliche Geburten und das Leben mit Schwangerschaft, Geburt, Elternschaft und Tod vorbereitet. Mit der fortschreitenden Entwicklung vom Landleben zum Stadtleben, von der Großfamilie zur Kleinfamilie, von der Hausgeburt zur Klinikgeburt verloren die Frauen ihre Gruppe, in der sie direkt lernen konnten.

Aus der Geschichte des Hebammenwesens wird zusätzlich deutlich, dass die Verdrängung der Hebammen aus der Geburtshilfe und der Schwangerenbetreuung sowie die damit einhergehende Verwissenschaftlichung der Geburt zur Entfremdung der Frauen von ihrem Körper, ihren körpereigenen Kräften und Fähigkeiten geführt hat. Die Geburt war somit zu einem fremdbestimmten Vorgang für die Frauen geworden.

„Geburtsvorbereitung gab es schon immer und ist nicht eine Entwicklung des 20. Jahrhunderts, wie es oft versucht wird, sie als Modeerscheinung abzuwerten. Nur Geburtsvorbereitung gab es im Alltag, im familiären und dörflichen Lebenszusammenhang. Frauen und Männer wuchsen auf mit der unmittelbaren Erfahrbarkeit von Schwangerschaft, Geburt und Elternschaft. Heute, in Zeiten der sehr getrennten Lebensbedingungen, bedarf es einer Institution, die dieses gegenseitige Lernen wieder ermöglicht." (Ulrike Hauffe, Frauenbeauftragte des Landes Bremen, 1987)

1.1 Die psychosomatische Methode nach Dr. Grantly Dick-Read

Der englische Arzt und Geburtshelfer Dr. Grantly Dick-Read (1890–1959) beschäftigte sich in den 30er Jahren des letzten Jahrhunderts erstmals mit der emotionalen Situation der Frauen während der Geburt und ging der Frage nach, warum ein physiologischer Vorgang wie die Geburt mit Schmerzen verbunden ist.

Im Jahre 1933 veröffentlichte er seine Vorstellungen über natürliche Geburt und die Entstehung des Geburtsschmerzes. Er prägte den Begriff des **„Angst-Verkrampfung-Schmerz-Syndroms"** (Dick-Read, 1967), welches einer natürlichen Geburt entgegenwirkt: Angst vor der Geburt führt zu körperlichen und seelischen Abwehrreaktionen, die sich in Muskelanspannungen, insbesondere in den an der Geburt beteiligten Organen, manifestieren. Diese Verkrampfungen verursachen Schmerzen, da sie das Kind am Austritt hindern und sich den Wehenkräften entgegenstellen. Echte Schmerzen vergrößern die Angst der Gebärenden, auf ihre Angst reagiert sie mit wachsender Verspanntheit, was wiederum die Schmerzen verstärkt. Die Angst vor dem Schmerz verursacht durch Anspannung der Gebärorgane echten Schmerz. Die Frau gerät in einen Teufelskreis, den Dick-Read auf zivilisatorische Einflüsse zurückführt.

Circulus vitiosus

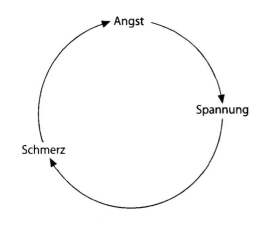

Das Dick-Read-Modell geht davon aus, dass die Angst vor den Wehen zur Anspannung der Mutter führt, was wiederum Schmerzen verursacht. (Nolan, 2001)

„Zivilisation und Kultur haben auf Geist und Gemüt der Frauen mit Einflüssen gewirkt, die verständliche Furcht und Angst vor der Geburt ausgelöst haben. Je zivilisierter die menschlichen Rassen dieser Erde geworden sind, desto mehr erhoben sie die Ansicht zum Dogma, dass die Geburt ein schmerzhafter, gefährlicher und qualvoller Vorgang sei. Diese Angst, dieses Vorurteil hat zum Entstehen natürlicher Abwehrreaktionen bei den Frauen geführt, und diese Abwehrspannungen beschränken sich nicht auf das Gemüt. Der Mechanismus der Abwehrreaktionen des Menschen erfasst nämlich auch die Muskelspannung. Unglücklicherweise beeinflusst die durch Angst bewirkte natürliche Spannung nun gerade jene Muskeln, welche den Mutterleib schließen. Dadurch wird das Kind bei der Geburt am Austritt gehindert. Angst hemmt also, das heißt, sie führt zu wachsendem Widerstand an der Öffnung des Mutterschoßes, während normalerweise diese Muskeln schlaff und ohne Gespanntheit sein sollten." (Dick-Read, 1967)

> Die Aufgabe der Geburtsvorbereitung sieht Dick-Read darin, den Frauen zu helfen, ihre Angst zu überwinden, Spannungen zu lösen und Verkrampfungen und Schmerzen zu mindern.

Dick-Read erkannte außerdem, dass die **seelische Einstellung der Frau zur Geburt** mitbeeinflusst wird von ihrer Umwelt, angefangen von den Geburtserlebnissen ihrer Mutter, anderer Frauen in ihrer Umgebung, eigenen Erfahrungen, wenn sie schon geboren hat, bis hin zur Umgebung, in der sie entbindet. Die Atmosphäre des Entbindungsraumes, das Vorhandensein von schmerzlindernden Medikamenten und die Erwartung von Schmerzen seitens der Ärzte, Hebammen und Angehörigen der Frau üben eine suggestive Schmerzwirkung aus.

Eine normale und natürliche Geburt ist gemäß Dick-Read eine angstfreie, vorbereitete, entspannte, leichte und befriedigende Geburt. Das heißt nicht, dass eine natürliche Geburt schmerzlos ist, eine Prüfung des Durchhaltevermögens darstellt oder Schmerzlinderung verweigert wird. Die natürliche Geburt verleugnet nicht die Leistungen moderner Geburtshilfe und erkennt die wichtige Rolle der Hebamme und des Arztes in Hinblick auf das physische Wohlergehen während Schwangerschaft und Geburt an, jedoch betont sie die Wichtigkeit einer psychischen Betreuung für die Schwangere und Gebärende.

„Die natürliche Geburt lässt sich am besten definieren als eine Geburt, bei der der normale Ablauf der Dinge, (…), weder physisch noch chemisch noch psychisch gestört oder unterbrochen wird. Ein wesentliches Merkmal dieser vollkommenen Verfassung der Frau ist, dass sie verstehen gelernt hat, was die Geburt bedeutet und wie sie in den verschiedenen Phasen dabei mithelfen kann." (Dick-Read, 1967)

Zur Überwindung des Angst-Verkrampfung-Schmerz-Syndroms fordert Dick-Read, die Frauen über den Geburtsablauf aufzuklären und ihnen Entspannung und Atmung zu lehren, damit sie mit Sauerstoff und Energie haushalten können, statt den Wehen entgegenzuwirken. Dick-Read wünscht für die Geburtsvorbereitung die Einbeziehung der körperlichen und seelischen Aspekte der Geburt, die Unterrichtung der Frauen in kleinen Gruppen von 8–10 Teilnehmerinnen in allgemeinverständlicher, nichtmedizinischer Sprache und die Möglichkeit, dass die Schwangeren die Örtlichkeiten und Einrichtungen der Klinik kennenlernen, in der sie gebären wollen.

Der **Unterricht für werdende Mütter** umfasst nach Dick-Read vier Hauptteile:

1. **Information über die Vorgänge bei Schwangerschaft und Geburt**, durch die Verständnis und Vertrauen geweckt und Ungewissheit und Ängste, die der Frau vielleicht von anderen über die Geburt eines Kindes eingeredet wurden, beseitigt werden.
2. **Vorführung und Übung des richtigen Atmens**, damit die Mutter allen Anforderungen gewachsen ist und das in der Gebärmutter sich entwickelnde Kind ordentlich genährt wird. Eine der wichtigsten Lebensbedingungen für das Baby ist der Atem seiner Mutter.
3. **Entspannung** und ihre Anwendung während Schwangerschaft und Geburt.
4. Ein paar leichte **Gymnastikübungen**, um die für das Gebären erforderliche Leistungsfähigkeit zu erhöhen.

Die Teilnahme an dieser Geburtsvorbereitung soll den Müttern zu einem Bewusstsein verhelfen, dass das Gelingen einer Geburt zu einem großen Teil von ihnen selbst abhängt, von der Art und Weise, wie aktiv sie sich daran beteiligen.

Die Hauptanteile der Read-Methode sind Entspannungs- und Atemübungen. Die Entspannungsübungen basieren auf Jacobsons Methode der „**Progressiven Relaxation**" (schrittweise fortschreitende Entspannung). Einzelne Muskeln werden gezielt angespannt, nach kurzer Zeit wird die Anspannung gelöst, um die Entspannung bewusst zu machen. Während der Geburt bewirkt das bewusste Lösen von Muskelanspannungen einen sichtlichen Rückgang der Schmerzempfindlichkeit der Gebärenden.

Ebenso wichtig wie die Entspannung ist die **Atmung**. Tiefes, rhythmisches Ein- und Ausatmen fördert die Sauerstoffversorgung des Kindes und verhindert Atemlosigkeit und vorzeitige Ermüdung der Frau während der Schwangerschaft und der Geburt. Die übliche Brust-Zwerchfellatmung wird vertieft zu einer Bauchatmung, die in Tempo und Tiefe dem Sauerstoffbedarf und dem Druck der kontrahierenden Gebärmutter während der unterschiedlichen Geburtsphasen angepasst wird.

1.2 Die psychoprophylaktische Methode nach Ferdinand Lamaze

Die psychoprophylaktische Methode wurde von einem russischen Ärzteteam (Platonow, Nikolajew, Welwoski) entwickelt und 1951 auf einem internationalen Kongress im damaligen Leningrad vorgestellt. Sie basiert auf den Erfahrungen der **hypnosuggestiven Analgesie** in der Geburtshilfe und auf Pawlows Lehre von den **bedingten Reflexen**. Diese Theorie besagt, dass das Gehirn darauf trainiert werden kann, ein bestimmtes Signal aufzunehmen, es zu analysieren und mit einem entsprechenden Reflex darauf zu reagieren.

Dr. Ferdinand Lamaze, Leiter einer geburtshilflichen Klinik in Paris, erfuhr von dieser Methode in Leningrad und führte sie in seiner Klinik ein. Er erweiterte sie durch eine spezifische Atem- und Massagetechnik und verbreitete sie als Lamaze-Methode. In Deutschland wurde sie in den 70er Jahren bekannt.

> Geburtsvorbereitung nach Lamaze ist eine Erziehungsmethode zur „schmerzlosen Geburt". Den Frauen soll das Gebären gelehrt werden.

Während durch Beratung, Schulung, Ablenkung und Suggestion in der Hirnrinde der Frau eine so genannte Geburtsdominante geschaffen wird, bekommt alles Körperliche eine reaktive Rolle.

Die **Grundprinzipien** der Lamaze-Methode basieren auf der Annahme, dass während der Geburt die Information, dass sich die Gebärmutter zusammenzieht (= Reiz) an das Gehirn geleitet und dort interpretiert wird. Diese Empfindung wird von der Frau entweder als schmerzhaft empfunden, und sie reagiert darauf mit Anspannung, oder sie empfindet den Reiz als kontrollierbar und reagiert mit Entspannung und der erlernten Atemtechnik (= Auslösung von Reflexen). Durch Training werden die Entspannungs- und Atemtechniken zu automatischen Reaktionen (= bedingte Reflexe) auf das Zusammenziehen der Gebärmutter.

Ein Ziel dieser Methode ist es, jegliche Assoziationen zwischen Geburt und Schmerz auszuschalten, um die Schmerzschwelle während der Geburt zu erhöhen und Raum zu schaffen für positive, erlernte Reaktionsmuster für den Körper. Schmerzassoziierende Worte wie Wehen oder Wehentätigkeit werden ersetzt durch Kontraktionen und Geburtsarbeit.

Diese Methode folgt nicht der Idee der „natürlichen Geburt". Die Frau soll lernen, auf Wehen mit unnatürlichen, jedoch wirksamen Reflexen zu reagieren. Der große Vorteil der Methode soll darin liegen, dass die Frau während der ganzen Geburt Kontrolle und Haltung bewahren kann und die Geburt ihres Kindes als erfüllend und unter Wahrung ihrer Menschenwürde erleben kann. Dazu schreibt Dr. Pierre Vellay, Generaldirektor der „Société Internationale de Psycho-Prophylaxie Obstétricale: „Die psychoprophylaktische Geburtsmethode stellt einen unbestreitbaren Sieg von Wissen über Unwissen dar, von Aktivität über Passivität, von Mensch über Tier." (Ewy, 1976)

Die psychoprophylaktische Geburtsvorbereitung ist ein **Training für werdende Eltern** und wird in Geburtsvorbereitungskursen und als programmierter Kurs in Büchern angeboten. Durch das Training sollen die Eltern die Möglichkeit erhalten, aktiv an der Geburt ihres Kindes teilzunehmen. Die Eltern erhalten Informationen über die Anatomie der Gebärorgane, den Mechanismus der Geburtsarbeit und der Entbindung, sie lernen Techniken der aktiven Muskelentspannung, Atemtechniken und gymnastische Übungen zur Lockerung der Muskulatur. Der werdende Vater wird aktiv mit in die Geburtsvorbereitung und den späteren Geburtsprozess einbezogen. An der Stelle von Passivität, Hilflosigkeit und Angst treten Arbeit, Konzentration und Zuversicht.

Die Techniken der Lamaze-Methode beinhalten **gymnastische Übungen**, welche sich primär auf die Rücken-, Bein- und Beckenbodenmuskulatur beziehen, um deren Elastizität in der Schwangerschaft und für die Geburtsarbeit zu fördern. Die **Entspannungsübungen** basieren auf Jacobsons „**Differential Relaxation**" (unterscheidende Entspannung). Hierbei werden einzelne Körperteile angespannt, während andere Körperteile entspannt werden.

Die **Atmung** in der Eröffnungsperiode folgt Techniken der flach adaptierten Brustkorbatmung, bei der 15–20 Atemzüge pro Minute ausgeführt werden, so dass das Zwerchfell während der Geburtsarbeit keinen Druck auf die Gebärmutter ausüben kann. In der Übergangsperiode wird nach 4–5 Atemzügen forciert ausgeatmet, was helfen soll, dem Pressdrang in dieser Phase standzuhalten. Während der Austreibungsperiode beginnt die Frau nach dem Einsetzen der Kontraktion mit 2 tiefen Atemzügen, um anschließend die Luft anzuhalten und mithilfe des Zwerchfells und der Bauchmuskulatur das Kind herauszupressen. Wenn die Wehe abklingt, soll die Frau noch einmal tief durchatmen.

Lamazes **Massagetechnik** ist die so genannte „Effleurage" (leichte Fingerspitzen-Massage), die an den Bauchdecken, in den Leisten, an der Lendenwirbelsäule, dem Kreuzbein und den Hüftkämmen durchgeführt wird. Dabei wird der Rhythmus der Massage nicht dem adaptierten Atemrhythmus angepasst.

Fazit

Ich empfinde die Lamaze-Methode als ein starres Training, das die Frau auf bestimmte Verhaltensweisen während der Geburt festlegt und einen individuellen Umgang mit der Geburtsarbeit verhindert. Das Gesamtergebnis der Geburt wird auf einen Reflexvorgang reduziert. Die Frau wird auf eine bestimmte Anzahl von Atemzügen festgelegt, wobei ihr eigener natürlicher Atemrhythmus unbeachtet bleibt. Die Atmung entspricht einer unphysiologischen, oberflächlichen und arrhythmischen Atemtechnik.

Als besonders problematisch beurteile ich die Arrhythmie der Atmung, d. h. die Technik, zu Beginn einer Wehe tiefere Atemzüge zu machen, als in der Wehenmitte. Dadurch kann bei der Frau physische Unruhe, Erregung und Angst entstehen. Bei längerer Anwendung tritt eine Veränderung ihres subjektiven Zeiterlebens ein, das heißt, eine halbe Stunde wird subjektiv von der Gebärenden wie ein oder zwei Stunden erlebt. Der Atemtyp dieser Methode beinhaltet zusätzlich die Gefahr einer reaktiven Apnoe, den Abfall des Sauerstoffgehaltes beim Kind. (Prill, 1983/1985)

Die **Einbeziehung des Mannes** in die Geburtsvorbereitung nach Lamaze und in die Geburtsarbeit begrüße ich sehr. Er soll der Frau bei der Anwendung der Techniken helfen und ihr seelischen Beistand leisten. Wenn jedoch die Hilfe bei der Atmung so aussieht, dass der Mann die Dauer der Wehen mit einer Stoppuhr kontrolliert und der Frau theoretische Anweisungen gibt, wie sie sich in der entsprechenden Geburtsphase verhalten soll, also zum Coach oder Trainer der Kreißenden wird, empfinde ich diese Art von Hilfe als frauenfeindlich. Die Frau wird von ihren körpereigenen Kapazitäten und Möglichkeiten, mit den Wehen umzugehen, entfremdet. Außerdem bezweifle ich, dass Frauen unter der Geburt ihren Kopf vollständig ausschalten können und das Denken allein den Männern überlassen. Statt auszuprobieren, was ihnen unter der Geburt gut tut, entwickeln die Frauen Vertrauen in eine Methode, statt zu sich selbst und in ihre eigenen Körperkräfte.

Die Methode vermittelt außerdem keine Möglichkeiten auf Unvorhersehbares zu reagieren, wie zum Beispiel auf Komplikationen unter der Geburt. Für die Geburtsarbeit werden die Frauen abhängig gemacht von einer Methode, nach der sie gemäß der erlernten Reflexe funktionieren müssen und von ihrem Partner, der sie mit der Stoppuhr in der Hand auf richtiges Gebärverhalten trainiert.

Im geschichtlichen Kontext hat diese Methode allerdings etwas sehr Positives bewirkt: Sie öffnete den werdenden Vätern die Tür in den Kreißsaal!

1.3 Die psychosexuelle Methode nach Sheila Kitzinger

Sheila Kitzinger, geboren 1929 in Großbritannien, ist Soziologin, Sozialanthropologin und Geburtsvorbereiterin, Mutter von fünf Töchtern und Autorin mehrerer Bücher, über Geburtsvorbereitung, natürliche Geburt, Stillen und Mutterschaft. In ihre Arbeiten fließen Erkenntnisse ein, die sie als Sozialanthropologin und Soziologin während ihrer Studien in den Vereinigten Staaten, Lateinamerika, auf den west-indischen Inseln, in Afrika und unter Einwanderungsgruppen in Großbritannien gewonnen hat. Ihr besonderes Interesse gilt der Einstellung von Frauen zu ihrer Schwangerschaft und zur Geburt sowie ihrem Verhalten während dieser Zeit.

Sheila Kitzinger bemüht sich um eine umfassende Geburtsvorbereitung, bei der nicht nur physiologische und psychologische Faktoren eine Rolle spielen, sondern auch **soziale Aspekte** in die Betrachtungsweise von Schwangerschaft, Geburt und Elternschaft mit einbezogen werden. Darüber hinaus beschreibt Sheila Kitzinger die Geburt eines Kindes als Teil des psychosexuellen Lebens einer Frau.

Die **Einstellung der Frau zur Geburt** wird bestimmt durch kulturelle Faktoren, sie gestalten die Art und Weise eines Geburtsablaufs, die Angst vor Schmerzen und dessen Erduldung. Zu diesen Faktoren gehört das Wissen, das Schwangere von ihren Müttern, Freundinnen und aus den Medien erhalten. Weitere Aspekte sind der Grad des medizinischen Wissens in einer Gesellschaft und dessen Anwendung, sowie der Grad an emotionaler Sicherheit von Seiten der Frau, welcher sich in der Kindheit entwickelt hat, in der Beziehung zur Mutter, zum Vater, zu Geschwistern, in der Beziehung zu ihrem Partner und durch das Bild, das die Frau von sich selbst hat als Ehefrau und Mutter; außerdem spielt dabei der Grad eine Rolle, bis zu dem sich die Frau primitivsten, instinktiven Freuden und den grundlegenden physischen Befriedigungen überlassen kann, die zur Gesundheit und zum

Wohlergehen des Körpers und zum harmonischen Funktionieren seiner physiologischen Abläufe gehören. (Kitzinger, 1987)

Sheila Kitzinger sieht die geistige Haltung gegenüber der Geburt als wesentlich wichtiger an, als perfekt gelernte Techniken. Sie bereitet weder auf die „natürliche Geburt" noch auf die „schmerzlose Geburt" vor. Für sie soll Geburtsvorbereitung den Frauen die Möglichkeit bieten, sich selbst besser kennenzulernen, sich mehr zuzutrauen und am Rhythmus des eigenen Körpers Freude zu haben. Jedes Paar soll durch die Vorbereitung herausfinden können, wie es seine eigenen kreativen Erfahrungen machen und seine Vorstellung von der Geburt des Kindes realisieren kann.

Im Vordergrund von Sheila Kitzingers Geburtsvorbereitung steht nicht das Vermitteln von Übungen oder das Einführen neuer Techniken bei der Geburtsleitung, sondern das Zulassen des Geburtsvorgangs.

> Die Aufgabe der Geburtsvorbereitung besteht ihrer Meinung nach darin, dass die Fähigkeit jeder einzelnen Frau gefördert wird, eine bessere Körperwahrnehmung zu erreichen und auf die Zeichen ihres Körpers reagieren zu können, um so eine **aktive Teilnahme an der Geburtsarbeit** zu ermöglichen. Die Frauen sollen lernen, nicht gegen die Wehen anzukämpfen, sondern sich aktiv mit Körperkontrolle, Atemmustern und Konzentration auf sie einzustellen.

Sheila Kitzinger lehnt **Betäubungsmittel und schmerzlindernde Medikamente** weitgehend ab. Durch Bewusstseinseinschränkung und Betäubung der Vagina verliert die Frau das Gefühl dafür, wie sich der Muttermund öffnet und sich das Kind durch das Becken bewegt. Der Frau wird die Möglichkeit sinnlicher Erfahrung genommen und sie wird zu einem mehr oder weniger unbeteiligten Betrachter der Geburt.

Außerdem weist Sheila Kitzinger auf die Risiken von Schmerz und Betäubungsmitteln hin, in diesem Zusammenhang übt sie auch Kritik an der programmierten, technisierten Geburt. Sie bezeichnet es als „absurden Materialismus", die Geburt nach rein physikalischen Normen zu betrachten, ohne den inneren Zustand der Frau, die das Kind bekommt, zu berücksichtigen. (Kitzinger, 1980) Die seelischen Fakten haben eine ebenso große Bedeutung, sie agieren und reagieren ebenso wie die physischen Fakten.

Die Geburt ist von **großer emotionaler Wichtigkeit** für die Frau, denn sie hat Auswirkungen auf ihr Bewusstsein und ihr Gefühlsleben. Die Emotionalität soll schon während der Geburtsvorbereitung mit berücksichtigt werden, um Ängste und psychologische Hindernisse bei der Frau abbauen zu können.

Sheila Kitzinger bezeichnet Schwangerschaft, Geburt und Wochenbett als eine „**normale Lebenskrise**". (Kitzinger, 1981) Mit dem Beginn einer Schwangerschaft ist die Frau unterschiedlichsten Konflikten und Ängsten ausgesetzt. Die Frau erlebt nicht nur starke körperliche Veränderungen, sondern auch ihr Bewusstsein und ihre Gemütszustände verändern sich. Sie wird verletzbarer und empfindsamer als sonst.

Viele Frauen geraten in einen **Rollenkonflikt**, da sie sich unfähig fühlen, die Rolle der Schwangeren und Mutter zu akzeptieren. Die Schwierigkeit der Schwangeren, sich mit der neuen Rolle zu identifizieren, wird dadurch verstärkt, dass werdende Mütter nicht wissen, was von ihnen erwartet wird. Sie wollen andere Rollen übernehmen, als ihr Mütter und Großmütter, aber ihre eigenen Ziele und Vorstellungen haben sich noch nicht zu einer idealen Vorstellung geformt. Hinzu kommt das in unserer Gesellschaft vorherrschende Bild der modernen Frau, die einerseits die Aufgaben und Eigenschaften der männlich geprägten Berufswelt übernehmen kann und gleichzeitig ihre weiblichen Ideale bewahrt. Dies kann während der Schwangerschaft zu einer übermäßigen Belastung führen, wenn die Frau nicht weiß, wie sie diese Anforderungen mit ihrer neuen Rolle in Einklang bringen soll.

Schwangerschaft kann oft auch Einsamkeit bedeuten, wenn Frauen aufhören zu arbeiten oder frühzeitig wegen Schwangerschaftsbeschwerden zur körperlichen Schonung krank geschrieben werden. Dazu kommt die Angst zum „Hausmütterchen" zu werden, isoliert und abgeschnitten von der Gesellschaft und geistigen Anregungen, sowie ihre Angst vor den Schmerzen, Angst davor, im Verlauf der Geburt die Kontrolle über sich zu verlieren, ihre Würde aufzugeben und zu versagen, sich bloßzustellen vor ihrem Partner, sie haben Angst vor dem Krankenhaus, vor dem Verlust ihrer Eigenständigkeit, wenn sie zur Behandlungsempfängerin seitens des Klinikpersonals werden. Sie haben Angst vor dem Verlust ihrer Attraktivität und Ängste wegen der Gesundheit und Unversehrtheit des Babys.

Die extremen Gefühlsschwankungen bei Schwangeren führt Sheila Kitzinger auf die **Identitätskonflikte der werdenden Mütter** zurück. Hinzu kommt, dass die körperlichen Veränderungen auch Auswirkungen auf der sexuellen Beziehungsebene haben. Eine Schwangere ist nicht mehr Braut und noch nicht Mutter, sie wartet auf ihre neue Rolle. Sheila Kitzinger sagt, dass **Übergangsstadien** des Daseins Übergangsrituale verlangen. Dabei geht es am häufigsten um Vermeidung und Trennung. In Bezug auf Schwangerschaft, Geburt und die Zeit danach ist die sexuelle Abstinenz ein solches Ritual in unserer Gesellschaft. Deshalb ist es sehr wichtig, in der Geburtsvorbereitung Informationen über die Gefahrlosigkeit des Geschlechtsverkehrs sowie über alternative Stellungen und Praktiken zu geben. Am meisten befürchten jedoch die Frauen, dass ihr Partner sie nicht mehr lieben wird und sie als Mütter zu einem Neutrum werden.

Die **Haltung des Mannes** gegenüber seiner Frau während der Schwangerschaft, Geburt und Wochenbett hat sehr starken Einfluss auf ihr emotionales Wohlbefinden. Schwangerschaft und Geburt sollten im Kontext des Partnerverhältnisses gesehen werden. Beides birgt eine Entwicklungschance für das Paar auf emotionaler und sexueller Ebene.

Wichtige Inhalte der Geburtsvorbereitung sieht Sheila Kitzinger in der **Information und Unterweisung der Männer**, wie sie ihre Frauen während der Schwangerschaft, Geburt und in der Zeit danach unterstützen können. Die emotionale Unterstützung ist beim gemeinsamen Erleben der Geburt am wichtigsten, weit mehr als die Anleitung der Frau zur Anwendung bestimmter Techniken.

Wenn allerdings in Geburtsvorbereitungskursen das Vaterwerden nur dann thematisiert wird, wenn es darum geht, wie der Mann seiner Frau helfen kann, werden die eigenen **Bedürfnisse des Mannes** übergangen. Als Folge davon fühlt er sich bald isoliert, ihm wird es schwer fallen, seiner Partnerin die nötige Unterstützung zu geben, er wird vielleicht eifersüchtig auf die Fähigkeit der Frau und später auf das Baby und die Mutter-Kind-Beziehung.

Die **Anwesenheit des Vaters bei der Geburt** dient dazu, seine Partnerin zu unterstützen und ihr Sicherheit zu geben. Er kann dabei als Trainer fungieren, der seiner Frau beisteht, oder er kann über diese Funktion hinausgehen und sich mit wirklichem Einfühlungsvermögen an der Geburtsarbeit beteiligen. Dafür muss er im Geburtsvorbereitungskurs eine aktive Rolle übernehmen, sich an den Atem- und Entspannungsübungen sowie den Diskussionen beteiligen. Dies kann dazu führen, dass er nach der Beendigung des Kurses mehr Verständnis, Zärtlichkeit und Bewunderung für seine Frau aufbringen kann als je zuvor.

Besonders wichtig während der Geburt ist der Augenkontakt des Mannes mit seiner Partnerin, zum Überstehen schwieriger Wehen. Außerdem kann er ihr helfen, wenn er in den unterschiedlichsten Positionen für ihr körperliches Wohlergehen sorgt, mit Erfrischungen, Stützen, Massagen u. v. a. m. Demgegenüber dienen die Informationsabende für Väter in den Kliniken häufig dazu, den Männern Informationen zu geben über das, was mit ihren Frauen geschehen wird, damit sie nicht störend in die Routineabläufe, Überwachung und Geburtshilfe eingreifen. Dadurch wird ihnen im Grunde auch klar gemacht, wie untergeordnet ihre Rolle ist und wie wenig Möglichkeiten sie haben, helfend, unterstützend und wichtig zu sein.

Ein weiterer Aspekt in der Geburtsvorbereitung ist die Betrachtung des von Sheila Kitzinger so genannten „**4. Schwangerschaftsdrit-**

tels", der ersten Zeit mit dem Neugeborenen. Hier geht es vor allem um Informationen zum Wochenbett, der postnatalen Depression, Umgang mit dem Neugeborenen, Stillen und die Veränderungen in der Paarbeziehung und in der Sexualität des Paares.

„Wenn sich die Geburtsvorbereitung nur auf die Geburtsarbeit als die Aufgabe konzentriert, für die die werdende Mutter intensiv trainiert werden muss, dann wird die Geburt in Erlebnisfragmente aufgeteilt, und das kann sogar noch zu dem häufig nach der Geburt auftretenden Gefühl beitragen, im Stich gelassen zu sein und zu versagen." (Kitzinger, 1981)

Als viertes Drittel bezeichnet Sheila Kitzinger eine Periode von ca. drei Monaten, in denen viele Frauen emotional verunsichert und verletzlich sind. In dieser Zeit kommt es zu seelischem Aufruhr, immer wiederkehrender Verzweiflung und Angstzuständen, auf die die Frauen häufig mit depressiven Verstimmungen reagieren. Die Frau kann in dieser Zeit kein positives Verhältnis zu sich als Mutter und zu dem Baby aufbauen, es fällt ihr schwer spontan zu sein und jeder Handschlag wird zur Belastung.

Nicht selten bedeutet die Zeit nach der Geburt eine erneute Krisensituation für das Paar. Der Mann fühlt sich schnell überflüssig, wie ein nicht erwünschter Eindringling in die Mutter-Kind-Beziehung, und die Frau ist isoliert von der „richtigen Welt" zu Hause mit dem Kind. Mütter und Väter müssen eine emotionale Anpassung an das Leben mit einem Kind vollziehen.

Sie betrachtet außerdem die Geburtsvorbereitungsgruppe als **psychotherapeutisches Mittel**. Geburtsvorbereitung sollte **in Gruppen** stattfinden, die einen Selbsthilfecharakter haben, d. h., in denen die Frauen und Paare angeregt werden, Gedanken auszutauschen, sich gegenseitig zu unterstützen und Erfahrungen mitzuteilen, also voneinander zu lernen. Diese Vorgänge fördern die Entwicklung einer Gruppendynamik. Die Gruppe fungiert als Übergangsritual zwischen zwei bedeutenden Lebensabschnitten und sie hilft der Frau sowohl körperlich als auch emotional mit ihrer neuen Rolle in der Gesellschaft zurecht zu kommen.

Fazit

Die Methode von Sheila Kitzinger habe ich bewusst umfassender dargestellt, da sie die erste Autorin war, die Schwangerschaft und Geburt als ganzheitliches Lebensereignis für werdende Eltern betrachtet. Darüber hinaus versteht sie Geburtsvorbereitung als eine gesellschaftlich bedeutsame Aufgabe. Die Funktion von Kursen für werdende Eltern sieht sie nicht nur in der Vorbereitung auf die Geburt, sondern auch in der Vorbereitung auf die Elternschaft, wobei sie die sich verändernde Rolle der Frau in der Gesellschaft sowie die sich wandelnde Ehe- und Familiensituation mit berücksichtigt.

Durch die **aktive Teilnahme an der Geburtsarbeit**, zu der sie die Paare hinführen möchte, nimmt ihre Form der Geburtsvorbereitung auch Einfluss auf die Geburtshilfe, in der Frauen nicht länger als passive Patientinnen gesehen werden können. Indem Sheila Kitzinger auf die Vorteile der vertikalen Geburtspositionen hinweist, setzt sie Zeichen in der Geburtshilfe und gibt den Schwangeren konkrete Hilfen für die Austreibungsperiode. Außerdem plädiert Sheila Kitzinger für die Hausgeburt, die ihrer Meinung nach Vorteile für das Selbstvertrauen der Frauen hat und den Paaren größere Freiräume garantiert zur Verwirklichung eigener Vorstellungen bei der Geburt und im Wochenbett.

Sheila Kitzinger bezieht den werdenden Vater als Individuum in die Geburtsvorbereitung mit ein. Sie betrachtet ihn nicht als ‚Anhängsel' der schwangeren Frau, der lediglich dazu da ist, Hilfestellungen zu leisten, sondern versucht seine Interessen, Bedürfnisse und Probleme in ihre Kurse mit aufzunehmen.

Einige Äußerungen Sheila Kitzingers bezüglich des Geburtsschmerzes irritieren mich. Der Schmerz ist meiner Meinung nach keine „Nebensache". Gerade die Schmerzen verhindern häufig eine natürliche Geburt, wenn die Frauen sich sehr verkrampfen, gegen die Wehen arbeiten, zu wenig oder zu viel atmen und dadurch sich sowie das Kind in eine Risikosituation bringen. In solchen Fällen oder bei regelwidrigen Geburten kann der Einsatz von Schmerz- und Betäubungsmitteln sinnvoll sein, daher finde ich es zu einseitig, dass Sheila Kitzinger lediglich auf die Nachteile und Risiken von Medikamenten hinweist.

1.4 Die „sanfte" Geburt nach Frédéric Leboyer

Der französische Geburtshelfer und Dichter Frédéric Leboyer, geboren 1918, veröffentlichte 1974 sein Buch „Der sanfte Weg ins Leben", womit er sich zum Anwalt des Kindes machte. Er zeigt darin auf, dass ein Baby von Anfang an empfindungsfähig ist und eine konventionelle Klinikgeburt auch heute noch vielfach als grausame Gewalt erlebt.

An dem Neugeborenen wird gezerrt, es wird durch grelles Licht geblendet, mit Lärm geschockt, mit unangenehmen Gerüchen konfrontiert und häufig brutal von der Mutter getrennt. Frédéric Leboyer beschreibt, wie diese Schmerzen und Leiden und die bleibenden Schädigungen, die das Kind dadurch erfährt, zu vermeiden sind und ein Kind eine „Geburt ohne Gewalt" erleben kann. Leboyer sieht, empfindet und beschreibt **die** Geburt aus der Sicht des Neugeborenen.

> Die Gedanken Leboyers sind keine Methode für die Geburtsvorbereitung oder die Geburtshilfe. Ihm geht es um das Schaffen eines Klimas, einer Atmosphäre, in der das Ereignis Geburt stattfinden kann. Es handelt sich hier um eine Grundeinstellung des Arztes und der Hebamme zur Geburtshilfe, zum Kind, zur Frau und zur Humanität.
> Eine so genannte **„sanfte Geburt"** ist eine Geburt, mit Verzicht auf alle vermeidbaren Manipulationen, unter größtmöglicher Berücksichtigung der Bedürfnisse und Gefühle der Mutter und der Entstehung einer gesunden, harmonischen Eltern-Kind-Beziehung.

Eine sanfte und natürliche Geburtshilfe stellt das Wohlbefinden von Mutter und Kind in den Mittelpunkt ihrer Bemühungen, wobei nicht nur das körperliche Wohl, sondern auch das psychische Befinden eine Rolle spielen soll. Die Geburt gilt als ein natürlicher Vorgang, bei dem Arzt und Hebamme sich möglichst wenig einschalten. Sie stehen zur Verfügung, überprüfen den Geburtsverlauf, leisten Hilfestellung in schwierigen Geburtsphasen, intervenieren medizinisch aber nur, wenn die Geburt nicht normal verläuft und Gefahr für Mutter oder Kind besteht.

Leboyer will die Aufmerksamkeit des Geburtshelfers und der Hebamme auf ihre **zweifache Aufgabe** lenken:

1. Dafür zu sorgen, dass der Übergang vom intrauterinen Leben zum Leben an der Luft ohne Schädigung der empfindlichen Organe von statten geht, insbesondere des Gehirns, dessen Sauerstoffversorgung immer sicher gestellt werden muss.
2. Nichts zu tun, was die Entstehung der Eltern-Kind-Beziehung unnötig behindern könnte. Nichts zu tun, was unnötig die ersten Phasen in der Libido-Entwicklung des Neugeborenen stören könnte. Diese zweite Aufgabe wird meist verkannt." (Odent, 1982)

Für die geburtshilfliche Praxis heißt dies: Verzicht auf grelle Beleuchtung, Beseitigung von Unruhe im Kreißsaal, späte Durchtrennung der Nabelschnur, nachdem sie auspulsiert hat, ein lauwarmes Bad für das Baby, Hautkontakt zur Mutter und zum Vater und viszerale Massage, die der nonverbalen Kommunikation dient und dem Baby Wohlgefühl und Vertrauen vermittelt zum „Sich entfalten".

Ein Kind wird langsam geboren und die bei der Geburt anwesenden Personen müssen sich auf die Zeit und das Tempo des Neugeborenen einlassen. Leboyer fordert, dass der Übergang zwischen dem intra- und extrauterinen Leben für das Kind langsam gehen soll, so dass die Geburt für das Kind ein friedvolles Erwachen sein kann. Das Warten, Abwarten können, **die Geduld in der Geburtshilfe** ist ein Lernprozess, der behindert wird durch Zerstreutheit, Routine, Gewohnheit und eine merkwürdige Nervosität, die nach Leboyer nichts anderes ist, als die verdrängte Angst der eigenen Geburt.

Für die Geburtsvorbereitung bedeuten diese Forderungen an eine veränderte Geburtshilfe, dass den Eltern die Fähigkeiten und **Bedürfnisse ihres un- und neugeborenen Kindes** bewusst werden müssen. Sie sollen wissen, dass die Kinder bei einer medizinisch-technischen Geburt unendlich große Schmerzen erleben.

„Die Geburt ist ein Sturm, ein Orkan. Das Kind kommt an wie ein Schiffbrüchiger, erschöpft und abgekämpft, und wird überschwemmt von einer Springflut der Empfindungen, die es nicht einordnen kann. Unser Verbrechen ist, nicht wahrzunehmen, dass die Sinne des Neugeborenen vollkommen wach sind, so fein, so genau, so frisch, wie sie es nur in der Kindheit sind." (Leboyer, 1988)

Als **praktische ganzheitliche Geburtsvorbereitung** empfiehlt Leboyer Yoga, Atmen und Singen. Körper und Seele sind eine Einheit, auf die das Yoga wirkt. Yogaübungen geben keine Garantie für eine perfekte Geburt, sie lehren vielmehr eine Haltung, „loszulassen, anzunehmen, sich zu öffnen, zu entspannen." Frédéric Leboyer und seine Mitarbeiterin Frances Maffey führen schwangere Frauen in die „Kunst zu atmen" ein, die umfassender wirkt als übliche Atem- und Entspannungstechniken.

Ein weiterer Inhalt der Geburtsvorbereitung ist die Aufklärung der Frauen über günstige **Gebärpositionen** und das **Pressen**. Leboyer empfiehlt die aufrechte Position für die Geburt oder die Seitenlage, in der das Becken sich mühelos öffnen kann. Das Becken steht dabei senkrecht zum Boden und zur Ebene der Schultern. Diese Dehnung der Wirbelsäule befreit die Bauchatmung und lässt sie spontan beginnen.

Die sitzende Position ist zum Gebären ebenfalls günstig. Hierbei ist es für die Frau wichtig, auf dem ganzen Fuß zu stehen und dabei gut abgestützt zu werden. Sitzt der werdende Vater dabei hinter der Frau, ist dies eine gute Möglichkeit für den Mann, aktiv zu helfen. Indem er im Einklang mit der Gebärenden atmet, wird auch seine Energie auf die Frau übergehen.

Bezüglich der Austreibungsperiode sagt Leboyer, dass die Frauen nicht pressen müssen, wenn sie sich ganz öffnen und die Geburt geschehen lassen können wie einen Liebesakt.

Die **Reaktion auf Leboyers Gedanken** war ein einhelliger Protest von Seiten der europäischen Gynäkologen und Vertreter der Geburtsmedizin. Seine Ideen galten als gefährlich und seine praktischen Vorschläge für eine Veränderung in den Kreißsälen sollten angeblich Risiken für eine Erhöhung der Mütter- und perinatalen Kindersterblichkeit darstellen.

Die Befürworter Leboyers wurden denunziert als „Verrückte", die einem modischen Snobismus anhängen und ein „Zurück zur Natur bei der Entbindung" (Seguy, 1982) fordern.

Die Vertreter dieser Proteste hatten nicht begriffen, dass Leboyer nicht die Anwendung medizinischer Technik in Notfällen ablehnt, sondern lediglich ihren Einsatz bei physiologischen Geburten, deren möglicher natürlicher Verlauf dadurch zerstört wird. Ebensowenig hatten sie seine Haltung zur Geburt als einen gesunden, physiologischen Vorgang und zur Potenz der Frau begriffen. Eine Frau, die unbeeinflusst ist von negativen Zivilisationseinflüssen, von der Suggestion, dass Schwangerschaft und Geburt Risiko und Gefahr bedeuten, hat die Kraft ein Kind auf natürliche Weise zur Welt zu bringen. In der Geburtsvorbereitung soll daher auf die irrationalen Ängste der Schwangeren eingegangen werden.

Das einzige Mittel, dieser irrationalen Angst zu begegnen ist **Liebe** und nicht ein einwandfrei technisch ausgerüsteter Kreißsaal. Dieser dient in erster Linie den Geburtshelfern, die bei jeder Geburt mit ihrer eigenen Angst konfrontiert werden.

„Auch erfahrene Hebammen und Geburtshelfer werden bei jeder Geburt von Neuem aufgewühlt und in Unruhe und Aufregung versetzt. Es ist sicherlich kein Zufall, dass sie diesen Beruf gewählt haben. Die Annahme liegt nahe, dass gerade sie eine sehr persönliche Rechnung mit der Geburt zu begleichen haben. Auch sie sind geboren worden. Und wahrscheinlich nicht ganz problemlos. Die Erinnerung daran erwacht bei jeder Geburt aufs

Neue, und die Empfindungen sind ebenso stark wie unser Impuls, sie zu unterdrücken. In jeder angespannten, stark emotional geladenen Situation verändert sich unsere Atmung, ohne dass wir es merken. Die Geburt naht, die Spannung steigt. (...)

Da kommt endlich das Baby. Alle halten den Atem an. Ohne zu wissen, identifizieren sie sich mit dem Kind. Wird es atmen? Schau den Geburtshelfer an. Er ist nahe daran zu ersticken, seine Brust wird eng, es schnürt ihm die Kehle zu. Er merkt nicht, dass er die Tragödie seiner eigener Geburt wiedererlebt.

Diese Damen und Herren hier haben allerdings keine Nabelschnur mehr, die sie mit Sauerstoff versorgt. Darum wird die Situation schnell unerträglich. Da muss man doch etwas tun! Es würde genügen ... zu atmen. Den Mund aufzumachen, tief Luft zu holen ... Statt dessen durchtrennt der Geburtshelfer die Nabelschnur des Kindes. Und das Kind brüllt. „Ah, es atmet", ruft der Mensch erleichtert aus. „Ah, ich atme", müsste er eigentlich rufen. Seine eigene Kehle ist durch den Schrei frei geworden. Er selbst hat Luft geholt. Er selbst drohte zu ersticken, nicht das Kind, das noch die Nabelschnur hatte." (Leboyer, 1988).

Fazit

Frédéric Leboyer hat als erster Geburtshelfer die **Fähigkeiten und Bedürfnisse des Kindes** in die Geburtshilfe und Geburtsvorbereitung mit einbezogen. Er ging ab von der Vorstellung, nach der eine Geburt als gelungen gilt, wenn sich die aktive Frau auf elegante Weise ihres „passiven Uterusinhalts" (Odent, 1982) entledigt hatte, der als so etwas Ähnliches wie ein „Ausscheidungsobjekt" (Odent, 1982) betrachtet wird.

Die so genannte **sanfte Geburt** gibt es nicht. Wir wissen inzwischen, dass der Geburtsstress für das Kind eine notwendige Voraussetzung für die Anpassung an das Leben außerhalb der Gebärmutter ist. Es fördert die Organreife und die eigenständige Atmung. Neugeborene, die eine normale Spontangeburt erlebt haben, haben weniger Anpassungsstörungen als Kinder, die eine primäre Sectio caesarea erlebt haben. Der Ausdruck „sanfte Geburt" bezieht sich also nicht auf den Geburtsprozess, sondern auf die Phase nach der Geburt.

Leboyers Ratschläge lauten:

- Licht abblenden, sobald das Kind geboren ist.
- Eine ruhige Umgebung im Kreißsaal schaffen.
- Das Kind nicht an den Beinen hochziehen.
- Kein erstes Schreien des Kindes erzwingen.
- Den kindlichen Rachen nicht routinemäßig absaugen.
- Spätes Abnabeln.
- Die Käseschmiere auf der Haut belassen.
- Das Kind nicht reinigen.
- Ein Bad nach der Geburt dient der Entspannung des Kindes.
- Den Kopf des Kindes nicht reinigen.
- Zur Anregung der Vitalfunktionen dem Kind sanfte Hautstimulationen zukommen lassen.
- Frühes erstes Anlegen zum Stillen.

1.5 Geburtsvorbereitung nach Michel Odent

Michel Odent ist Arzt und Geburtshelfer, er leitete eine Geburtshilfestation eines Provinzkrankenhauses in Pithiviers bei Orléon in Frankreich, bevor er nach London ging, wo er seitdem das „Natural Childbirth Movement" unterstützt. Er wurde geprägt und inspiriert von Frédéric Leboyer und versuchte dessen poetische Gedanken zur Geburt in die geburtshilfliche Praxis umzusetzen.

Dabei kritisiert er nicht nur die derzeitigen Geburtsbedingungen in den Industriländern, sondern übt auch eine **politische Kritik an der Technik und der heutigen Zivilisation**. Geburten in industrialisierten Ländern finden in einer rationalen Atmosphäre statt, die primär von dem Gesichtspunkt der optimalen technisch-medizinischen Versorgung und einem starren Sicherheitsdenken bestimmt werden. In hohem Maße werden Medikamente zur Betäubung eingesetzt, die Geburten werden häufig künstlich eingeleitet, ebenso wie das Ausstoßen der Plazenta.

Michel Odent proklamiert, dass die Gestaltung der Geburtspraktiken in einer Gesellschaft eine politische Angelegenheit ist. Jede Frau sollte das Recht haben, ihre Kinder in Freiheit und in einer liebevollen Atmosphäre gebären zu können. Er bezeichnet die übliche Geburtsposition im Liegen als ungünstig, da sie die Geburt des Kindes erschwert. Die Rückenlage sei ein Produkt männlicher Geburtsmedizin in unserer Industriekultur, während in vorindustriellen und so genannten „primitiven" Kulturen, Stehen, Hocken, Knien oder Sitzen die gängigen Gebärpositionen waren und sind.

In den Kliniken spielt die Hebamme meist eine untergeordnete Rolle und sie befolgt oft nur die Anweisungen des Arztes. Auch die wichtige Funktion des Vaters, der bei der Geburt anwesend sein sollte, bleibt häufig unberücksichtigt.

Michel Odent beschreibt, dass in **Geburtshilfestationen mit einer hohen technischen Ausrüstung** eine normale Geburt, d. h., eine Geburt ohne Anwendung von Medikamenten, Betäubungsmitteln und geburtsmedizinischen Maßnahmen, Geburtseinleitung, Zange, Saugglocke, Dammschnitt, Kaiserschnitt, immer seltener wird. (Odent, 1982) Er folgert daraus, dass die medizinische Technik allzu oft angewendet wird, weil sie einfach vorhanden ist und nicht, weil sie wirklich notwendig ist. Der Einsatz von Technik und Medikamenten in der Geburtshilfe unabhängig von medizinischen Notfallsituationen und die „Monitorisierung" von Frauen und Kindern auf Überwachungsapparaten führt gemäß Odent zu einer „totalen erotischen Neutralisierung des Körpers bei der Geburt." (Odent, 1982)

Die **Liebesfähigkeit eines Menschen** führt Michel Odent zurück auf die Bedingungen seiner Geburt. Im Sinne der Psychoanalyse führt die Fähigkeit Liebe zu geben und zu empfangen zurück auf die erste Phase der Mutter-Kind-Beziehung. Für das Baby ist Liebe die Beziehung zu dem, was Lust spendet, und das ist die Mutter, die das Kind nährt, wärmt und pflegt.

Ebenso wie der Erwerb der Liebesfähigkeit und die Fähigkeit zur Mutterliebe mit der Geburt beginnt und durch die Geburtsbedingungen beeinflusst wird, wird auch der **Vater** die Geburt seines Kindes unter dem Einfluss seiner eigenen Geburtsbedingungen erleben. Michel Odent gibt der Rolle des Vaters bei der Geburt eine große Bedeutung und behauptet, dass ein aktives Verhalten des Vaters bei der Geburt unsere Gesellschaft qualitativ verändern kann.

> Michel Odents Geburtshilfe bedeutet in der Praxis nicht, eine neue medizinische Methode einzuführen, sondern gemäß den Gedanken Frédéric Leboyers eine Atmosphäre zu schaffen, in der die Bedürfnisse des Neugeborenen berücksichtigt und die Voraussetzungen für ein gutes Eltern-Kind-Verhältnis geschaffen werden.

Des Weiteren soll sich das **Rollenverständnis**, der an der Geburt beteiligten Personen verändern:

1. Der Vater soll eine aktive Rolle bei der Geburt übernehmen
2. Der Arzt soll möglichst im Hintergrund bleiben und nur wenn es notwendig wird, gut ausgerüstet zur Verfügung stehen.
3. Die Hebamme soll wieder eine wichtige Rolle als hilfegebende Person im psychologischen Sinn übernehmen und weniger durch manuelle geburtshelferische Eingriffe.
4. Das Geburtshilfeteam soll eine homogene Gruppe darstellen, die eine gemeinsame Einstellung zur Geburt und zur Entstehung der Eltern-Kind-Beziehung verfolgt.
5. Die Eltern sollen ihr Kind nach der Geburt selbst baden; dies gehört zu den Aktivitäten der Mutter wie Gebären und Stillen und ist ein Teil ihres fortwährenden Kontaktes mit dem Kind.

Odent nennt seine Form der Geburtshilfe „Öko-Obstetrik" (Odent, 1980), welche nicht analysierbar oder methodisch untersuchbar ist, denn sie schließt alles aus, was einer Methode ähnlich seht; sie bejaht die Improvisation und die Freiheit. Es handelt sich eher um eine Art des Denkens und der Einstellung zu Geburt und zum Leben.

Nach Odent und Leboyer haben die Einstellungen zum Gebären und zur Wahrnehmung der ersten kindlichen Bedürfnisse entscheidende Auswirkungen auf die Senkung der Pathologie von Schwangerschaft und Geburt und auf die Überlebensdynamik, den zutiefst im Menschen verwurzelten Drang zum Leben.

2 Ziele und Grenzen der Geburtsvorbereitung

2.1 Ziele der Geburtsvorbereitung

> Ein Ziel der Geburtsvorbereitung ist die Vorbereitung **auf eine natürliche Geburt**. Darunter verstehen wir eine Geburt ohne medizinische Intervention, jedoch eingebettet in den Rahmen unserer Kultur und unserer persönlichen Lebenserfahrung.

„Natürlichkeit" ist kein allgemeingültiges Attribut, sondern orientiert sich am kulturellen, sozialen und gesellschaftlichen Umfeld und den individuellen Lebenserfahrungen der Frau. So ist bei uns in den westlichen Industrienationen auch eine Klinikgeburt eine natürliche Geburt und für eine Frau, die bei jedem Kopf- oder Zahnschmerz eine Schmerztablette schluckt, sind auch Schmerzmittel unter der Geburt etwas ganz Natürliches.

Die Hauptaufgabe der Geburtsvorbereitung besteht darin, den Frauen durch **Informationen und konkrete Handlungsmöglichkeiten** (Atem und Bewegung) die freie Wahl zu ermöglichen, für die Art von Geburt und Geburtshilfe, die ihnen entspricht. Für manche Frauen ist die sicherste und natürlichste Umgebung zum Kinderkriegen die eigene Wohnung oder das eigene Haus und für eine andere Frau eine Universitätsfrauenklinik mit allen medizintechnischen Interventionsmöglichkeiten, die dem neuesten Standard des medizinischen Fortschritts entsprechen. Nur hier kann sie sich sicher und entspannt fühlen. Für eine dritte Frau ist ein freundlicher familiengerechter Kreißsaal wichtig und eine angeschlossene Kinderklinik.

Ein weiteres Bildungsziel in der Geburtsvorbereitung ist das **Verständnis** dafür, dass Schwangerschaft und Geburt ein Prozess sind, der wenig vorherplanbar und bestimmbar ist.

So bleibt die Geburt trotz aller erlernter Entspannungs- und Atemtechniken die große Unbekannte. Es kann sein, dass eine Frau, die mit den Anstrengungen und Schmerzen ihrer Geburt sehr gut klarkommt, dennoch auf medizinische Hilfestellung angewiesen ist.

> Nicht neue Techniken und neue Regeln in der Geburtsvorbereitung fördern ein natürliches Gebären, sondern Selbsterfahrung und Selbsterkenntnis.

Selbsterfahrung:

- Wann bin ich entspannt?
- Wann bin ich angespannt?
- Wie atme ich?
- Wie reagiert mein Atem auf Stresssituationen?
- Was hilft mir, mit Stresssituationen besser umzugehen?
- Wie reagiere ich auf körperlichen Schmerz?
- Welche Körperhaltungen und Positionen tun mir gut?
- In welcher Umgebung kann ich gut entspannen?
- Welche Menschen möchte ich bei mir haben?
- Welche Umgebung gibt mir Sicherheit?

etc.

Selbsterkenntnis:

- Verständnis der eigenen Bedürfnisse
- Verständnis der eigenen Abwehrmechanismen
  - bei Stress,
  - Enttäuschung,
  - Angst und
  - Schmerz
- Verständnis für die eigenen Begrenzungen
- Verständnis für die Möglichkeiten und Grenzen innerhalb der eigenen Paarbeziehung

- Verständnis für die eigenen körperlichen und seelischen Veränderungen während der Schwangerschaft und Geburt

Die schwangeren Frauen sollten versuchen, sich selbst als Autorität wahrzunehmen. Autorität heißt übersetzt: Recht, Berechtigung haben, Qualifikation. Daher sollte es ein weiteres Ziel der Geburtsvorbereitung sein, **das Selbstvertrauen der Frau in ihren eigenen Körper und dessen Autorität zu stärken.** Die Frau kann lernen:

- die eigenen Körpersignale wahrnehmen und darauf reagieren.
- dem Körper vertrauen, dass er weiß, was er braucht
- zu wissen, wie sie sich am besten entspannen kann
- zu wissen, welche Atmung ihr entspricht und ihr in Stresssituationen am besten hilft
- das Wissen über ihre geistige, seelische und körperliche Verbundenheit mit ihrem Kind
- die Erkenntnis, dass der eigene weibliche Körper dafür gebaut und befähigt ist, ein Kind zu gebären. (Mein Körper kann mein Kind „gebären")
- das Wahrnehmen und Zulassen der eigenen Gefühle
  - im Verhältnis zum eigenen Körper,
  - im Verhältnis zum eigenen Lebensstil,
  - im Verhältnis zum Partner,
  - im Verhältnis zu den eigenen Eltern,
  - und aufgrund einer großen Verunsicherung, durch den Beginn eines neuen Lebensabschnitts.

Die Geburtsvorbereitung will schwangeren Frauen sowie deren Partnern und Begleitpersonen, Wissen über Schwangerschaft, Geburt und Elternsein vermitteln. Diese Vorbereitung auf die Geburt und das Elternsein sollte wirklichkeitsnah und möglichst praktisch mit vielen konkreten Handlungsanweisungen erfolgen und die Unterrichtsinhalte sollten sich stets an den Lebenserfahrungen der werdenden Eltern orientieren. Daraus lassen sich folgende **Forderungen an die Geburtsvorbereitung** ableiten:

- Geburtsvorbereitung sollte nicht dazu missbraucht werden, schwangere Frauen und ihre Partner in gegebene institutionelle Strukturen einzubinden, sondern sie sollte emanzipatorisch wirksam sein und ein **verantwortliches Handeln der werdenden Eltern fördern.**
- Geburtsvorbereitung sollte sich an den Wünschen der werdenden Mütter und Väter orientieren und sie für die **Bedürfnisse des Kindes** sowie für die Bedeutung der **frühen Eltern-Kind-Beziehung** sensibilisieren.
- Geburtsvorbereitung begleitet die Schwangerschaft und sollte zu einer **bewussten Verarbeitung** der körperlichen, emotionalen, psychischen und sozialen Anpassungsprozesse an die Schwangerschaft beitragen.
- Geburtsvorbereitung sollte zu einem **positiven Geburtserlebnis** beitragen, wobei das Erleben einer harmonischen Geburt nicht zwangsläufig eine Spontangeburt ohne medizinische Hilfen sein muss. Es geht vielmehr darum, die Paare offen zu machen für das, was sie bei der Geburt erwarten können, eine Ideologisierung verschiedener Methoden muss vermieden werden.
- Geburtsvorbereitung sollte durch Informationen zum Schwangerschafts- und Geburtsverlauf und durch intensive Körperwahrnehmung helfen, **Ängste zu reduzieren** und das **Selbstvertrauen zu stärken**.
- Geburtsvorbereitende körperliche Übungen tragen zu einem neuen und **besseren Körpergefühl** bei und können Sicherheit vermitteln.
- Schwangerschaftsgymnastik, Zilgrei-Übungen, Yoga für Schwangere, Tanz, Wassergymnastik und andere Formen der Körperarbeit für Schwangere dienen der **Linderung von Schwangerschaftsbeschwerden** und als Training für die speziellen Anforderungen der Geburt.
- Wehensimulationsübungen können die Erfahrung vermitteln, **eigene Grenzen** zu erreichen und diese erweitern zu können.
- Entspannungsübungen vergrößern die **Fähigkeit zu bewusster Entspannung**.
- Atemübungen **erweitern das Bewusstsein über die eigene Atmung** und können die Atmung vertiefen. Das Erlernen bestimmter „Atemtechniken" kann für einen Teil der Frauen für die Bewältigung der Geburt sehr hilfreich sein.

- Wehensimulationsübungen dienen der **Erprobung der eigenen Entspanntheit** und der Atmung unter Schmerz und Stress.
- Das Ausprobieren unterschiedlicher Positionen für das Veratmen von Wehen und für die Austreibungsperiode können der Frau unter der Geburt helfen, sich für das ihr Angenehme und Hilfreiche zu entscheiden.
- Massagen und Partnerhilfen dienen der **Integration des werdenden Vaters** in den Schwangerschafts- und Geburtsverlauf und können der Frau Schmerzlinderung und Wohlbehagen verschaffen.
- Geburtsvorbereitung sollte eine **Auseinandersetzung** der werdenden Eltern **mit Einstellungen und Methoden der Geburtshilfe** bewirken und die Kooperationsfähigkeit mit Hebammen und ÄrztInnen fördern.
- Geburtsvorbereitung fördert **soziale Kontakte zu Menschen im gleichen Lebensabschnitt** und die Möglichkeit zu gegenseitiger emotionaler Unterstützung.
- Geburtsvorbereitung sollte **auf ein Leben mit Kind einstimmen** und die Auseinandersetzung mit den unterschiedlichen Methoden zur Säuglingspflege und -ernährung fördern.
- Geburtsvorbereitung sollte **konkrete Hilfestellungen für die Zeit nach der Geburt** vermitteln und eine Auseinandersetzung mit der zukünftigen Elternrolle fördern.

„Vielleicht sollten wir uns klarmachen, dass die Schwangerschaft nicht nur eine Zeit des Wartens ist, sondern auch eine Zeit des Wachsens sein kann. Wenn die Voraussetzung emotionalen Rückhalts besteht und die Eltern ausreichend informiert werden, kann sie eine Zeit der Vorbereitung nicht nur auf die Geburt des Babys, sondern auch auf die Geburt einer Frau als Mutter und eines Mannes als Vater sein." (Kitzinger, 1981)

2.2 Die Grenzen der Geburtsvorbereitung

Jede Frau entbindet nach ihren Fähigkeiten!

Mit Fähigkeiten meine ich den Grad, wie körperbewusst eine Frau ist oder wie „körperlich sie lebt", ihre anatomischen Anlagen und ihre Möglichkeiten, sich den Anforderungen einer Geburt zu stellen und überlassen zu können. An einem Wachsen dieser Fähigkeiten kann in der Geburtsvorbereitung gearbeitet werden, wobei nicht übersehen werden darf, wie kurz die Zeit einer Schwangerschaft und der Geburtsvorbereitung ist im Vergleich zu der gesamten Lebensgeschichte einer Frau, welche den Verlauf von Schwangerschaft und Geburt im Wesentlichen mitbestimmt.

Die **Individualität der Frau und des Paares** setzen dem Geburtsvorbereitungsprozess natürliche Grenzen. Dazu zählen ihr einzigartiger persönlicher familiärer und kultureller Hintergrund, das soziokulturelle Umfeld der Frau und des Paares, ihre ökonomischen Bedingungen, die Involviertheit ihres Partners in Schwangerschaft, Geburt und Versorgung des Kindes, die Geplantheit des Kindes, der Grad an emotionaler Sicherheit und Körperlichkeit, den die Frau in ihrer Umwelt erfahren hat und leben kann, ihre Beziehung zu ihrer eigenen Sexualität sowie ihre geistige Einstellung zur Geburtsarbeit und zum Wehenschmerz.

Weitere beeinflussende Faktoren sind die Art und Weise der Schwangerenvorsorge, der Einsatz der Pränataldiagnostik sowie die Qualität der Betreuung der werdenden Eltern während Schwangerschaft und Geburt. Desweiteren gibt es natürlich viele körperliche Ursachen, die den Geburtsablauf maßgeblich beeinflussen und nicht vom Geburtsvorbereitungsprozess berührt werden, z.B. mütterliche oder kindliche Erkrankungen, welche echte Risikofaktoren für die Geburt darstellen.

Jede Schwangere bringt zur Geburt ihre **gesamte Lebenserfahrung** mit, die bis zu ihrer eigenen Kindheit und Geburt zurückreicht. Oft besteht eine Verbindung zwischen der Art, wie die Frau geboren wurde, und der, wie sie ihr eigenes Kind zur Welt bringen wird. In manchen Familien gibt es regelrecht eine Tradition leichter oder schwerer Geburten. Auch in einigen Kulturen scheint Geburt in der Regel einfacher zu sein als in anderen. Der Grad des medizinischen Wissen und die Art und Weise wie dieses angewandt wird, beeinflussen die Einstellung jeder einzelnen Frau zu ihrer Entbindung.

Die **täglichen Gewohnheiten** einer Frau haben auf ihre Geburtserfahrung ebensoviel Einfluss wie ihre geistige Einstellung. Frauen, die regelmäßig viel Bewegung haben, sind besser auf die Geburt vorbereitet als werdende Mütter mit hauptsächlich sitzender Lebensweise.

Beate Wimmer-Puchinger behauptet, dass Frauen, die ihr **Selbstwertgefühl** nicht aus der traditionellen Rolle der Frau beziehen, in der Regel kaum über Beschwerlichkeiten in der Schwangerschaft klagen. Aus ihrer Studie (Wimmer-Puchinger, 1983) geht hervor, dass berufstätige Frauen sich mit der Gravidität aktiver auseinandersetzen als nicht berufstätige Frauen. Sie treffen mehr Vorbereitungsmaßnahmen und entwickeln weitreichendere Phantasievorstellungen über das zu erwartende Kind. Dies gilt natürlich nur für jene Frauen, die ihre Berufstätigkeit positiv erleben können und nicht unter einem belastenden finanziellen Druck stehen. In der gleichen Studie stellte Wimmer-Puchinger auch eine oft ignorierte Beziehung her zwischen geringerem Sozialstatus und negativem Schwangerschaftserleben sowie erhöhter Geburtsangst infolge erschwerter ökonomischer Bedingungen.

Ein weiterer Faktor für das Erleben der Geburt ist die **Einstellung des werdenden Vaters**. Die Anwesenheit und die aktive Beteiligung des Mannes an der Schwangerschaft und an dem Geburtsverlauf begünstigen dessen natürlichen und positiven Verlauf für Mutter und Kind. Auch **die Geplantheit des Kindes** trägt zu einer positiven Akzeptanz der schwangerschaftsbedingten psychischen und physischen Veränderungen bei.

Die **subjektiven Erfahrungen der Frau**, die ebenso den Geburtsablauf mitbestimmen wie ihre körperliche Konstitution und Gesundheit, setzen sich zusammen aus: „dem Grad an emotionaler Sicherheit in der Kindheit und der Entwicklung der Beziehung zu ihrer Mutter, ihrem Vater und ihren Geschwistern, der Art ihrer Beziehung zu ihrem Mann, dem Bild, das sie von sich selbst als Frau, als Gattin und Mutter hat und dem Grad, bis zu dem sie sich primitiven instinktiven Freuden und den grundlegenden physischen Befriedigungen überlassen kann, die zur Gesundheit und zum Wohlergehen des Körpers und zum harmonischen Funktionieren seiner physiologischen Abläufe gehören." (Kitzinger, 1987) Beate Wimmer-Puchinger betont, dass die **Beziehung der schwangeren Frau zu ihren Eltern**, insbesondere zu ihrer Mutter, für das Auftreten von Schwangerschaftsproblemen mitverantwortlich ist.

Ein weiterer wesentlicher Grund für eine negative Einstellung zur Geburt und für negatives Geburtsverhalten liegt in der **Beziehung der Frau zur Sexualität** und ihrer Sexualvorgeschichte, einschließlich der Menstruationsvorgeschichte. Nach wie vor ist Sexualität im Zusammenhang mit Schwangerschaft und Geburt auch in vielen Geburtsvorbereitungskursen ein tabuisiertes Thema und dies, obwohl schon Sheila Kitzinger Anfang der 80er Jahre auf die Wichtigkeit dieses Themas und die Parallelen zwischen Geburt und sexuellem Erleben hingewiesen hat. Die Energie, die während der Geburt den Körper der Frau erfüllt, der Druck auf die sich zusammenziehende und wieder entspannende Unterleibsmuskulatur, das sich abwärts bewegende Kind und das Auffächern der gedehnten Gewebe scheint eine große erotische Kraft zu haben. (Kitzinger, 1984)

Das Gebären ist ebenso sehr eine Sache des Geistes wie des Körpers und nicht weniger ein emotionales als ein physiologisches Geschehen. Die Gefühle und das Verhalten einer Frau unter der Geburt sind ein Teil ihres gesamten psychosexuellen Lebens.

> Bei einer normal verlaufenden Geburt sind die geistige Haltung einer Frau, ihre Einstellung zu der Aufgabe, die auf sie zukommt und ihre vor

gefasste Meinung über die Art der Arbeit, die ihr Körper leisten muss, wichtiger als jegliche körperliche Vorbereitung.

Die Kontrolle über ihre Muskeltätigkeit, ihre Fähigkeit zur Entspannung und die Ausnutzung ihrer vollen Atemkapazität kann ihr helfen, die Geburtsarbeit zu einem Vorgang zu machen, den sie selbst gestaltet, anstatt ihn passiv zu erleiden. Aber ihre Fähigkeit, diese körperliche Koordination zu erreichen, ist abhängig von ihrem Geist, von ihrer Furchtlosigkeit und ihrem Gefühl der Sicherheit, von ihrer Intelligenz, ihrer Freude an der Ankunft des Babys, von ihrem Mut und ihrem Selbstvertrauen und von dem Maße, in dem sie sich selbst versteht.

Grenzen der Geburtsvorbereitung sind des Weiteren

- die Erfahrung der eigenen Geburt,
- die Geburtserfahrung der eigenen Mutter und eventueller Geschwister,
- gesellschaftliche und kulturelle Einflüsse.

Die individuellen Erfahrungen prägen unsere Grundhaltung zur Geburt, unsere Einstellung zur Ernährung und wie wir mit unserem Körper umgehen:

- die Einstellung zu Mutter- und Vaterschaft.
- die Erwünschtheit des Kindes.
- die Einstellung zur Sexualität.
- die Einstellung zur Weiblichkeit und Männlichkeit.
- die Einstellung zur medizinischen Praxis und Medizintechnik.
- die positive oder negative Lebenseinstellung.
- die gegenwärtige Lebenssituation.
- die Einstellungen und Vorerfahrungen des Partners.
- die eigene körperliche Gesundheit und Fitness.
- die Wahl des Krankenhauses, der Hebamme und der Art der Geburtshilfe, die wir anstreben.

Den Verlauf der Geburt bestimmt außerdem **das Baby**: wie groß es ist, wie schwer, die Art und Weise seiner Mitarbeit, die Intensität der Wehentätigkeit, das individuelle Temperament und der Drang, geboren zu werden.

2.3 Risikoschwangere im Geburtsvorbereitungskurs

Leider wird Frauen mit so genannten Risikoschwangerschaften häufig die Teilnahme an der Schwangerengymnastik untersagt. Dies resultiert aus der falschen Vorstellung vieler Ärzte, dass in den Geburtsvorbereitungskursen nur ‚geturnt' wird.

Vielmehr ist es gerade für Risikoschwangere wichtig, an der Geburtsvorbereitung teilzunehmen. Diese fördert den Austausch mit anderen Schwangeren, es kann geklärt werden, welche Beschwerden pathologisch und welche völlig normal sind. Darüber hinaus wird die Schwangere beraten, was sie im Alltag tun kann und was sie meiden sollte. Es kann ihr Mut gemacht werden, trotz eines problematischen Schwangerschaftsverlaufs eine natürliche Geburt anzustreben.

Atem- und Entspannungsübungen sollten der Schwerpunkt in der Körperarbeit mit Risikoschwangeren sein. Sie helfen gegen Angstgefühle und vermindern vorzeitige Wehen, sie reduzieren die körperliche Anspannung und bereiten auf die Geburt vor.

Übungen, die Frauen mit vorzeitigen Wehen und verkürztem Gebärmutterhals oder Zervixinsuffizienz nicht mitmachen sollten:

- Übungen, die ihnen nicht gut tun
- Übungen, die Schmerzen bereiten, auch Dehnungsschmerz
- Übungen, die verunsichern
- Übungen in der tiefen Hocke
- Übungen mit gegrätschten Knien
- Übungen im Reiterstand
- Übungen mit stark gegrätschten Beinen
- Übungen in starker Streckungshaltung
- Wehensimulationsübungen

Paare mit Zwillingsschwangerschaften sollten früher als üblich mit dem Geburtsvorbereitungskurs beginnen. (22.–24. Schwangerschaftswoche).

3 Grundsätze der Erwachsenenbildung

3.1 Geburtsvorbereitung im Sinne der Erwachsenenbildung

> Geburtsvorbereitung im Sinne der Erwachsenenbildung stellt einen Prozess des „Weiterkommens" dar. Erwachsene sollen in der Geburtsvorbereitung auf einschneidende Lebensveränderungen vorbereitet werden.

- Erwachsene, auch junge Erwachsene, verfügen bereits über **Lebenserfahrung**, die für die Auseinandersetzung mit einer neuen Situation von Bedeutung ist. Die Aufgabe der Kursleiterin ist es, diese Erfahrung zu verdeutlichen, ihren Wert zu betonen und die TeilnehmerInnen in ihrem Vertrauen zu stärken, dass diese Erfahrung ihnen helfen wird, den neuen Situationen Geburt und Elternschaft zu begegnen.
- Als Erwachsene sind die TeilnehmerInnen nicht zum ersten Mal mit einer **neuen Situation** konfrontiert und sie sind in der Lage, gemeinsam mit den anderen TeilnehmerInnen, Strategien zum Umgang mit der neuen Situation zu entwickeln.
- Das Verhalten und die Aussagen der Kursleiterin zeigen ihr **Vertrauen in die Fähigkeiten der TeilnehmerInnen** und machen deutlich, dass die Antworten auf die Herausforderungen von Geburt und Elternschaft nur von den TeilnehmerInnen selbst und nicht von ihr kommen können.
- Alle werdenden Eltern haben eine **eigene Vorstellung** von Geburt, Mutter- oder Vatersein. Diese Vorstellungen sind das Material, mit dem die Kursleiterin arbeiten und auf dessen Grundlage sie die einzelnen TeilnehmerInnen in ihren Plänen unterstützen kann.
- In der Geburtsvorbereitung sollte es nicht nur um Gefühle und die Physiologie der Geburt gehen. Die Geburt und Betreuung eines Kindes sind sehr stark physisch orientierte Erfahrungen und die Geburtsvorbereitung sollte dem Rechnung tragen, indem sie entsprechende **praktische Fähigkeiten** vermittelt.

3.2 Leitgedanken der Erwachsenenbildung

1. **Vernetzung der Inhalte:** d. h. themen- und problembezogen, fächerübergreifend Lehren und Lernen. Beispiel: die wichtigen Themen wie grundlegende Informationen über die Geburt, Gymnastik, Wehenatmung und Gebärpositionen sollten nicht jeweils an einem anderen Kurstag behandelt werden, sondern stets sollten die praktischen Übungen und Handlungsanweisungen mit dem theoretischen Thema verbunden und abgestimmt werden.
2. **Problem- und Praxisorientierung:** d. h. Bezüge herstellen zu bereits gemachten Erfahrungen der Erwachsenen. Beispiel: Thema Geburtsangst: Wie verhalten Sie sich, wenn Sie Angst haben? Wie atmen Sie bei Angst? Wie ist Ihre Körperhaltung? An wen wenden Sie sich, wenn Sie Angst haben? usw. Oder Thema Schmerz: Wie gehen Sie mit Schmerzen im Alltag um? Was hilft Ihnen bei der Schmerzbewältigung? Sind Sie gerne alleine oder ist Ihnen die Anwesenheit eines vertrauten Menschen wichtig? usw.
3. **Die Vermittlung von Erfahrungswissen:** d. h. nicht nur theoretisches Wissen referieren, sondern eigenes Erfahrungswissen, sowohl von der Kursleiterin als auch von den Teilnehmerinnen und Teilnehmern mit einbringen. Die Lebenserfahrung, Einblicke und Strategien im Umgang

mit neuen Situationen, die die werdenden Eltern mitbringen, sind das Material, auf dessen Grundlage die Kursleiterin aufbauen kann, um auf die neuen Erfahrungen von Geburt und Elternsein vorzubereiten. Beispiel: Was wissen Sie über den Geburtsbeginn? Wie war's beim 1. Kind? Wie war's bei Ihrer Schwester, bei Ihrer Freundin? Was wissen Sie über das Stillen? Stillen Frauen in Ihrer Umgebung? Welche Möglichkeiten kennen Sie, ein schreiendes Kind zu beruhigen? usw.

4. **Die Eigenaktivität der Teilnehmer und Teilnehmerinnen fördern:** d. h. sie bei der Planung und Gestaltung des Kurses mit einzubeziehen. Wir müssen den Paaren nicht einen fertigen Geburtsvorbereitungskurs präsentieren, sondern es gibt viele Angebote, über die die Paare mit entscheiden können. Beispiele: die Kreißsaalsbesichtigung, das Anschauen eines Geburtsfilmes, das Schreiben und Kopieren von Merkzetteln und bei Paaren, die schon Kinder haben, der Schwerpunkt der Körperarbeit usw.
5. **Das Prinzip der Wirklichkeitsnähe:** In der psychologischen Literatur sind die Vorteile der Antizipation potentiell problematischer Lebensereignisse schon lange bekannt. D. h., dass Eltern über Komplikationen während der Schwangerschaft und Geburt informiert werden wollen, genauso wie darüber, was sie in den ersten Wochen nach der Geburt erwartet. Bei der Vorbereitung auf das „Elternsein" sollte wiederum nicht nur das Gespräch über die Veränderungen in Beziehungen zu anderen Menschen und der eigenen Lebensweise im Vordergrund stehen, sondern ebenso praktische Übungen und Fertigkeiten, welche die Eltern im täglichen Umgang mit ihrem Kind brauchen, also Säuglingspflege, Handling, Wickeln, Baden, Babymassage.
6. **In der Erwachsenenbildung geht es gleichermaßen um Zuhören wie um Reden:** Ein wirkliches Zuhören ist nur möglich, wenn das Gesagte nicht fortwährend bewertet wird, sei es laut ausgesprochen oder auch nur gedacht.
7. Nach den Prinzipien der Erwachsenenbildung erkennt die Kursleiterin die Teilnehmer und Teilnehmerinnen als souveräne und selbstbestimmte Menschen an, denen sie Themen anbietet, welche auf den besten verfügbaren Evidenzen beruhen, wobei **die Entscheidungsfindung** bei den Eltern bleibt.
„Wenn wir den Frauen statt Anweisung evidenzbasierte Informationen über die Vor- und Nachteile der vorhandenen Optionen geben, werden sie eher eine informierte Entscheidung treffen können und das Gefühl der Kontrolle über die Situation haben. Sie werden so eher Selbstvertrauen und Selbstbewusstsein entwickeln." (Schott, 1994)
8. In der Erwachsenenbildung ist es eine Prämisse, die jeweilige Lebensphilosophie und die persönlichen Lösungsstrategien für Probleme zu akzeptieren. Erwachsene sind kein „ungeschriebenes Blatt". Erwachsene beraten sich am besten gegenseitig und die Rolle der Kursleiterin besteht in erster Linie darin, **diesen gegenseitigen Austausch zu erleichtern**.
9. Erwachsene lernen am besten in einer Umgebung, in der sie keine Scheu haben, ihre Meinung zu äußern, ihr Wissen mitzuteilen und neue Fertigkeiten mit einzuüben. Kleinere Gruppen sind daher eine **ideale Lernumgebung**.
10. Für die Gestaltung von Kursen, die den Bedürfnissen der Eltern entgegen kommen sollen, ist es sehr hilfreich **Lernziele zu formulieren**. Beispiele:
    - Die Eltern sollen am Ende des Kurses informiert sein, über die Vor- und Nachteile von Schmerzmitteln.
    - Sie sollen Fähigkeiten entwickelt haben, mit den Wehen in der Eröffnungsphase/Übergangsphase umzugehen.
    - Sie sollen verschiedene Gebärhaltungen ausprobiert haben und einsetzen können.
    - Sie sollen kompetent entscheiden können, ob sie stillen möchten und wenn nicht, welche Nahrungsauswahl sie treffen können.
    - Sie sollen informiert über die Besonderheiten des Wochenbetts sein und ihr

Wochenbett organisiert haben. Sie sollen über „Entspannungstechniken" verfügen.
- Sie sollen ihre eigene Kindheit reflektiert haben und sich über ihre eigene Vorstellung von einer „guten Mutter" und einem „guten Vater" klargeworden sein.

11. Da Erwachsene unterschiedliche **Lernstile** haben, sollten in einem Geburtsvorbereitungskurs auch verschiedene **Lehrmethoden** angeboten werden.

    Die Kursleiterin sollte versuchen, ein Gleichgewicht herzustellen zwischen:
    - der Zeit, in der sie selbst redet und in der die TeilnehmerInnen reden.
    - zwischen Gesprächen und Übungen
    - der Zeit, in der die TeilnehmerInnen sitzen und in der sie sich bewegen.
    - Themen der Geburt und Themen des Elternseins.
    - Themen, über die es leicht fällt zu sprechen und Themen mit schwierigen Inhalten, z. B. Totgeburt, Behinderung, Plötzlicher Kindstod, Ängste, Schmerz, der Umgang mit Krankheit und Gesundheit, Impfungen für das Neugeborene
    - Aktivitäten mit der ganzen Gruppe und Aktivitäten in Teilgruppen.

12. **Lernstile**
    - Durch Zuhören und Gespräche lernen
    - Durch Sehen lernen (Plakate, Videos Bilder, Beckenmodell, Puppe, medizinisches Demonstrationsmaterial aus dem Kreißsaal)
    - Durch eigenes Tun lernen (konkrete Handlungsanweisungen, Übungen, erlernen von Fertigkeiten im Umgang mit dem Kind)

    Männer und Frauen haben unterschiedliche Lernstile.

    „Für Frauen sind interpersonelle Beziehungen ein wichtiges Anliegen. Sie stellen eine wesentliche Quelle ihrer Selbsteinschätzung und ihrer persönlichen Entwicklung dar. Entsprechend sagt man von ihnen, dass sie besser voneinander bzw. in der Gruppe lernen können als alleine oder in einer Konkurrenzsituation. Das Geschlecht wird als Hintergrund für die Bevorzugung dieses Lernstils angesehen. Männer hingegen lernen erfolgreicher allein oder in Konkurrenzsituationen." (Hayes und Smith, 1994)

13. Die meisten Männer und Frauen können sich nicht länger als 10 Minuten am Stück konzentrieren. Erwachsene erinnern sich an das, was für sie aufgrund ihrer eigenen Lebenserfahrung und Biographie von Interesse ist. Daher ist es in der Regel effektiver, grundlegende Informationen zu vermitteln, um dann später anhand von Fragen ins Detail zu gehen. Schließlich geht es nicht darum, Informationen an den Mann bzw. an die Frau zu bringen, sondern um Inhalte, die von verschiedenen Menschen in den eigenen Erfahrungsbereich integriert werden sollen.

14. Die **Vorerfahrungen von Erwachsenen** sind grundlegend für das Annehmen neuer Informationen und Inhalte.
    - Menschen fühlen sich wertgeschätzt, wenn ihr bereits vorhandenes Wissen anerkannt wird.
    - Erwachsene eignen sich neues Wissen effektiver an, wenn es auf bereits vorhandenem aufbaut und damit verknüpft wird.
    - Wenn die KursteilnehmerInnen nicht die Möglichkeit erhalten, ihr bereits vorhandenes Wissen mitzuteilen, ist es unmöglich zu überprüfen, ob sie möglicherweise über falsche Informationen verfügen, die der Berichtigung bedürfen.
    - Es lässt sich im Kursverlauf viel Zeit sparen, wenn vermieden wird, Informationen zu vermitteln, die die TeilnehmerInnen bereits haben, z. B. durch Kreißsaalführungen, Informationsabende oder die vorsorgende Hebamme.

4 Methoden und Ziele der Körperarbeit in der Geburtsvorbereitung

4.1 Gymnastik für Schwangere

> Gymnastikübungen in der Schwangerschaft haben die Aufgabe, die Körperselbstwahrnehmung der Frau zu fördern und die Schwangere für die Geburtsarbeit zu sensibilisieren. Die Gymnastikübungen dienen der Aufrechterhaltung der Körperbeweglichkeit der Frau und ihres Atemvolumens. Spezielle Übungen können eventuellen Spätfolgen der Schwangerschaft vorbeugen und das körperliche Wohlbefinden in der Schwangerschaft erhalten.

- **Stoffwechselübungen** dienen der Durchblutung des Körpers und regen den Rückfluss des Blutes aus der Peripherie zum Herzen an.
- **Venenentlastungsübungen** fördern ebenfalls den Rückfluss des Blutes aus den Armen und Beinen. Desweiteren wirken sie vorbeugend bei Krampfadern und Hämorrhoiden.
- **Übungen für den Schultergürtel** beugen Verspannungen der Hals-, Nacken- und Schulterregion vor und fördern das Atemvolumen.
- **Brustmuskelübungen** regen die Durchblutung und den Stoffwechsel der Brust an und helfen dem Brustmuskel, die schwerer werdenden Busen zu tragen.
- **Übungen für das Becken** beugen Verspannungen im Lendenwirbel- und Kreuzbeinbereich vor, dienen der Ischialgieprophylaxe und eröffnen Bewegungsmöglichkeiten und günstige Beckenpositionen für die Geburt.
- **Übungen zur Hüftstabilisierung** trainieren die Hüftmuskulatur und den Halteapparat der Gebärmutter. Sie beugen Schwangerschaftsbeschwerden vor und stabilisieren die Lage und Funktion der Unterleibsorgane. Sie beugen auch eventuellen Spätfolgen der Schwangerschaft vor, z. B. Symphysenlockerung, Instabilität der Iliosakralgelenke, Höhenverschiebungen der Hüftschaufeln.
- **Dehnungsübungen** fördern das Atemvolumen und bereiten vor auf das „sich Öffnen" und „Loslassen" und „Geschehenlassen" unter der Geburt.
- **Beckenbodenübungen** fördern die Körperwahrnehmung in diesem Bereich. Sie dienen sowohl dem Halten und Tragen der Schwangerschaft, als auch der notwendigen Dehnfähigkeit während des Gebärens. Desweiteren bereiten sie die Geburtspositionen vor.
- Besonders hilfreich sind Gymnastikübungen dann, wenn sie **mit dem natürlichen Atemrhythmus der Frau kombiniert** werden. Dies fördert die Ausnutzung der Lungenkapazität, den Abtransport von Abbauprodukten im Körper und die Fähigkeit, mit anstrengenden Situationen umzugehen. Wenn darüber hinaus die Übungen der Frau auch noch Spaß machen, fördern diese ihre geistige Wachheit und ihr positives Denken.
- Des Weiteren fördert die Schwangerengymnastik die **Beweglichkeit der Wirbelsäule und des Beckens**: Beugung/Streckung/Rotation/die Dehnung der Hüftgelenke und der Adduktoren.
- Schwangerschaftsgymnastik kann auch ein Training sein, für die speziellen Belastungen unter der Geburt, insbesondere hinsichtlich der aufrechten Gebärpositionen. Die **Ausdauerübungen** und die **Wehenbelastungsübungen** vermitteln die Erfahrung, die eigenen Grenzen zu erreichen und diese eventuell erweitern zu können.
- Durch die **Bewegung bestimmter Muskelpartien** wird der entsprechende Körperteil durchblutet und erwärmt. Dadurch lässt er sich besser wahrnehmen.
  - Stärkung und Lockerung bestimmter Muskelpartien

- Lösung von Verspannungen
- Körperselbstwahrnehmung
- Umgang mit Anstrengung und Schmerz
- Gymnastische Übungen oder Yogaübungen können zu Beginn der Stunde als **Lockerung und Einstimmung** angeboten werden, zwischendurch nach anstrengenden Gesprächen oder zum Schluss, wenn kein neues Thema mehr begonnen werden soll.
- Als Information zur Vermeidung gesundheitsgefährdender Gymnastikübungen, gibt es die **Hitliste der Krankmacher-Übungen** zu beziehen bei:

  > Verband für Turnen und Freizeit
  > Landesorganisation Hamburg
  > Referat für Gesundheitssport
  > Schäferkampsallee 1
  > 20357 Hamburg

4.2 Yoga für Schwangere

Die yogische Philosophie ist kein spiritueller Weg, sondern eine **praktische Lebenshilfe**, die jeder unabhängig von Glauben, Lebenseinstellung und Philosophie in sein tägliches Leben integrieren kann. Asanas und Yogastellungen trainieren jeden Körperteil, strecken und kräftigen die Muskeln und Gelenke, die Wirbelsäule und das gesamte Skelett. Ebenso wirken sie auf die inneren Organe, Drüsen und Nerven sowie ausgleichend auf den psychischen und emotionalen Zustand des Menschen.

In Indien wurde Yoga schon vor Jahrtausenden praktiziert, wie Darstellungen auf Felsmalereien und Funde von Figuren von den Yogastellungen zeigen. Schriftlich belegt ist die Existenz von Yoga erst seit dem 2. Jahrhundert v. Chr. Patanjali, ein indischer Gelehrter, legte zu dieser Zeit die bis heute geltenden Yogaregeln in seinen 195 Lehrsätzen, den Sutren, fest. Der indische Yogaphilosph Patanjali hat außerdem die berühmte Ashtanga entwickelt, die achtarmige Einteilung des Yoga:

- Yama (Verhaltensregeln)
- Niyama (Selbstdisziplin)
- Asana (Körperhaltung)
- Pranayama (Atemführung)
- Pratyahara (Sinnenbeherrschung)
- Dharana (Konzentration)
- Dhyana (Meditation)
- Samadhi (Erleuchtung und Entspannung)

Für einen echten Yogi oder eine Yogini ist das Einhalten der Regeln des Yama eine Voraussetzung, um die volle geistige Dimension des Yoga zu erfahren. In unserer westlichen Praxis sind die Asana (Körperhaltungen), das Pranayama (die Atemführung) und die Dhyana (Meditation), die Hauptkomponenten des Yoga. Daraus entwickelten sich verschiedene Yogawege, die heute gleichberechtigt nebeneinander praktiziert werden.

Das Wort Yoga leitet sich aus dem Sanskrit-Yui ab, welches mit dem Wort „verbinden" übersetzt werden kann. In dem indischen Weltbild wird davon ausgegangen, dass der Mensch **zwei Pole** hat, die durch Yoga verbunden werden können. Diese zwei Pole werden in der indischen Philosophie und Religion mit den Göttern Shiva und Shakti charakterisiert. Der eine Pol, Shiva genannt, liegt oben auf dem steifen, kühlen, unbeweglichen Kopf. Shiva ist das Bewusstsein, der unbewegliche, unveränderliche, ewige Beobachter. Der zweite Pol, liegt am anderen Ende des Rumpfes, dort wo sich die Geschlechtsorgane, der Anus und der Beckenboden befinden. Dieser Pol ist Shakti, die Schöpfungsmacht. Er ist warm in ständiger Veränderung, lebendig und unbewusst.

Yoga soll nun diese bestehende Dualität zwischen beiden Polen, zwischen dem ewigen Beobachter und der sich stets verändernden Natur aufheben bzw. verbinden. Yoga ist somit **der Weg zur Harmonie**. Das harmonische Zusammenspiel der körperlichen, seelischen und geistigen Energien des Menschen bedeutet Gesundheit, Disharmonie dagegen Krankheit.

Die Verbindung von Shiva und Shakti bzw. unserer männlichen und unserer weiblichen Seite können wir erreichen durch die **Kundalini-Kraft**. Kundalini ist eine besondere Form der menschlichen Energie, die vom unteren Pol, der Domäne der Natur, zum oberen Pol des Bewusstseins aufsteigen kann und somit eine Verbindung herstellt zwischen Körper und Geist.

Die bei uns bekanntesten Yogaformen sind das **Hatha-Yoga** und das **Kundalini-Yoga**. Diese beiden Arten des Yogas versuchen durch Körperübungen, Geist (Shiva) und Körper (Shakti) zu vereinen und dadurch ein Gefühl von Vereintsein zu vermitteln, bei dem die eigene Mitte und die eigene Kraft deutlich spürbar werden.

Hatha bedeutet Sonne/Mond. Es ist ein ruhiges Yoga mit vielen Dehn- und Streckübungen. Das Kundalini-Yoga ist ein eher dynamisches Yoga, welches mit unserer westlichen Gymnastik eher vergleichbar ist. Das Kundalini-Yoga ist auf die Stärkung der Lebensenergie ausgerichtet. Der Stoffwechsel wird angeregt, die Drüsentätigkeit und das Immunsystem. Die Atmung vertieft sich und wird intensiviert, die Nerven und Organe werden gekräftigt. Desweiteren unterstützt das Yoga unsere Fähigkeit zur Entspannung.

> Jede Yogaübung besteht aus drei Teilen und wirkt auf eben diesen drei Ebenen:
> 1. Asana (Körperhaltung)
> 2. Pranayama (die Atemführung)
> 3. Dhyan (Meditation)

Durch dieses Zusammenwirken von Körperbewegung, Atmung und Konzentration wird der ganze Mensch auf positive Weise beeinflusst. Die Muskeln werden gestärkt, der Bewegungsapparat und die inneren Organe in Harmonie gebracht, der Kreislauf wird angeregt, das Nervensystem beruhigt, die Atmung verbessert und die Konzentrationsfähigkeit gesteigert.

4.2.1 Atmung, Atem, Geist und Lebenskraft

Das **Prana** ist in der Yogalehre die universelle Energie, die in allen Geschöpfen wirksam ist. Die Menge des Prana entscheidet über unser Temperament und unsere Vitalität. Wenn wir zu wenig Prana besitzen, fühlen wir uns müde, lustlos, schwach, vielleicht sogar krank. Die speziellen Atemübungen, die wir im Yoga machen und auch die Atemführung, die bei allen Übungen mit angeleitet wird, können das Prana jedes Einzelnen steigern und damit die Lebensqualität verbessern. Wir werden leistungsfähiger und unser Wohlbefinden steigt.

Die Yogaatmung wird Pranayama genannt. Dies kann man am besten mit Atemkontrolle übersetzen. Das Prana, die Lebenskraft wird kombiniert durch Ayama, welches soviel bedeutet wie Dehnung, Länge, Beherrschung.

Die Bedeutung des langen, tiefen Atmens

- Es entspannt und beruhigt.
- Es ist eher eine aktive, als eine passive Entspannung. Es macht den Kopf klar und hilft uns in Krisensituationen, die richtigen Entscheidungen zu treffen.
- Die vollkommene Ausnutzung der Lungenkapazität stärkt unser elektromagnetisches Feld (die Aura). Das Richten und Kräftigen unseres magnetischen Feldes wiederum macht uns weniger anfällig für Krankheiten, Negativität und Unfälle.
- Es reguliert den körpereigenen pH-Wert, welcher die Fähigkeit beeinflusst, mit anstrengenden und zehrenden Situationen fertig zu werden.
- Es verringert und verhindert die Ansammlung von Giften, welche entstehen, wenn der Schleim aus den Lungenbläschen (Alveolen) nicht abfließen kann.
- Es stimuliert die Produktion von Endorphinen im Gehirn, welche die Neigung zu Mutlosigkeit und Depression verringern.
- Es reinigt das Blut.
- Die Prana (Lebenskraft) im Sauerstoff gibt uns mehr Energie, Beweglichkeit und Bewusstheit.
- Es macht einen klaren Geist und eine positive innere Haltung.
- Es hilft, Blockierungen im Energiefluss der Meridiane zu lösen.
- Es beschleunigt Heilungsvorgänge – seelische sowie körperliche.
- Es hilft uns unerwünschte, unterbewusste Verhaltensmuster und Mechanismen aufzubrechen.
- Es verringert unsere Unsicherheit und Angst.

- Es verändert konditionierte Schmerzempfindungen, so dass der Schmerz weniger intensiv empfunden wird. Dies ist unter der Geburt besonders spürbar.
- Durch langes, tiefes Atmen fördern wir die Hypophysenfunktion sowohl während des Sexualzyklus als auch unter der Geburt hinsichtlich der Oxytocinausschüttung.

4.2.2 Die Meditation

Der Prozess des Meditierens nimmt eine zentrale Stellung im Yoga ein. Jede Übung sollte neben der Haltung und der Atemführung auch Aspekte der Konzentration und Meditation beinhalten. Von daher werden wir im Yoga aufgefordert, bei den einzelnen Übungen uns entweder auf bestimmte Körperpunkte, beispielsweise die Chakren zu konzentrieren oder ein bestimmtes Mantra zu denken.

> Mantra: „Man" bedeutet Geist und „Tra" bedeutet Projektion.
> Mantren sind Meditationswörter, die uns helfen den Geist zu konzentrieren.

Des Weiteren stehen uns zur Stärkung der Konzentration und Lenkung der inneren Energien die Mudras zur Verfügung.

> Mudra: Mudras sind einzelne Fingerhaltungen, die eine tiefere Bedeutung haben. Im Mudra wird jeweils die Kuppe des Daumens mit einer Fingerkuppe zusammengelegt.

- Der Daumen steht im Yoga für das Ego, die Persönlichkeit des Menschen.
- Der Zeigefinger steht für das innere Wissen und Wachstum.
- Der Mittelfinger symbolisiert die Licht- und Schattenseite einer Person und die Fähigkeit, sich mit der Umwelt auseinander zu setzen.
- Der Ringfinger steht für Gesundheit, Kraft und Ausstrahlung.
- Der kleine Finger symbolisiert unsere Fähigkeit zur Kommunikation.

Fast alle Meditationen und auch einige Yogaübungen werden zusammen mit bestimmten Mudras und Mantren ausgeführt.

Im **Kundalini-Yoga** ist das allgegenwärtige Mantra das **Sat Nam**. Die Silbe „**Sat**" bedeutet **Wahrheit** und die Silbe „**Nam**" bedeutet **Identität**. Das Mantra „**Sat Nam**" heißt also, „**meine wahre Identität**" oder „**mein wahres Selbst**". Es steht für das Suchen nach dem verbindenden Glied zwischen Körper, Geist und Seele und für die Besinnung auf die göttliche Identität oder die universelle Liebe, welche über dem Menschlichen steht.

> Wenn keine spezielle Meditationstechnik angegeben wird, sollte bei den einzelnen Yogaübungen stets das „Sat Nam" gedacht werden. Beim Einatmen „Sat", beim Ausatmen „Nam".

Grundsätzlich sollten wir auch versuchen, jede Yogaübungsfolge mit einer Meditation abzuschließen. Meditation hat die innere Stille, die innere Ruhe und in der Vervollkommnung die innere Leere zum Ziel. Dies ist für uns, hier im Westen lebende Menschen, sehr schwierig und wir können in der Regel schon einen großen Erfolg verbuchen, wenn es uns gelingt, unser permanentes „Radioprogramm", welches in unserem Kopf abläuft, für nur einige Minuten abzustellen.

Diesen Versuch können wir unternehmen, in angeleiteten Meditationen mit einem bestimmten Mantra oder einem Gebet oder einer Zahlenfolge oder einer Silbenfolge, mit einem Rosenkranz oder einem „Vater unser", je nachdem, welches Ritual uns mit der universellen Liebe oder der göttlichen Kraft verbinden kann.

4.2.3 Der Energiefluss des Menschen

Das Yoga wirkt auf allen körperlichen Ebenen. Da es aus dem asiatischen Kulturkreis kommt, möchte ich auch die asiatischen Vorstellungen und Modelle zum Energiefluss – die Meridiane, Nadis und Chakren – erklären.

Tab. 4.1 Die sieben Chakren

Name	Element	energetische Funktion	psychologisches Muster Charakteristik	endokrine Drüse
Scheitelzentrum *Sahasrara* weiß-gold, violett		Einssein mit der Welt Transzendenz	Verständnis für alle lebenden Wesen	Zirbeldrüse
Stirnzentrum/ Drittes Auge *Ajna* blauviolett		Intuition Inspiration	Träume Ideen Vorstellungen	Hypophyse
Kehlzentrum/ Halswirbelsäule *Vishudda* hellblau	Äther	Wahrheitszentrum Kommunikation die Manifestation von Ideen	Stimmungen Stress	Schilddrüse
Herzzentrum/ Brustwirbelsäule *Anahata* rosig	Luft	Herz Gefühle Immunsystem	Liebesfähigkeit	Thymusdrüse
Nabelzentrum/ Lendenwirbelsäule *Manipura* orangegelb	Feuer	Verdauung Macht Ausdauer Willenskraft	Umgang mit Angst und Stress, Frustration und Aggression	Nebennieren
Sakralzentrum Kreuzbein *Svadisthana*	Wasser	Körperflüssigkeiten (Samenflüssigkeit, Urin, Blut, Lymphe, Schweiß) Wasserhaushalt	Sexualität Geburt Vitalität Lebensenergie	Keimdrüsen
Wurzelzentrum Beckenboden / Steißbein *Muladhara*	Erde	feste Körperstrukturen (Knochen, Nägel, Zähne)	Sicherheit Bodenständigkeit Zufriedenheit • Verbundenheit mit der physischen Welt	Dickdarmdrüsen

Nach indischer Auffassung strömt die Lebensenergie durch sogenannte **Nadis**. Nadi bedeutet Rohr, Kanal, Gefäß oder Nerv. In den meisten traditionellen Schriften werden 72 000 Nadis im Körper verzeichnet, welche alle von der Nabelgegend ausstrahlen in die so genannten Handlungs- und Sinnesorgane: Nase, Augen, Ohren, Zunge, Hände, Füße, Geschlechtsorgane usw. Diese Nadis sind zum Teil mit unserem sympathischen Nervensystem und aufgrund ihres Verlaufes mit den chinesischen Meridianen vergleichbar.

Die **Meridiane** sind vertikal verlaufende Energiestrombahnen, die den gesamten Körper durchziehen. Der kräftigste Meridian ist der

Gouverneursmeridian. Dieser hat eine energetische Beziehung zur Wirbelsäule und besitzt, ähnlich wie der indische Nadi Pengala, die Funktion, die positive Prana-Energie im Körper zu verteilen. Der so genannte Zentralmeridian entspricht dem indischen Nadi Ida. Dieses Zentralgefäß ist energetisch mit dem Nervensystem verbunden. Außer dem Gouverneurs- und dem Zentralmeridian, die entlang der Körpermitte verlaufen, sind alle anderen Meridiane nach den Organen benannt und sind zweifach im Körper vertreten, symmetrisch in beiden Körperhälften:

- der Lungenmeridian
- der Herzmeridian
- der Sexualitäts- und Kreislaufmeridian
- der Magenmeridian
- der Dünndarmmeridian
- der Lebermeridian
- der Gallenblasenmeridian
- der Milz- und Bauchspeicheldrüsenmeridian
- der Nierenmeridian
- der Harnblasenmeridian
- der dreifache- Erwärmermeridian, welcher energetisch mit den endokrinen Drüsen verbunden ist. Er verläuft vom Ringfinger über die Rückseite des Armes und über die Seite des Halses bis zu einer Augenbraue.

Der einzige wichtige Nadi aus dem indischen Modell, zu dem es im Akupunkturmodel keine Entsprechung gibt, ist der **Sushumna**. Durch den Sushumna fließt die Kundalini und auf ihm sprießen die **Chakren**. Chakra ist ein Begriff aus dem Sanscript und bedeutet wörtlich übersetzt Kreis oder Rad. Der Mensch hat sieben Chakren. Jedes Chakra steht in Verbindung zu bestimmten Gefühlsbereichen, zu Teilen unseres materiellen Körpers und zu den endokrinen Drüsen.

4.2.4 Die Bedeutung des Yoga in der Schwangerschaft

> Yoga ist eine Jahrtausend alte indische Methode, die Körper, Seele und Geist in Einklang bringen möchte. Sie eignet sich besonders für das körperliche und geistige Training während der Schwangerschaft, die an die körperlichen und seelischen Kräfte der werdenden Mutter höchste Anforderungen stellt.

Anspannung, Unausgeglichenheit und Ängste beeinträchtigen auch das seelische Klima, in dem das Ungeborene heranwächst. Fast jede Frau befindet sich während der Schwangerschaft in einer instabilen Stimmungslage und erlebt widersprüchlichste Gefühle. Die seelischen Hochs und Tiefs gehören zur Schwangerschaft ebenso wie der dicke Bauch.

Allein die hormonellen Veränderungen und körperlichen Belastungen z. B. der Wirbelsäule, der Bänder, der Sehnen und inneren Organe machen es notwendig, sich auf diese „anderen Umstände" einzustellen. Die Übungen des Yoga können zum Wohlbefinden und zur inneren Stabilisierung der Frau beitragen, da sie nicht nur eine körperliche Sicherheit und Bewegungsfreude gewährleisten, sondern auch positiv auf die seelische Verfassung der Schwangeren wirken.

> Obgleich das Schwangerenyoga nur aus Fragmenten des Hatha- oder Kundalini-Yogas besteht, wird es doch seiner Aufgabe gerecht. Es lässt die Lebensenergie sanft fließen, verfeinert und belebt das Körperbewusstsein der Frau, es stärkt ihre Nerven, unterstützt ihre Fähigkeit zur Entspannung und vermittelt ihr die Erfahrung der eigenen Mitte, ihrer Bodenständigkeit sowie der eigenen Kraftreserven.
> Yoga ist eine wunderbare Möglichkeit, sich mit dem eigenen Körper vertraut zu machen, ihn sanft zu dehnen und zu stärken und so zu lernen, sich auf sich selbst zu konzentrieren.

Körperhaltung (Asana)

Der **körperliche Zustand einer Schwangeren** ist ein ganz besonderer. Ihre Wirbelsäule wird am Kreuzbein durch das Gewicht des heranwachsenden Kindes zunehmend belastet. Der Stoffwechsel und der Blutkreislauf müssen harte Arbeit unter erschwerten physiologischen Bedingungen leisten. Hormone lassen die glatte Muskulatur eher erschlaffen, damit es nicht zu einer verfrühten, den Muttermund öffnenden Wehentätigkeit kommt. Diese entspannte glatte Muskulatur beeinflusst die Funktion der Wehen und die Bewegung des Darms und des Magenpförtners eher negativ. Die Gewebe- und Gelenkstruktur der Frau sind aufgelockert.

Mit Hilfe des Yogas können wir vielen schwangerschaftsbedingten Veränderungen und Beschwerden entgegenwirken. Die Asanas (Körperhaltungen), die in der Schwangerschaft durchgeführt werden können, sind auf Flexibilität und Dynamik ausgerichtet. Sie lassen die körpereigenen Energien besser fließen und einsetzbar werden.

Zum tiefen Atem gehört auch eine aufrechte Haltung. Bei einem abgeknickten Oberkörper können sich die Lungen nicht vollständig mit Sauerstoff vollständig füllen, das Zwerchfell kann sich nicht absenken und der Bauchraum kann sich nicht heben. Desweiteren versuchen wir im Yoga durch verschiedene Übungen eine **Verlängerung der Ausatmung** zu erreichen. Dies geschieht beispielsweise durch die **Vokalatmung**, die **Summatmung** und die **Wechselatmung**.

Atemführung

Dadurch, dass jede Übung mit einer genauen Atemführung angeleitet wird, vertieft sich der Atem der Schwangeren und es kommt zur **Betonung der Ausatmung**. Immer dann, wenn wir vollständig ausatmen, kommt es ganz automatisch durch die **Blasebalgfunktion** zu einer **tiefen Einatmung** und somit zu einer **guten Sauerstoffversorgung**. Dieses ist nicht nur wichtig in der Wachstumsphase des Kindes, sondern insbesondere auch unter der Geburt. Der **pH-Wert** von Mutter und Kind werden günstig beeinflusst, die **Ausschüttung von Endorphinen** wird begünstigt, die Frau bleibt von ihrem Bewusstsein her klar und ansprechbar. Eine gute Sauerstoffversorgung verringert die innere Unsicherheit und Angst. Ein konditioniertes **Schmerzempfinden** kann umgestimmt werden, so dass der **Geburtsschmerz** weniger intensiv empfunden wird. Mit dem Wachsen der Lungenkapazität fördern wir außerdem die **Hypophysenfunktion**

und somit die **Oxytocinausschüttung** unter der Geburt.

Neben der Körperhaltung spielt die **Atemführung** eine große Rolle. Um die Lebensenergie, das Prana, ausreichend zur Verfügung zu haben, benötigen wir einen langen, tiefen Atem. Prana bedeutet Lebensodem. Das Grundprinzip dieses Atems ist die **vollständige Ausatmung**. Die meisten Menschen atmen nicht genug aus, so bleibt zuviel verbrauchte Luft in den Lungen. Um dies zu vermeiden, werden wir beim Yoga aufgefordert, lange und vollständig durch die Nase auszuatmen. Im Schwangerenyoga können wir dies dahingehend abwandeln, dass wir die Frauen auffordern, bei anstrengenderen Übungen durch den Mund auszuatmen, ebenso wie später während der Wehentätigkeit.

> Je vollständiger wir ausatmen, um so leichter, fast automatisch, strömt der nächste Einatemzug in uns hinein.

Meditation und Entspannungshaltung

Zu einer Abfolge von Yogaübungen folgen als Teil der Meditation die Entspannungsübungen oder die Entspannungshaltungen. Wie wir auch aus anderen Entspannungsmethoden, z. B. der progressiven Muskelrelaxation nach Jacobsen, wissen, gibt es keine vollständige Entspannung der Muskulatur und des Körpers allgemein, wenn nicht zuvor eine Anspannung oder eine Belastung dieser gleichen Muskeln stattgefunden hat.

Die im Yoga übliche **Entspannungshaltung** ist die Savasana, eine Haltung, bei der man auf dem Rücken liegt, die Augen sind geschlossen, die Arme liegen neben dem Körper, die Handflächen sind nach oben gedreht, die Fersen liegen zusammen, die Füße fallen locker zur Seite, der Nacken wird gestreckt, indem wir das Kinn leicht zur Brust ziehen und wir von Kopf bis Fuß in einer geraden Linie ausgestreckt liegen.

Die Konzentration während dieser Entspannung bezieht sich zum einen auf die einzelnen Körperteile und zum anderen auf den Atem-

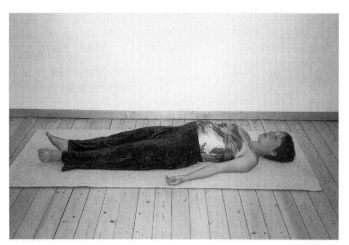

Abb. 4.1

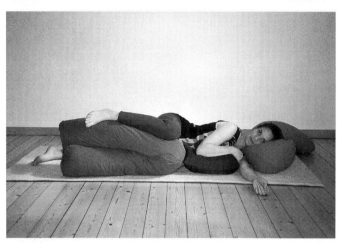

Abb. 4.2

prozess. Wir atmen in der Vorstellung, dass wir über die Einatmung neue Energie, neue Kraft, neues Prana in uns aufnehmen und beim Ausatmen alle verbrauchte Energie, Spannungen, Negativität, unerwünschte Gedanken, wegatmen können.

Schwangere, die nicht mehr gut auf dem Rücken liegen können, nehmen die stabile Seitenlage bzw. die Seitenlage mit Hilfe von Lagerungskissen unter dem Kopf und unter dem oben liegenden Bein ein.

4.2.5 Die Bedeutung des Schwangeren-Yogas für das Kind im Mutterleib

Das Kind erfährt die Welt bereits im Mutterleib durch die Gefühle der Mutter. Deshalb ist es so wichtig, dass die Mutter sich in der Schwangerschaft Situationen aussetzt, die ihr gut tun.

Im Mutterleib erhalten die Kinder 24 Stunden lang Körperkontakt und Hautstimulationen. Die Kinder werden im Uterus berührt, massiert, bewegt. Die Erforschung der vorgeburtlichen Entwicklung hat gezeigt, dass die ersten Sinnessysteme, die sich entwickeln und ihre

Funktion aufnehmen, der **Tast-** und der **Gleichgewichtssinn** sind, das taktile und das vestibuläre System. Es sind genau die Sinne, die wir vornehmlich für Bewegung und Körperempfinden brauchen. Sie sind für die ersten Empfindungen des sich entwickelnden Menschen verantwortlich. Auch in unserem späteren Leben haben Empfindungen, egal welcher Natur, stets eine körperliche Entsprechung.

Die **Haut** ist unser größtes Körperorgan und Sinnesorgan in einem. Es ist sehr früh entwickelt und dient als Brücke zwischen dem Innen und Außen. Die Haut ist des weiteren ein Austauschorgan, welches als Sinnesorgan alle Hautreize aufnimmt und an unser Nervensystem weiterleitet. Die Haut und das Nervensystem entstehen während der embryonalen Entwicklung aus dem selben Keimblatt, dem Ektoderm, stehen seitdem im permanenten Austausch und Informationsfluss. Somit fördern alle positiven taktilen Reize die Entwicklung des Gehirns, der Motorik und der Intelligenz.

Das so genannte „**Bonding**", das Verbinden zwischen Mutter und Kind oder besser zwischen Eltern und Kind, findet schon während der gesamten Schwangerschaft statt und nicht erst in den ersten sechs Lebensstunden, der „sensiblen Phase" des Kindes. (Marshall, Klaus und John Kennell, 1987) Bonding erfolgt auf dem physiologischen Weg, d. h. Botschaften werden durch Hormone und andere Blutinhaltsstoffe zum Kind transportiert. Dies geschieht ebenso auf dem physikalisch-anatomischen Weg, d. h. das Kind empfängt Botschaften über Wärme, Kälte, Musik, Sprache, Licht, Bewegung und Berührung, sowie auf dem empathischen Weg, dem Weg des Gefühls, der Intuition und des Erspürens.

Das Yoga bzw. eine mäßige körperliche Aktivität der Frau hat eine große Bedeutung für die **körperliche und geistige Entwicklung des Kindes**. Wenn eine Frau nur begrenzt aktiv ist, bekommt das Kind wenig körperliche Stimulierung. Immer wenn die Schwangere mäßig körperlich aktiv ist, wird das Kind in der Gebärmutter sanft geschaukelt, seine Haut wird massiert, seine Nerven und das Gehirn werden stimuliert. Außerdem wird das Kind sich durch die Hautstimulierung seines Körpers und seines Selbst bewusst. Seine Lernfähigkeit nimmt zu. Ein Kind, dessen Mutter wenig körperlich aktiv ist, steht seiner Umwelt im Allgemeinen weniger wach gegenüber.

Dies alles heißt nun nicht, dass wir durch Yoga zum besseren Menschen werden, aber es kann uns das Leben sehr erleichtern und uns in Krisensituationen, die das Erleben der Schwangerschaft und der Geburt mit sich bringen, helfen.

4.3 Die Zilgrei-Methode

> Die Bezeichnung Zilgrei entstand durch den Zusammenschluss der Anfangsbuchstaben der Begründer dieser Methode, dies waren die Italienerin Adriana Zillo und der Chiropraktiker Hans G. Greissing.

Die Zilgrei-Methode ist ursprünglich für die **Selbstbehandlung** von Beschwerden am Bewegungsapparat entwickelt worden. Es ist eine Selbstbehandlungsmethode (Autotherapie), die von jedem gleich welchem Alters, zur Verhinderung, Beseitigung und Begrenzung von Beschwerden angewendet werden kann. Die Wirksamkeit dieser Methode ist nachgewiesen bei Kopf-, Nacken-, Schulter-, Becken- und Rückenschmerzen, bei Tennisarm, Ischialgie bis hin zu Gelenk- und Wirbelsäulenschäden. Desweiteren wird sie erfolgreich eingesetzt bei Schmerzzuständen, die der Arthose, dem Rheuma und der Skoliose zugeschrieben werden.

> Die Zilgrei-Übungen beinhalten die Koordination bestimmter Körperhaltungen und/oder Bewegungen der Gliedmaßen mit einer einfachen Atmungstechnik (Zilgrei-Dynamogene Atmung).

1984 besuchte die deutsche Hebamme **Anne Varenhorn** aus Wildeshausen einen Zilgrei-Ausbildungskurs, in der Hoffnung, ihre eigenen Rückenbeschwerden in den Griff zu bekommen. Sie war vom Erfolg der Therapie so beeindruckt, dass sie versuchte, die Übungen in die Geburtshilfe zu übertragen. Anne Varenhorn hat 230 Zilgrei-Übungen als Möglichkeit der Geburtserleichterungen in die Geburtsvorbereitung und -hilfe transferiert. Diese Übungen halten die an der Geburt beteiligten Skelettpartien der Frau unablässig in Aktion. Die Frauen sind während der Geburtsarbeit ständig in Bewegung, unabhängig davon, ob sie stehen, sitzen, hocken, knien oder liegen. Das Prinzip der Übungen erklärt Anne Varenhorn wie folgt: „Stellen Sie sich einen Flaschenhals vor, durch den sie ein vergleichsweise großes Objekt hindurchzwängen wollen (...). Wenn Sie es nur mit Kraft, mit Druck und Pressen versuchen, kommt es zu Verkantungen und es gibt Schwierigkeiten. Wenn Sie die Lage des Flaschenhalses aber ständig verändern, rutscht das Objekt viel problemloser durch die Enge. Meine Überlegung geht davon aus, dass die Mutter ihrem Kind helfen muss. Dadurch, dass sie Becken und Kreuz in Bewegung hält, erweitert sie den Austrittskanal des Kindes und lindert zugleich ihre eigenen Schmerzen." (Bremen Spezial, 1985)

Als Erfolg der Methode beschreibt Anne Varenhorn kürzere Geburtszeiten, einen geringeren Einsatz von schmerzstillenden Mitteln und Periduralanästhesien sowie weniger operative Entbindungen. Für die Frauen werden die Wehenschmerzen erträglicher und sowohl den Müttern als auch den Kindern ging es während und nach der Geburt wesentlich besser.

Die **dynamogene Atemtechnik** dieser Methode basiert auf der Aktivierung der Bauchmuskulatur im Atemprozess. Bei der Einatmung senkt sich das Zwerchfell und drückt auf die Bauchorgane, um Platz im Brustkorb zu schaffen für die sich durch die Einatmung vergrößernden Lungenflügel. Um das Fassungsvermögen der Lunge zu vergrößern, soll der Bauch herausgestreckt werden. Während dem Ausatmen hebt sich das Zwerchfell, um die Luft auszustoßen. Um diesen Prozess zu forcieren, soll der Bauch eingezogen werden, damit die Abdominalorgane das Zwerchfell nach oben drücken.

Die dynamogene Atmung wird dann in den unterschiedlichen Körperpositionen, im Stehen, Sitzen, Liegen, Hocken usw., wie folgt ausgeführt.

- Die Schwangere soll **ausatmen** und dabei den Bauch einziehen, bei vollkommener Ausatmung und komplett eingezogenem Bauch soll sie fünf Sekunden mit entleerter Lunge verharren.
- Bei der **Einatmung** soll sie ihren Bauch langsam aufblähen und bei vollkommener Einatmung und komplett aufgeblähtem Bauch erneut fünf Sekunden mit angehaltener Luft verharren. Dabei ist die physiologische Ausatemphase länger als die Einatemphase.

Eine **typische Zilgrei-Übung für Schwangere**, in der diese Atemtechnik angewendet wird, ist die Beckenschaukel. Die Schwangere liegt auf der Seite, befindet sich im Vierfüßlerstand, in der Knie-Ellenbogenlage, im Sitzen oder Stehen und geht beim Einatmen mit ihrer Wirbelsäule ins Hohlkreuz und bei der Ausatmung macht sie den Rücken rund.

Zusätzlich arbeitet die Methode mit **Übungen zur Verbesserung der Körperselbstwahrnehmung und Bewegungskoordination**.

Zur Unterstützung von Bewegungsabläufen, der Atemtechnik und der Möglichkeit zur Entspannung wird die „**Palpation**" (Abtasten) eingesetzt. (Zillo, Greissing, 1985) Diese wird von der Schwangeren selbst, der Hebamme oder dem Partner ausgeführt. Sie hilft festzustellen, ob die Muskulatur entspannt oder verkrampft ist, ob Schmerz vorhanden ist, und sie ermöglicht eine bessere Orientierung über die Knochenstruktur. Außerdem fördert die Palpation die Möglichkeit, gleichzeitig die Strukturen der rechten und linken Körperhälfte miteinander zu vergleichen.

4.4 Paararbeit in der Geburtsvorbereitung

In traditionell lebenden Gesellschaften ist die Anwesenheit von Männern während der Geburt unbekannt. Die Frauen werden in der Zeit der Schwangerschaft und der Geburt von anderen Frauen unterstützt, die bereits geboren haben und bei der Betreuung der Gebärenden erfahren sind. In den westlichen Ländern hat sich die Philosophie der Geburt radikal verändert. „Was einmal ein familienzentriertes, intimes und alltägliches Ereignis war, wird nun als eine gefährliche Zeit betrachtet, in der Frauen mit modernster Technologie engmaschig, medizinisch überwacht werden müssen." Frauen bekommen ihre Kinder heute in einer ihnen fremden Umgebung, umgeben von Menschen, die sie nicht kennen.

In dieser Situation übernimmt der werdende Vater die **Rolle des Begleitenden und Unterstützenden**. Er ist derjenige, der einen kontinuierlichen Kontakt zur werdenden Mutter hält und zwischen ihr und dem Geburtshilfeteam vermitteln kann. Durch Kenntnisse über Atemtechniken, Entspannungsmethoden und Massagen kann er der Kreißenden aktiv helfen. Eine Untersuchung des britischen „National Child Trust" hat gezeigt, dass die Anwesenheit des Vaters Angst, Einsamkeit, Verwirrung und das Gefühl der Verlassenheit während der Wehen, insbesondere im Verlauf langwieriger Entbindungen, vermindert und somit dazu führt, dass weniger Komplikationen während der Geburt auftreten. (Pruett, 1988) Ebenso ist der Verbrauch von schmerzlindernden Medikamenten wesentlich geringer, wenn der werdende Vater seine Partnerin unterstützt. Wissenschaftliche Studien haben gezeigt, dass für einen Großteil der befragten Frauen die Anwesenheit des Mannes eine wichtige Bedingung ist für eine leichte, erträgliche Geburt. Frauen, deren Männer an einem Geburtsvorbereitungskurs teilgenommen haben und anschließend bei der Geburt dabei waren, hatten einen um 40 % geringeren Bedarf an lokalen Anästhesien und wesentlich häufiger Geburten, die weniger als 10 Stunden dauerten. (Cronenwett, Newmark, 1985/Wimmer-Puchinger, 1982)

Darüber hinaus beeinflusst die Anwesenheit des Vaters bei der Geburt positiv die **Vater-Kind-Beziehung** und erhöht die spätere Reaktionsbereitschaft der Väter auf die Bedürfnisse ihres Kindes. In der aktuellen Vaterforschung wird beobachtet, dass die Dauer des Erstkontaktes mit dem Kind das generelle väterliche Engagement beeinflusst, die Häufigkeit des sozialen Spielverhaltens, die Anpassung und das Vergnügen an der Interaktion und das Selbstbewusstsein des Vaters. „Väter, die bei der Geburt dabei waren, äußern sich ausführlicher über ihre Babys, sie beschreiben sie genauer, fühlen sich ihnen stärker verbunden. Sie beschäftigen sich mehr mit ihnen, können besser und sicherer mit ihrem Baby umgehen, sie sind, wie eine Mutter es ausdrückte, vom ersten Tag an „viel verliebter in ihr Kind", als Männer, die die Geburt nicht miterlebt haben." (Pruett, 1988)

> Hinsichtlich des Bondings zwischen Vater und Kind und der Förderung der Entwicklung guter Beziehungen innerhalb der Familie ist es unzweifelhaft von Vorteil, wenn die Väter am Geburtsvorbereitungskurs teilnehmen.

Auch der **Verlauf der Schwangerschaft** ist mit abhängig von der Einstellung des Mannes und seiner emotionaler Unterstützung für die Frau. Diese hilft der Schwangeren bei der Anpassung an die Mutterrolle und wirkt sich über die Befindlichkeit der Mutter auch auf das erwartete Kind aus. **Eine Familie entsteht in dem Moment, in dem die Frau dem Mann mitteilt, dass sie schwanger ist.**

In einem **Geburtsvorbereitungskurs** sollten bei der Einbeziehung des werdenden Vaters zum einen seine zukünftige Rolle als Geburtsbegleiter berücksichtigt werden, zum anderen aber auch sein männerspezifisches Erleben von Schwangerschaft und Geburt. Der Mann in der Geburtsvorbereitung darf also nicht nur als Hilfe akzeptiert und funktionalisiert werden, sondern es sollte auch eine Beschäftigung mit seinen Gefühlen und Ängsten stattfinden.

> Ein wichtiges Lernziel für die Begleitung der Geburt ist, dass es kein Versagen gibt.

Weder für die Frauen, wenn sie Schmerzmittel oder andere technische Hilfsmittel in Anspruch nehmen wollen, noch für Männer, die bei der Geburt vielleicht nicht in der Lage sind, ihren Frauen die ganze physische oder sogar emotionale Unterstützung zu geben, die diese brauchen. Frauen sollten den Männern die „Erlaubnis" geben, „einfach da zu sein". Diverse Forschungsarbeiten belegen, dass nur wenige Männer in der Lage sind, die Rolle des „Coaches" zu übernehmen, auf die die Kursleiterin sie vielleicht vorbereiten wollte. Wir Kursleiterinnen sollten uns also davor hüten, den Männern zuviele Aufgaben zuzumuten, welche sich auf die **typisch männlichen Verhaltensweisen** beschränken:

- einen kühlen Kopf bewahren
- überwachen
- entscheidungsfähig bleiben
- den Überblick behalten
- die Frau bei der Geburtsarbeit unterstützen.
- ihr Fürsprecher sein
- Gedächtnis und Denker sein
- Cheerleader sein
- aufmuntern
- bewundern
- die individuelle Befindlichkeit der Frau und ihre Bedürfnisse wahrnehmen und befriedigen
- Schmerzstiller sein

Grundsätzlich sollte der Geburtsvorbereitungskurs ein Ort sein, an dem Männer und auch Paare mit viel Sensibilität und Offenheit die Entscheidung treffen, ob der Mann seine Frau zur Geburt begleiten möchte, ob er dabei sein möchte oder nicht. Diese Entscheidung verlangt sehr viel Toleranz und ein ehrliches Miteinander. Dazu gehört das Äußern eigener Wünsche und Erwartungen und auch die Sicherheit, „Nein" sagen zu können ohne sich rechtfertigen und verteidigen zu müssen und ohne Schuldgefühle. Dies gilt ebenso für die Frauen, die gerne ohne ihren Mann gebären möchten.

4.5 Die Arbeit am eigenen Atem

Die Atmung, die wir für die Geburt anstreben, ist die **tiefe Bauchatmung während der Wehen in der Eröffnungsperiode**. Für viele Frauen ist es möglich, diese „natürliche Atmung" unter der Geburt beizubehalten bis zum Herausschieben des Babys. Ansonsten gibt es viele verschiedene „Atemtechniken", die im Geburtsvorbereitungskurs ausprobiert und erlernt werden können für das Durchleben der späten Eröffnungs- und der Übergangsperiode.

Der lange, tiefe Atem oder die Bauchatmung wird auch **natürliche Atmung** oder **Vollatmung** bezeichnet. Sie ist eine Atemweise, die jeder von uns als Baby oder Kleinkind praktiziert und im Verlauf der eigenen Lebensgeschichte zum Teil wieder verloren hat. Diese ruhige tiefe Bauchatmung, die wir im Yoga anstreben, versorgt den Körper optimal mit lebenswichtigem Sauerstoff. Seelische Anspannung, körperliche Verspannungen und Fehlhaltungen behindern die natürliche Art der Atmung und es kommt zur sogenannten Fehlatmung.

Die **Atemübungen** machen den Atemvorgang, der ja ansonsten zumeist automatisch abläuft, bewusst. Sie helfen, unseren eigenen Atemrhythmus zu finden und eine eventuell bestehende Fehlatmung zu beheben.

Durch **bewusstes Atmen** können wir eine bestehende Fehlatmung nach und nach korrigieren. Bei der Vollatmung verbinden sich die Zwerchfell-, die Flanken- und die obere Atmung. Nur so wird die Lunge vollständig mit Sauerstoff gefüllt und alle Körperzellen und das heranwachsende und reifende Kind optimal mit Sauerstoff versorgt.

In der Geburtsvorbereitung können zum einen spezielle Atemübungen und Atemwahrnehmungsübungen angeboten werden. Darüber hinaus ist es sinnvoll, alle Yoga- und Gymnastikübungen mit einer entsprechenden Atemführung anzuleiten. Hier gilt das **Prinzip**: in der Ruhephase einer Übung einzuatmen und mit der Anstrengung auszuatmen.

Parallelität einer Übung und einer Wehe:

- Vor jeder Übung sollen die Frauen 1–2 mal ein- und ausatmen.
- Die Wehe begrüßt sie mit einer langen kompletten Ausatmung.
- Während der Wehe vollzieht die Frau die vollständige Bauchatmung.
- Nach der Wehe folgt ein tiefer Erfrischungsatemzug und eine Entspannungsphase, die Wehenpause.

Das Atmen vor und nach der Übung bzw. Wehe ist für das Baby. Das Atmen während der Wehe bzw. Übung ist für das „Durchleben" der Wehe bzw. der Übung. Genauso wie bei einer Yogaübung, in der stets der anstrengendere Teil mit der Ausatmung ausgeführt wird, dient die Ausatmung während der Wehe dem Veratmen des Schmerzes und der Lösung und Entspannung der Muskulatur.

4.6 Konkrete Handlungsweisen für das Verhalten unter der Geburt

Konkrete Handlungsanweisungen für die aktive Geburt stärken das Vertrauen in die eigene Kraft und die Ressourcen des eigenen Körpers und wirken positiv auf das Selbstverständnis und das Selbstvertrauen der Frauen und Männer. Ein gutes Körpergefühl und Vertrauen in den eigenen Körper lässt sich nicht in Gesprächsrunden lernen. Schwangerschaft, Geburt und Stillen sind in erster Linie körperliche Prozesse, zu denen wir sehr viele Informationen sammeln können zu deren positiver Anpassung wir uns jedoch körperlich einlassen und aktiv werden müssen.

In der Geburtsvorbereitung müssen die praktischen Übungen einem überzeugenden theoretischem Konzept zugrunde liegen, um die TeilnehmerInnen zur Teilnahme an den praktischen Übungen zu motivieren. Die Effizienz der praktischen Übungen ist sehr stark an die Überzeugung der Kursleiterin geknöpft, dass jede Frau fähig ist, in einer angenehmen Umgebung ihr Kind ohne Intervention zur Welt bringen zu können und dass nicht medikamentöse Formen der Schmerzlinderung während der Geburt wirksam sind. Ohne diese Überzeugung wird die Kursleiterin die TeilnehmerInnen nur schwer motivieren können.

Gymnastik, Yogaübungen, Zilgrei-Übungen, Atemwahrnehmung, Wehensimulationsübungen, Massagen, Entspannung und Positionen während der Geburt sind in der Geburtsvorbereitung spannende Themen. Der Glaube und die Überzeugung der Kursleiterin an den Nutzen dieser Methoden und ihr Selbstvertrauen in die Vermittlung dieser praktischen Fertigkeiten haben einen wesentlichen Einfluss darauf, wie wohl sich die TeilnehmerInnen bei diesen Übungen fühlen und mit welcher Wahrscheinlichkeit sie in der Lage sein werden, diese Fertigkeiten auch während der Geburt einzusetzen. Wenn die Wehensimulationen auch sehr weit von dem entfernt sind, was während der Geburt tatsächlich passiert, so ist es dennoch sehr wichtig, dass Geburtsvorbereitung sich nicht allein auf Diskussionen, Informationen und Vorträge beschränkt. Ansonsten kann leicht der Eindruck entstehen, dass die Geburt im Kopf stattfindet.

5 Entspannungsmethoden in der Geburtsvorbereitung

5.1 Progressive Muskelrelaxation

> Die progressive Muskelrelaxation ist eine Entspannungstechnik, die auf Dr. Edmund Jacobson zurückgeht, welcher das Prinzip erkannt hat, dass durch gezieltes Anspannen und abruptes Lösen einzelner Muskelgruppen nachweislich eine verbesserte Entspannung – physisch wie psychisch – erreicht werden kann.

Durch **regelmäßiges Training** ist diese Fähigkeit zur Muskelentspannung leicht zu erlernen. Jacobson sagt, dass eine seelische Anspannung auf Dauer nicht bestehen bleibt, wenn sich der Körper entspannen kann. Der sich entspannende Muskel zeigt eine Rückwirkung auf das zentrale Nervensystem. Mit zunehmender Muskelentspannung sinken die Herzschlagrate und der Blutdruck, die Gehirnaktivität wird schwächer, das Gehirn kommt zur Ruhe. Diese psychische Beruhigung kann Selbstheilungspozesse in Gang setzten und sich positiv auf das menschliche Immunsystem auswirken.

Jacobson erkannte außerdem die große therapeutische Wirkung der Muskelentspannung auf vielerlei **Angstzustände**. Bei Stress, Angst, Nervosität und sonstiger psychischer Anspannung steigt der gesamte Muskeltonus im Menschen. Der Körper bereitet sich so auf eine mögliche Reaktion vor, vereinfacht gesprochen auf Flucht oder Kampf. Diese Reaktion wird, wie alle unsere Körperfunktionen, durch Hormone gesteuert. Adrenalin, das vermehrt in Stresssituationen ausgeschüttet wird, beeinflusst unter anderem die Stärke des Muskeltonus. Für die progressive Muskelrelaxion heißt das: „Entspannt sich der Körper, dann liefern chemische Botenstoffe eine Information an das Gehirn, und der Alarmzustand wird beendet, d. h. in diesem Fall, die Produktion von Adrenalin wird verringert. Ist die erreichte Entspannung ausreichend tief, kann eine Spirale weiterer Muskelentspannung und weiterer Adrenalinsenkung angestoßen werden. Die Hormonproduktion kann dabei in Bruchteilen von Sekunden auf eine Veränderung in der Muskelspannung reagieren." (Johnen, 1999)

Durch bewusstes Anspannen und Loslassen von Muskeln kann auch eine geistige Entspannung erreicht werden.

Vorteile dieser Methode

- Sie ist einfach zu erlernen und hat einen großen Effekt, und sie eignet sich besonders gut für die Geburtsvorbereitung. Wenn die Paare die Entspannungsmethode auch Zuhause üben und eventuell sogar in ihren Alltag integrieren können, lässt sie sich wunderbar in den kurzen Entspannungsphasen während der Wehenpausen durchführen.
- Vertiefung der Atmung
- Schnelle und einfache Verfügbarkeit (keine komplizierten, langen Texte)
- Fortschreitende Muskelentspannung
- Intensivierung des Körpergefühls

Es lohnt sich sogar, als Kursleiterin eine Kassette mit kurzen Entspannungsanleitungen zu besprechen und den Paaren mit nach Hause zu geben, so dass die Methode leicht und schnell erlernt und dann im Kreißsaal praktiziert werden kann.

5.2 Autogenes Training

Das Autogene Training ist ein pragmatisches, sachliches, auf Erfahrungen beruhendes Verfahren, welches frei ist von Ideologien und auf medizinisch-physiologischen Erkenntnissen beruht. Es wurde von dem Berliner Nervenarzt

J.H. Schultz (1884–1970) entwickelt als Autohypnose im Anschluss an Erfahrungen mit der Hypnose und aufbauend auf Experimente von Oskar Vogt.

> Das Autogene Training wird erlernt durch ein systematisches Üben der Selbstversenkung und Eigensuggestion. Es ist ein anerkanntes Psychotherapieverfahren, welches sowohl in der Prophylaxe, als auch in der Therapie angewendet wird.

Mit autogenem Training kann man ebenso das vegetative Nervensystem beeinflussen wie mit Medikamenten. Es gibt eine enge, wechselseitige Beziehung zwischen seelischen Prozessen und dem vegetativen Nervensystem, jeder emotionale Zustand wie Freude, Ärger, Leid bewirkt eine Veränderung der vegetativen Funktionen, die durch das sympathische und das parasympathische Nervensystem aktiviert werden. Diese Methode, sich selbst ruhig zu stellen, greift positiv in das vegetative Nervensystem ein und somit in die Funktion der inneren Organe. Es ist ein Übungsverfahren, mit dem Stresserkrankungen und psychosomatische Störungen weitgehend verhindert werden können.

Mit den differenzierten Entspannungstechniken des Autogenen Trainings können sowohl körperliche als auch seelische Spannungen gelöst, die Atmung verbessert, das vegetative Nervensystem beruhigt, die körpereigenen Energien mobilisiert, die Fantasie und Kreativität angeregt und die Konzentrationsfähigkeit gefördert werden. Die meditative Selbsterfahrung während des Autogenen Trainings führt zu einer besseren Körperselbstwahrnehmung und zu einem körperlich-seelischen Gleichgewicht.

Inhalte des Trainings sind Umschaltung, Generalisierung, und Transfer.

- Mit **Umschaltung** ist die physisch-psychische Reaktion auf die selbst entspannenden, konzentrativen oder autogenen Übungen gemeint. Durch die Lösung der Muskelspannung entsteht **Schwere** und durch eine Gefäßerweiterung und eine damit verbundene stärkere Durchblutung entsteht **Wärme**.
- Mit **Generalisierung** ist gemeint, dass ein fraktionelles Erleben von Schwere, z.B. am Arm, ein Schwereerlebnis für den ganzen Körper wird.
- Da eine lokal begrenzte Entspannung immer auch zu einer vegetativen Entspannung führt, entspannt sich das ganze Nervensystem. **Transfer** meint hierüber hinaus die Übertragung von Übungserfolgen auf die gesamte Lebenseinstellung und Grundhaltung eines Menschen.

Das Autogene Training führt zu allen positiven körperlichen und seelischen Erscheinungen wie der Schlaf, nur dass das Training im Gegensatz zum Schlaf ein aktives Verhalten ist. Es führt zur Senkung des Blutdrucks, der Herzschlag verlangsamt sich, die Atmung vertieft und verlangsamt sich, der Muskeltonus erschlafft und das Bewusstsein wird außer Funktion gesetzt.

Das Autogene Training ist auch eine Methode, um einen „**Eutonus**", ein ausgewogenes Verhältnis aller organischen Funktionen, wieder herzustellen. Der Wechsel von Spannung und Entspannung in einem Organismus ist die Voraussetzung dafür, dass ein Mensch gesund ist.

Die **Grundstufe des Autogenen Trainings** umfasst folgende Übungen:

- Um den Körper zu spüren und um ein Körpergefühl zu entwickeln, wird eine Einstimmung auf Ruhe, eine **Ruhetönung**, vorgenommen.
- Durch Muskelentspannung wird ein **Schweregefühl** gefördert und dadurch mitverursacht wird eine Gefäßentspannung und -erweiterung erreicht, was zur **Wärmewahrnehmung** führt.
- Die Atemübungen beziehen sich auf die Atemlenkung, die Herzübung auf die Regulierung des Herzschlages, die Sonnengeflechtsübung auf die Regulierung der Bauchorgane und die Kopfübung auf die Stirnkühlung.
- Nach den jeweiligen Übungen wird eine aktive Zurücknahme der Übungsinhalte durchgeführt, um eine notwendige Aktivie-

rung von Blutdruck und Kreislauf zu erreichen.

In der **Oberstufe des Autogenen Trainings** werden Tiefentspannungszustände angestrebt. In dieser tiefen Versenkung, die einem meditativen Zustand ähnelt, können Phantasiebilder und Farben gesehen werden, aktuelle und frühere Erlebnisse wieder erlebt werden, und es kann auch zu Regressionsvorgängen kommen, das heißt, frühere Entwicklungsstufen werden wieder erlebt und aktualisiert.

Die **Atmung im Autogenen Training** ist stark angelehnt an die Atemkontrolle des Yoga. Im Yoga ist das Prana der Atem, die vitale Kraft und Energie, die das Leben ermöglicht. Das Autogene Training macht daraus ein formelhaftes Vorsatzatmen:

- „Beim Einatmen hole ich mir Sauerstoff in meinen Körper"
- „Beim Ausatmen gebe ich die verbrauchte Luft von mir ab"
- „Ich ziehe etwas Positives beim Einatmen in mich hinein und gebe etwas Negatives beim Ausatmen von mir weg."

(Müller, Else, 1989)

Die „richtige Atmung" ist die Bauchatmung, also die starke Zwerchfellatmung, bei der die Bauchbewegung deutlich zu sehen und mit den Händen zu fühlen ist.

So wie Atmung und Entspannung Grundlage für den Erfolg von meditativen Übungen sind, so sind sie auch neben der Bewegung die **natürliche Form der Geburtserleichterung**. Das Autogene Training der Grundstufe fördert die bewusste, tiefe Bauchatmung, die für die Eröffnungsperiode der Geburt sehr hilfreich ist sowie eine generalisierte Körperentspannung. Diese bewirkt eine vergrößerte Hingabefähigkeit an die wirkenden Geburtskräfte und ein Zulassen der Dehnung des Muttermundes und der Scheide im Geburtsprozess.

Die Grundstufe des Autogenen Trainings kann durch konsequentes Wiederholen an den Kursabenden in der Geburtsvorbereitung und durch ein weiteres Üben der Paare Zuhause leicht erlernt werden und später unter der Geburt auch dann angewendet werden, wenn das betreuende Kreißsaalpersonal mit dieser Form der Entspannung nicht vertraut ist.

> Die Kombination aus Bauchatmung und Entspannung fördert in der Geburtsvorbereitung die Körperwahrnehmung, die Wahrnehmung der Körperfunktionen und unter der Geburt die Mitarbeit mit den Wehenkräften.

Eine gemeinsame Anwendung von Yoga und Autogenem Training in den Geburtsvorbereitungskursen halte ich für sehr gut, da die Entspannungsformeln des Autogenen Trainings sehr hilfreich sind für Teilnehmer, die vor der Schwangerschaft noch keine Bekanntschaft mit dem Yoga gemacht hatten, und das Yoga ergänzt das Autogene Training hinsichtlich körperlicher Vitalität und Vorbereitung auf die Anstrengungen der Geburt.

5.3 Massagen und Berührungsentspannungen

> Die Grundlage von Massage ist die Berührung des Körpers – Berührung als Kommunikation ohne Worte und als körperliche Form von Kontakt.

In der Massage wird davon ausgegangen, dass das Bedürfnis nach Berührung in jedem Alter vorhanden ist und im unterschiedlichen Maße ungenügend erfüllt wird. Neben der „nährenden" Wirkung in den ersten Lebensjahren kommt im Erwachsenenalter ein bewusstes Lernen durch Berührung und über Kontakt hinzu. Der Körper kann sich mitteilen, und er kann wahrnehmen; Kommunikation über den Körper ist somit etwas Immanentes, bei dem das ganze Spektrum menschlicher Erlebnisweisen auftreten kann: Neugier, Angst, Anspannung, Entspannung, Wohlbehagen, Ekel, Zuneigung, Ablehnung, Akzeptanz und Liebe.

Die **Wirkung von Massage** liegt auf der kognitiven, effektiven, gefühlsmäßigen und sozialen Ebene. Durch den physischen Kontakt wird die Selbstwahrnehmung verstärkt und auf den eigenen Körper gelenkt, wodurch das Körperbewusstsein wachsen kann.

Für die **gefühlsmäßige Ebene** ist es besonders wichtig, dass die Massage in eine anerkennende, akzeptierende, feststellende und liebevolle Stimmung eingebettet ist. Die Person, die massiert wird, erhält über den Körperkontakt die Informationen „Das bist du!", „Das ist auch ein Teil von dir!". Das Ziel einer effektiven Massage ist es, gleichzeitig zu vermitteln, „Und das ist gut so!". Je tiefer das Gefühl der Sicherheit, des Wohlbehagens und des „Genährt-werdens" sein kann, um so weitgehender kann Entspannung, Entkrampfung, „Sich-fallen-lassen" und Veränderung geschehen.

Auf der **sozialen Ebene** vermittelt Massage Erfahrungen von Kontakt mit sich selbst und dem anderen Individuum, wobei die Tiefe des Kontakts zu sich selbst die Intensität der Kommunikation mit dem anderen bestimmt.

„Berührung ist eine der meist vergessenen Sprachen: Massage ist etwas, das du wohl anfangen kannst zu lernen, aber du wirst nie damit fertig sein. Es führt immer weiter und die Erfahrung geht ständig tiefer und tiefer – höher und höher. Massage ist eine der feinfühligsten Künste. Und es ist eine Sache der Liebe. (...) Lernt zuerst die Technik, dann vergesst sie. Dann fühlt einfach und bewegt euch aus dem Gefühl heraus. Wenn ihr tief in das Lernen einsteigt, werden 90 % der Arbeit durch Liebe bewirkt, 10 % durch Technik. Schon durch die Berührung allein, eine liebevolle Berührung, entspannt sich etwas im Körper. Wenn du liebevoll bist und für die anderen Menschen Mitgefühl empfindest und wenn du ihre inneren Werte fühlst, wenn du sie nicht so behandelst, als wären sie ein Mechanismus, den man reparieren muss, sondern eine äußerst wertvolle „Energie"; wenn du dankbar bist, dass sie dir vertrauen und es zulassen, dass du mit ihrer Energie spielst, dann wird es dir allmählich so vorkommen, als würdest du ein Instrument spielen. Der ganze Körper wird zu einem Instrument und du kannst fühlen, wie sich im Innern des Körpers eine Harmonie bildet. Das wird nicht nur für den anderen heilend sein, sondern auch für dich." (Baghwan Shree Rajneesh, 1987)

Praxisanleitungen

6 Gymnastik für Schwangere

6.1 Stoffwechselübungen und Venenentlastung

Übung 1

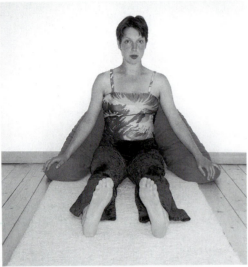

Abb. 6.1

Ausgangsposition: Sitzen mit guter Rückenstütze.

- Füße kreisen lassen,
- Füße zur Seite fallen lassen,
- Zehen spreizen,
- Zehen krallen,
- Füße anziehen und strecken.
- Das linke Bein mit der Ausatmung anheben. 5-mal den Fuß im Sprunggelenk anziehen und strecken.
- Wiederholung mit dem rechten Bein.
- Hacke-Spitze-Tanz.
- **Variante:** Hacke-Spitze-Tanz im Stehen

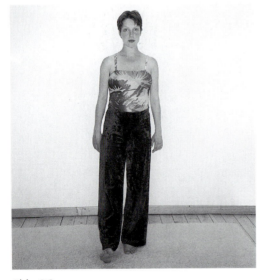

Abb. 6.2

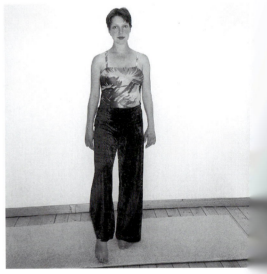

Abb. 6.3

Übung 2

Ausgangsposition im Stehen: Auf der Stelle gehen

- Knie im Wechsel hochziehen, dabei die Arme mitschwingen lassen. Linkes Knie, rechter Arm, rechtes Knie, linker Arm.
- Die Fersen im Wechsel an den Po bringen.

Übung 3

Ausgangsposition im Stehen: Durch den Raum gehen

- Auf den Fußspitzen gehen, dabei sich sanft recken. Wichtig: rechter und linker Arm im Wechsel
- auf den Fersen abrollend gehen
- auf den Innenkanten gehen
- auf den Außenkanten der Füße gehen.

In der jeweiligen „Gangart" die Schulterhaltung und Aufrichtung der Wirbelsäule beobachten!

- Gehen im Storchengang: Die Knie vorn weit hochziehen und von der Fußspitze zur Ferse hin abrollen.

6.2 Übungen für den Schultergürtel

Übung 1

Ausgangsposition: Entweder im Stehen, im Sitzen, im Reitersitz oder auf dem Pezziball:

- Hände in „Pfötchenhaltung", die Schultern nach vorne und hinten kreisen lassen.

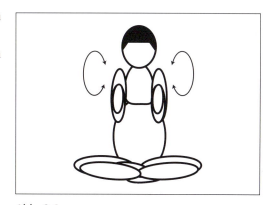

Abb. 6.4

Übung 2

Ausgangsposition: Entweder im Stehen, im Sitzen, im Reitersitz oder auf dem Pezziball:

- Die Hände ruhen auf den Schultern, die Oberarme abwechselnd an die Ohren und an die Rippen legen.

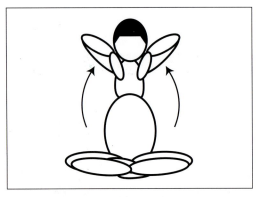

Abb. 6.**5**

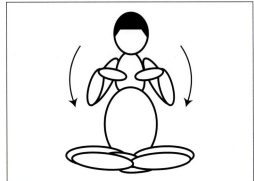

Abb. 6.**6**

Übung 3

Ausgangsposition: Entweder im Stehen, im Sitzen, im Reitersitz oder auf dem Pezziball:

- Die Arme sind in Schulterhöhe zu den Seiten ausgestreckt, die Handflächen weisen abwechselnd zum Boden und zur Decke. Dabei wandern die Arme langsam nach vorn, bis sie sich lang ausgestreckt vor der Brust treffen und anschließend wieder zurück, bis zur seitlichen Position.
- **Variante:** Mit Bewegung der Hände

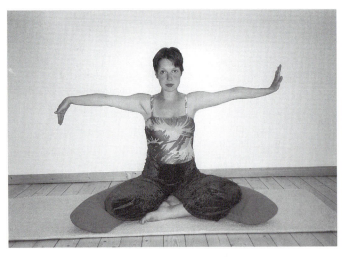

Abb. 6.**7**

Übung 4

Ausgangsposition: Entweder im Stehen, im Sitzen, im Reitersitz oder auf dem Pezziball:

- Einatmen mit gerader Kopfhaltung, ausatmend das linke Ohr zur Schulter neigen. Wiederholung
- Beim nächsten Mal das rechte Ohr zur Schulter neigen; 2 Minuten im Wechsel.

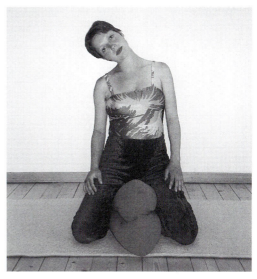

Abb. 6.8

Übung 5

Ausgangsposition: Entweder im Stehen, im Sitzen, im Reitersitz oder auf dem Pezziball:

- Das linke Ohr zur linken Schulter neigen, den Kopf langsam über die Brust kreisen.
- Das rechte Ohr zur rechten Schulter neigen, den Kopf langsam über die Brust kreisen, 2 Minuten.

Wichtig: Den Kopf niemals über den Nacken kreisen lassen.

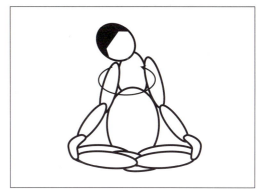

Abb. 6.9

Übung 6

Ausgangsposition: Entweder im Stehen, im Sitzen, im Reitersitz oder auf dem Pezziball:

- Beide Arme befinden sich parallel in Schulterhöhe zu den Seiten hin ausgestreckt. Im Wechsel berührt die linke Hand die linke Schulter und die rechte Hand die rechte Schulter, 1 Minute.

Übung 7

Ausgangsposition: Entweder im Stehen, im Sitzen, im Reitersitz oder auf dem Pezziball:

- Beide Hände liegen auf den Schultern, die Finger vorn, der Daumen hinten. Einatmend werden beide Oberarme an die Ohren und ausatmend beide Oberarme an den Oberkörper gelegt.

Diese Übung sehr schnell 1 Minute lang ausführen. Dabei muss unbedingt die Ausatmung betont werden, ansonsten besteht die Gefahr der Hyperventilation.

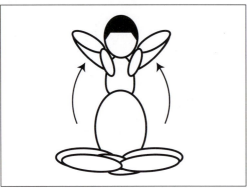

Abb. 6.**10**

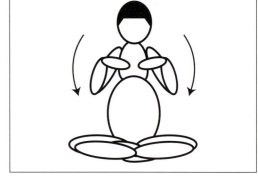

Abb. 6.**11**

Übung 8

Ausgangsposition: Entweder im Stehen, im Sitzen, im Reitersitz oder auf dem Pezziball:

- Beide Hände liegen auf den Schultern, die Finger vorn, der Daumen hinten. Die Ellenbogen kreisen lassen, dabei den Kopf leicht mitbewegen. 1 Minute nach vorn kreisen und 1 Minute nach hinten. Hierbei den Kopf nur soweit nach hinten strecken, bis die Zimmerdecke im Blickfeld erscheint.

6.3 Übungen für die Brust und die Zwischenrippenmuskulatur (Atemhilfsmuskulatur)

Übung 1

Ausgangsposition: Seitenlage mit leicht angezogen Knien, eventuell ein flaches Kissen unter den Kopf legen und den Kopf auf den Handteller des untergelegten Armes legen. Die Handfläche des oben liegenden Armes auf den Bauch legen.

- Während der Ausatmung das oben liegende Bein in Hüfthöhe gestreckt anheben und gleichzeitig den oben liegenden Arm weit über den Kopf hinaus ausstrecken. Zur Einatmung das Bein und den Arm in Ruhe ablegen. 1–2 Minuten.
- Wiederholung auf der anderen Körperhälfte.

Wirkung: Hüftstabilisation, Dehnung der Zwischenrippenmuskulatur.

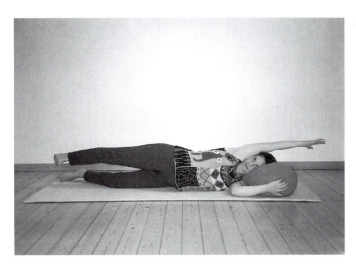

Abb. 6.**12**

Übung 2

Ausgangsposition: im Sitzen oder Stehen

- Die Handflächen vor der Brust zusammenlegen und während der Ausatmung die Handballen fest zusammendrücken. Einatmend die Spannung lösen. 1–2 Minuten.
- Die Hände umfassen die Unterarme. Ausatmend die Ellenbogen zueinander schieben. Einatmend die Spannung lösen. 1 Minute.
- Die Hände umfassen die Unterarme. Ausatmend die Ellenbogen nach außen schieben. Einatmend die Spannung lösen. 1 Minute.

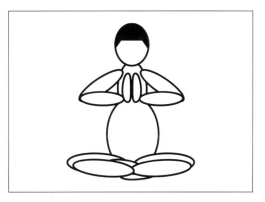

Abb. 6.**13**

Übung 3

Ausgangsposition: Seitenlage, beide Beine sind leicht angewinkelt. Der oben liegende Arm wird vor der Brust auf den Boden abgestützt

- Mit der Ausatmung den oben liegenden Arm gestreckt so weit wie möglich nach hinten über die Schulter hinausführen. Einatmend den Arm entweder vor der Brust wieder abstellen oder entspannt auf der Körperseite ablegen. 1–3 Minuten.
- Wiederholung auf der anderen Körperseite.

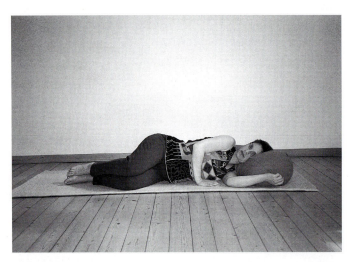

Abb. 6.**14**

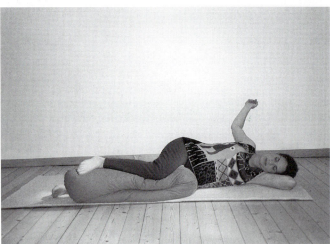

Abb. 6.**15**

6.4 Übungen zur Beckenlockerung

Übung 1

Ausgangsposition: Rückenlage mit angestellten Beinen.

- Teilen Sie mit dem inneren Auge die Rückseite des Beckens auf in ein Zifferblatt: Die 12 sitzt am Kreuzbein, die 6 am Steißbein, die 3 am linken Hüftknochen, die 9 am rechten Hüftknochen.
- Nun bewegen Sie das Becken ganz langsam, mit kleinen, feinen Bewegungen: von der 12 zur 6, von der 6 zur 3, von der 3 zur 9, von der 9 zur 12, von der 12 zur 3, von der 3 zur 6, von der 6 zur 9, von der 9 zur 12, von der 12 zur 6 u. s. w.

Übung 2

Ausgangsposition: mit hüftbreit auseinander gestellten Füßen und weichen Knien mit dem Rücken an einer Wand stehen. Die Füße sind eine Fußlänge von der Fußleiste entfernt.

- Einatmend leicht ins Hohlkreuz gehen, das Becken kippen, so dass ein Raumt zwischen der Wand und Ihrem Rücken entsteht.
- Ausatmend das Becken aufrichten, den Rücken an die Wand drücken und gleichzeitig den Beckenboden anspannen und hochziehen. 2–3 Minuten.
- **Variante:** Ausgangsposition: stabiler Stand. Ausatmend die linke Hüfte hochziehen, einatmend in Ruhe wieder abstellen, ausatmend die rechte Hüfte hochziehen. 1–2 Minuten.

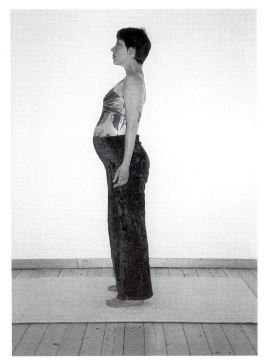

Abb. 6.**16**

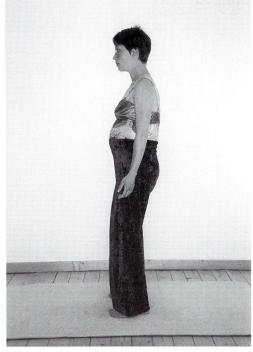

Abb. 6.**17**

Übung 3

Ausgangsposition: Den gleichen Übungsablauf kann man auch im Sitzen vollziehen, auf einem Hocker, auf einem Ball oder im Reitersitz. Dabei liegt eine Hand auf dem Unterbauch, die andere Hand ruht am Kreuzbein.

- Einatmend leicht ins Hohlkreuz kommen, das Becken kippt nach hinten.
- Ausatmend das Becken aufrichten, die Wirbelsäule runden und den Beckenboden anspannen. 2–3 Minuten.

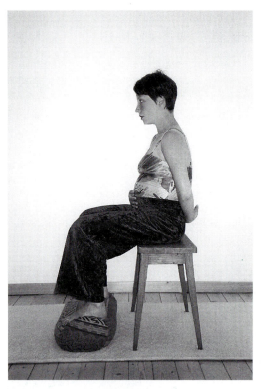

Abb. 6.**18**

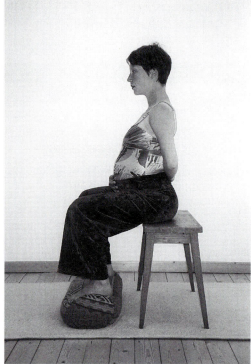

Abb. 6.**19**

6.4 Übungen zur Beckenlockerung 51

- **Variante:** Im Vierfüßlerstand

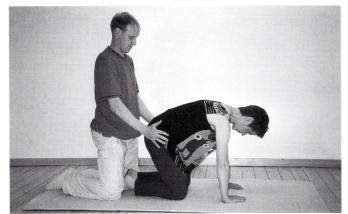

Abb. 6.**20**

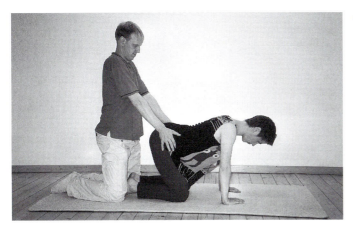

Abb. 6.**21**

Übung 4

Ausgangsposition: Die Füße stehen hüftbreit auseinander, die Knie sind leicht gebeugt. Eine Hand ruht auf dem Unterbauch, die andere Hand am Kreuzbein bzw. an den Hüftschaufeln

- Einatmend leicht ins Hohlkreuz gehen, das Becken kippen
- ausatmend das Becken aufrichten und sanft das Steißbein in Richtung Schambein kippen.

- **Varianten:**
  – Das Becken kreisen lassen,
  – die liegende Acht,
  – die aufrechte Acht,
  – die linke Hüfte nach hinten kreisen lassen,
  – die rechte Hüfte nach hinten kreisen lassen,
  – die linke Hüfte nach vorn kreisen lassen,
  – die rechte Hüfte nach vorn kreisen lassen.

Übung 5

Ausgangsposition: stabiler Stand

- Ausatmend die linke Hüfte hochziehen, einatmend in Ruhe wieder abstellen
- Ausatmend die rechte Hüfte hochziehen. 1–2 Minuten.

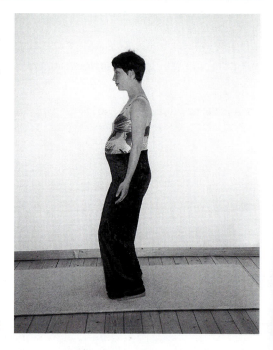

Abb. 6.**22**

Übung 6

Weitere Varianten sind alle diese „Bauchtanzübungen" als Paarübungen. Dabei steht der Partner hinter der Frau. Er umfasst entweder ihre Hüften oder legt die Hände sanft an den Unterbauch „zum Baby". Oftmals müssen sich die Paare etwas von der Größe her aneinander anpassen, so dass die Hüften jeweils auf gleicher Höhe sind.

Eine recht lustige Übung kann es auch sein, sich Namen für das Baby zu überlegen und diese Namen in Schreibschrift mit dem Becken zu schreiben. Beim Jungsnamen führt der Mann, beim Mädchennamen die Frau.

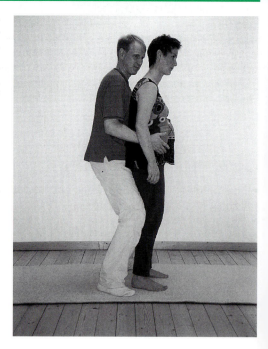

Abb. 6.**23**

6.5 Übungen zur Wahrnehmung des Beckenbodens

Übung 1

Diese Übung hat den Sinn, nicht nur anatomische Kenntnisse vom Anschauungsmaterial auf den eigenen Körper zu übertragen, sondern auch um Vertrauen zur eigenen Körperlichkeit zu gewinnen und die Erkenntnis zu fördern, dass unser weibliches Becken „zum Gebären gemacht ist".

Ausgangsposition: im Stehen

- Legen Sie beide Hände auf die seitlichen Beckenschaufeln und tasten Sie sich durch die Leisten vor bis zur Symphyse, der so genannten Schamfuge, und ertasten Sie deren Oberkante und Unterkante.
- Direkt senkrecht zwischen der Ober- und der Unterkante verläuft die Schamfuge. Diese besteht aus Knorpelgewebe und ist in der Lage, unter der Geburt ein klein wenig weiter zu werden, sich zu dehnen.
- Nun lassen Sie einen Finger auf der Unterkante der Symphyse liegen und gehen Sie mit anderer Hand zu Ihrem Kreuzbein. Dies ist eine breite, feste Knochenplatte, die das Becken nach hinten hin abschließt.
- Am Ende des Kreuzbeins befindet sich das Steißbein (Os coccygius), ein kleiner runder empfindlicher Knochen, welcher durch ein Gelenk leicht beweglich ist und bei der Geburt des Kindes ein kleines Stückchen nach hinten ausweichen kann.
- Nun versuchen Sie, den Abstand zwischen dem einen Finger, der auf der Symphysenunterkante ruht, und dem anderen Finger, welcher auf dem Steißbein ruht, zu schätzen.
- Sie können diesen Abstand auch messen, in dem Sie mit einem Arm zwischen den Beinen hindurch greifen und Ihr Mittelfinger das Steißbein erreicht. Dann merken Sie sich an Ihrem Unterarm die Stelle, an der Symphysenunterkante auftrifft. Wenn Sie jetzt von dieser Länge die Rundung des Beckenbodens, der Schamlippen und des dort befindlichen Bindegewebes abziehen, so können Sie sehen, dass der Abstand zwischen den knöchernen Begrenzungen genau Ihrer eigenen Frauenhandlänge entspricht. Diese beiden knöchernen Strukturen, die Symphysenunterkante und das Steißbein, lassen das kindliche Köpfchen „locker hindurch passen".
- Nun suchen Sie in den beiden Pobacken die so genannten Sitzbeinstachteln.
- Versuchen Sie auch hier den Abstand zwischen den Sitzbeinstachteln zu schätzen. Sie werden merken, dass dieser Abstand kleiner ist, aber auch abhängig von Ihrer Fußstellung und Beinhaltung, mal größer und mal kleiner ist.
- Versuchen Sie nun, den Abstand zwischen den Sitzbeinstachteln zu ertasten, wenn Sie Ihre Füße schließen und die Knie durchdrücken, wenn Sie Ihre Füße hüftbreit aufstellen und Ihre Knie leicht gebeugt halten und indem Sie in die Hocke gehen oder in den Vierfüßlerstand. Der Abstand ist also variabel und je nachdem, welche Position Sie einnehmen unter der Geburt, können Sie Platz schaffen für das Tiefertreten Ihres Kindes unter der Geburt. In einer entspannten Körperhaltung entspricht der Abstand zwischen den Sitzbeinstachteln Ihrer Frauenhandbreite mit angelegtem Daumen.

Übung 2

Ausgangsposition: Seitenlage mit leicht angezogen Knien. Eventuell ein flaches Kissen unter den Kopf legen und den Kopf auf den Handteller des untergelegten Armes legen. Die Handfläche des aufliegenden Arms auf den Bauch legen oder zur besseren Stabilität vor dem Oberkörper abstellen. Eventuell die Augen schließen und Ruhe einkehren lassen.

- Einatmend leicht ins Hohlkreuz gehen und spüren, wie der Bauch sich wölbt. Auf den Laut „F" durch den Mund ausatmen und dabei das Schambein in Richtung Nabel ziehen und das Steißbein in Richtung Schambein ziehen. 1–2 Minuten.
- Wiederholung auf der anderen Körperseite.

Wirkung: Bewusste Anspannung und Entspannung für den Beckenboden.

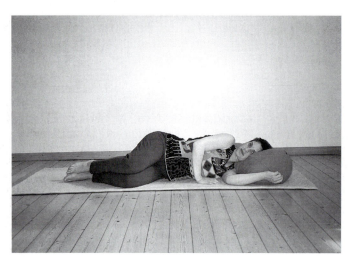

Abb. 6.**24**

Übung 3

Ausgangsposition: Seitenlage mit leicht angezogenen Knien. Eventuell ein flaches Kissen unter den Kopf legen und den Kopf auf den Handteller des untergelegten Armes legen. Die Handfläche des aufliegenden Arms auf den Bauch oder die Hüfte legen. Eventuell die Augen schließen und Ruhe einkehren lassen:

- Ausatmend das oben liegende Bein anziehen und mit der oben liegenden Hand in die Kniekehle oder an den Unterschenkel fassen. Einatmend das Bein lang in Hüfthöhe ausstrecken. 2 Minuten.
- Wiederholung auf der anderen Körperseite.

Wirkung: Dehnung des Beckenbodens, Vorübung zum Herausschieben des Kindes, Hüftstabilisation, Ischiasprophylaxe.

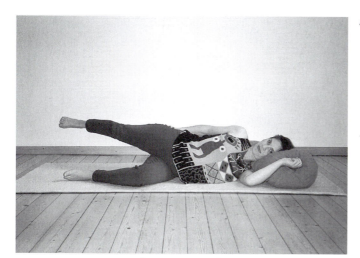

Abb. 6.**25**

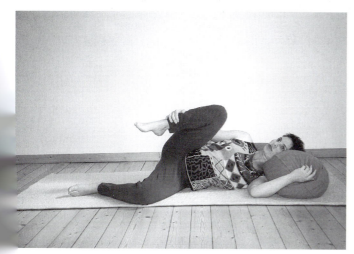

Abb. 6.**26**

Übung 4

Ausgangsposition: Seitenlage, beide Beine sind leicht angewinkelt. Der oben liegende Arm wird vor der Brust auf den Boden abgestützt oder ruht auf dem Oberschenkel. Der unten liegende Fuß wird an die Fußleiste gestemmt, der oben liegende Fuß in Hüfthöhe gegen die Wand gestemmt

- Einatmen in Ruhe, ausatmend mit beiden Füßen versuchen, die Wand wegzuschieben. Die Handfläche kräftig auf die Unterlage drücken und den Beckenboden anspannen. Das Steißbein in Richtung Schambein ziehen, die Sitzbeinhöcker zusammenziehen und die Körperöffnungen verschließen. Während der Einatmung die gesamte Spannung wieder gehen lassen. 3 Minuten.
- Wiederholung auf der anderen Körperseite.

Wirkung: Bewusstmachung und Training des Beckenbodens.

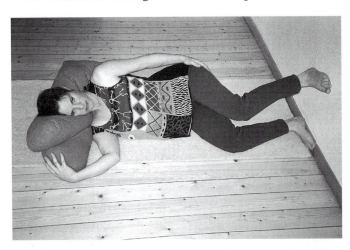

Abb. 6.**27**

Übung 5

Ausgangsposition: Fersensitz; die Hände können dabei in der Taille ruhen.

- Ausatmend den Beckenboden anspannen und langsam zum Kniestand hochkommen. Zur Einatmung wieder entspannt auf die Fersen absetzen. 2 Minuten.

Wirkung: Training des Oberschenkels, des Gesäßes und des Beckenbodens.

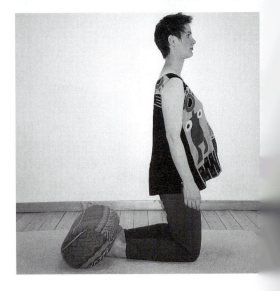

Übung 6

Ausgangsposition: Kniestand. Ein Bein zur linken Seite ausstrecken und die Fußinnenkante auf den Boden abstellen.

- Ausatmend leicht zur rechten Seite dehnen, einatmend wieder in die aufrechte Position kommen. 1 Minute mit dem linken Bein und 1 Minute mit dem rechten Bein.

Wirkung: Training des Oberschenkels, des Gesäßes und des Beckenbodens.

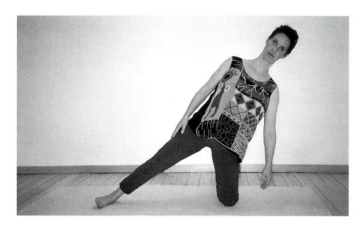

Abb. 6.**29**

Übung 7

Ausgangsposition: Vierfüßlerstand

- Ausatmend das Körpergewicht auf das linke Knie und den linken Fuß verlagern und gleichzeitig den Beckenboden anspannen.
- Einatmen in aufrechter Haltung, ausatmend das Gewicht auf den rechten Fuß und das rechte Knie verlagern und wieder den Beckenboden anspannen. 2 Minuten.

Wirkung: Beckenbodenkräftigung.

- **Variante:** im Kniestand

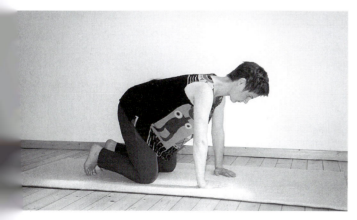

Abb. 6.**30**

Übung 8

Ausgangsposition: Schmetterling – Shakti-Haltung: Setzen Sie sich in die einfache Haltung und legen Sie Ihre Fußsohlen aneinander. Die Handflächen liegen auf den Knieinnenseiten.

- Einatmen in Ruhe, ausatmend mit sanftem Händedruck die Knie in Richtung Boden drücken. 1–3 Minuten.

Vorsicht: Immer nur soweit dehnen, wie es angenehm ist und keine Schmerzen verursacht.

Wirkung: Dehnung der Beckenbodenmuskulatur und der Innenseiten der Oberschenkel.

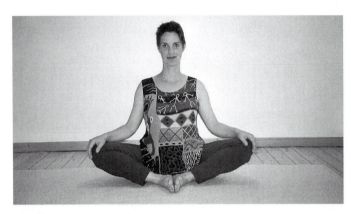

Abb. 6.**31**

Übung 9

Ausgangsposition: Shakti-Haltung, mit beiden Händen die Fußsohlen umfassen.

- Seitliches Schaukeln, das Körpergewicht wird von der einen Pobacke zur anderen verlagert. Diese Übung wird entweder im ruhigen Atemrhythmus durchgeführt oder langsam links einatmend und rechts ausatmend. 1–3 Minuten.

Variante: 1–2 Minuten links herum kreisen und 1–2 Minuten rechts herum kreisen.

Wirkung: Dehnung der Oberschenkelmuskeln und des Beckenbodens, Kräftigung der wirbelsäulenstabilisierenden Muskulatur.

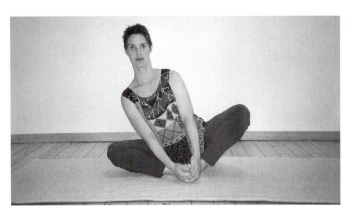

Abb. 6.**32**

Übung 10

Ausgangsposition: Seitenlage. Beide Füße werden an eine Wand gestemmt. Der untere Fuß liegt auf Höhe der Fußleiste, der obere Fuß im hüftbreiten Abstand darüber.

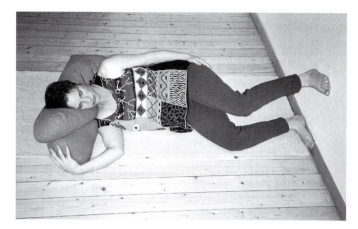

Abb. 6.**33**

- In Ruhe einatmen und ausatmend die Füße gegen die Wand stemmen. 3 Wiederholungen.
- In Ruhe einatmen und ausatmend die Füße gegen die Wand stemmen und dabei versuchen, die Waden und die Oberschenkelmuskeln anzuspannen. 3 Wiederholungen.
- Ausatmend die Füße gegen die Wand stemmen, die Waden und die Oberschenkelmuskeln anspannen und versuchen, die Körperöffnungen fest zu verschließen. Einatmend die Spannung jeweils gehen lassen.
- Nun kann man locker eine Hand in den Schritt legen, vor den Beckenboden und versuchen, mit der Hand wahrzunehmen, wie der Beckenboden sich mit der Ausatmung anspannt und mit der Einatmung lockert.
- **Variante:** Im halbaufrechten Sitzen an der Wand mit locker auseinander fallenden Oberschenkeln und abgepolsterten Knien oder sitzend im Schoß des Partners.
- **Variante:** Im Reitersitz

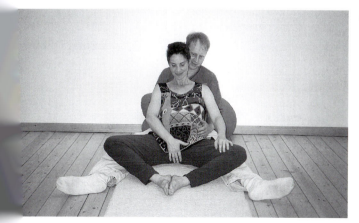

Abb. 6.**34**

Übung 11

Ausgangsposition: aufrechtes Sitzen auf dem Hocker. Die Beine sind hüftbreit mit dem ganzen Fuß abgestellt.

- Schieben Sie die Pobacken mit den Händen nach hinten. Versuchen Sie auf der harten Sitzfläche die Sitzbeinhöcker zu spüren, indem Sie den Oberkörper nach vorne lagern, spüren Sie die Schamlippen und die Scheide.
- Versuchen Sie, mit der Scheidenmuskulatur zu blinzeln, d. h., die Ringmuskulatur um Scheide und Harnröhre zusammenzuziehen und wieder locker lassen.
- Dann verlagern Sie Ihr Gewicht hinter die Sitzbeinhöcker und „blinzeln" mit der Ringmuskulatur um den Anus.

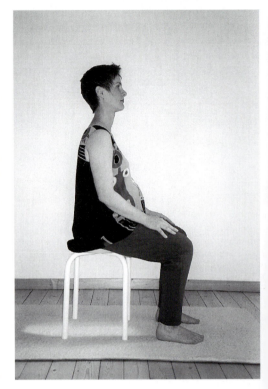

Abb. 6.**35**

6.6 Übungen zur Hüftstabilisation, zur Ischialgieprophylaxe und Wirbelsäulengymnastik

Übung 1

Ausgangsposition: Seitenlage mit leicht angezogen Knien, eventuell ein flaches Kissen unter den Kopf legen und den Kopf auf den Handteller des untergelegten Armes legen. Die Handfläche des oben liegenden Armes auf den Bauch legen.

- Das oben liegende Bein ausstrecken und die Fußspitze anziehen. Im ruhigen Atemrhythmus das oben befindliche Bein anheben und absenken. 1–2 Minuten.
- Wiederholung auf der anderen Körperhälfte.

Wirkung: Hüftstabilisation und Kräftigung für Gesäß und Beine.

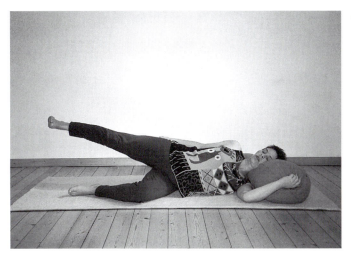

Abb. 6.**36**

Übung 2

Ausgangsposition: Seitenlage mit leicht angezogen Knien, eventuell ein flaches Kissen unter den Kopf legen und den Kopf auf den Handteller des untergelegten Armes legen. Die Handfläche des oben liegenden Armes auf den Oberschenkel legen.

- Ausatmend das oben liegende Bein im gebeugten Zustand in Richtung Schulter hochziehen, dabei die Fußspitze anwinkeln und einatmend das Bein lang ausstrecken, ohne es auf den Boden abzulegen. 2 Minuten.
- Wiederholung auf der anderen Körperhälfte.

Wirkung: Hüftstabilisation und Kräftigung von Gesäß und Beinen, Ischialgieprophylaxe.

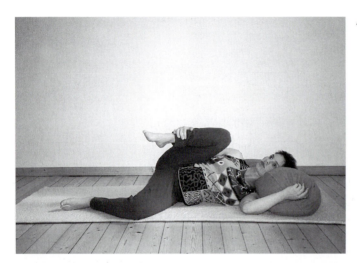

Abb. 6.**37**

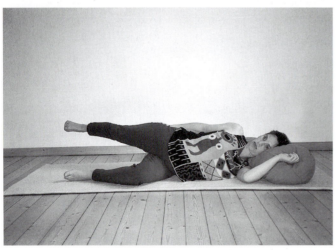

Abb. 6.**38**

Übung 3

Ausgangsposition: Seitenlage, beide Beine sind leicht angewinkelt. Der oben liegende Arm wird vor der Brust auf den Boden abgestützt.

- Das oben liegende Bein angewinkelt im Atemrhythmus mit der Ausatmung bis auf Hüfthöhe anheben und in Ruhepositionen mit abgelegtem Bein einatmen.

Wirkung: Hüftstabilisation, Kräftigung der Mutterbänder, Ischialgieprophylaxe.

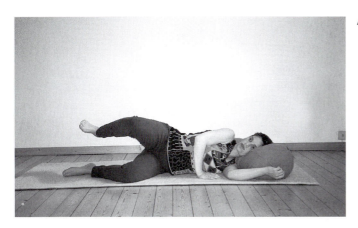

Abb. 6.**39**

Übung 4

Ausgangsposition: Seitenlage. Das unten liegende Bein ist leicht angewinkelt, der Kopf wird mit der Hand unterstützt, der oben liegende Arm wird vor dem Bauchnabel aufgestützt.

- Einatmend das oben liegende Bein gestreckt bis auf Hüfthöhe anheben und dabei den Fuß im Sprunggelenk kräftig anziehen. 2 Minuten.
- Wiederholung auf der anderen Seite.

Wirkung: Stabilisierung der Hüftmuskulatur, Stoffwechselanregung.

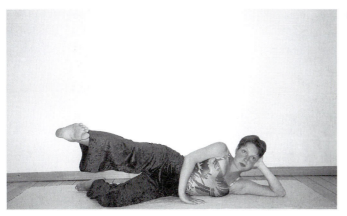

Abb. 6.**40**

Übung 5

Ausgangsposition: Seitenlage mit leicht angezogen Knien, eventuell ein flaches Kissen unter den Kopf legen und den Kopf auf den Handteller des untergelegten Armes legen. Die Handfläche des oben liegenden Armes auf den Bauch legen

- Das oben liegende Bein ausstrecken, die Fußspitze anziehen, einatmend das Bein nach hinten strecken, ohne ins Hohlkreuz zu fallen, ausatmend das Bein soweit nach vorn strecken, wie es der schwangere Bauch zulässt. 1 Minute.
- Wiederholung auf der anderen Körperseite.

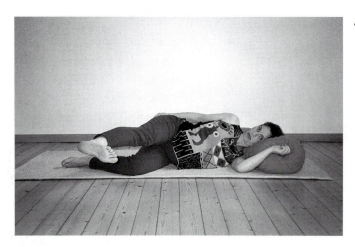

Abb. 6.**41**

- **Variante:** Immer wenn das Bein weit nach vorn und nach hinten gestreckt ist, versuchen mit der Fußspitze den Boden zu berühren.

Wirkung: Hüftstabilisation, Oberschenkel und Gesäß, Ischialgieprophylaxe.

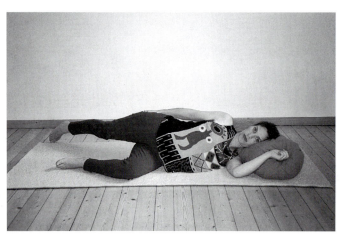

Abb. 6.**42**

Übung 6

Ausgangsposition: Kniestand; das linke Bein im rechten Winkel auf den Boden abstellen, die Arme locker am Körper entlang herabhängen lassen.

- In dieser Position einatmen, ausatmend sich mit geradem Oberkörper nach vorne beugen. 1 Minute linkes Bein, 1 Minute rechtes Bein.

Wirkung: Training des Oberschenkels, des Beckenbodens und der ischiasumgebenden Muskulatur.

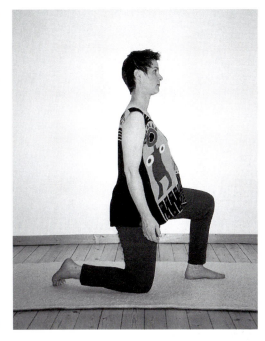

Abb. 6.**43**

Übung 7

Ausgangsposition: Kniestand. das linke Bein wird nach vorne auf die Ferse abgestellt. Die Arme locker am Körper entlang herabhängen lassen:

- Ausatmend wenige Zentimeter mit geradem Oberkörper nach hinten dehnen, einatmen in aufrechter Position. 1 Minute auf dem rechten Bein und 1 Minute auf dem linken Bein.

Wirkung: Training des Oberschenkels, des Beckenbodens und der ischiasumgebenden Muskulatur.

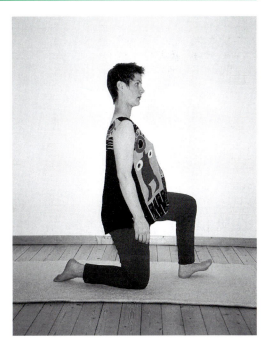

Abb. 6.**44**

Übung 8

Ausgangsposition: Kniestand

- Einatmen in aufrechter, gerader Haltung, ausatmend sich mit dem Gesäß einmal links und einmal rechts neben die Unterschenkel absetzen. Dabei können die Arme entweder über den Kopf nach oben ausgestreckt werden oder die Handrücken liegen an den Schläfen oder die Arme können zur besseren Balance mitpendeln.

Wirkung: Training des Oberschenkels, des Gesäßes, des Beckenbodens und der schrägen Bauchmuskulatur.

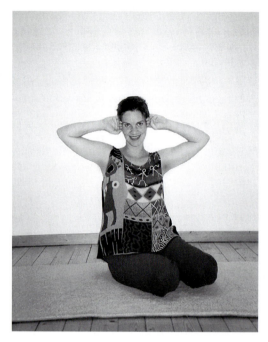

Abb. 6.**45**

- **Variante:** Als Paarübung

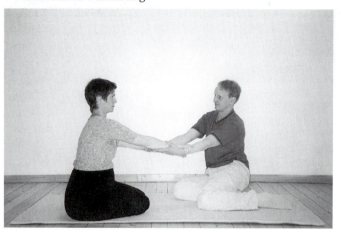

Abb. 6.**46**

Übung 9

Ausgangsposition: Vierfüßlerstand

- Einatmen mit geradem Rücken, ausatmend sich mit der linken Pobacke auf die rechte Ferse absetzen.
- Einatmen wieder mit geradem Rücken.
- Wiederholung linke Pobacke, rechte Ferse. 1–3 Minuten.

Wirkung: Streckung der Wirbelsäule, Ischialgieprophylaxe

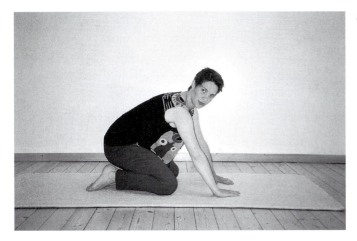

Abb. 6.**47**

Übung 10

Ausgangsposition: Vierfüßlerstand

- Mit sich kreuzenden Händen im Halbkreis von links nach rechts laufen, dabei ruhig und tief weiteratmen.

Wirkung: Streckung der Wirbelsäule

Übung 11

Ausgangsposition: Seitenlage.

Das untere Bein ist leicht angewinkelt, der untere Arm liegt angewinkelt unter dem Kopf, der obere Arm ist vor dem Körper abgestellt.

- Einatmen in der Ruheposition, ausatmend das oben liegende Bein nach oben hinten wegstrecken und dabei die Ferse kräftig rausschieben. 1–2 Minuten.
- Wiederholung auf der anderen Seite.
- **Variante 1:** Das oben liegende Bein in 3 langsamen Intervallen auf und ab bewegen.
- **Variante 2:** Das oben liegende Bein auf- und abschwingend vor- und zurückbewegen.

Wirkung: Stabilisierung der Hüfte.

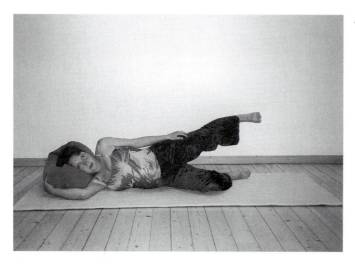

Abb. 6.**48**

Übung 12

Ausgangsposition: Zwei Frauen oder das Paar stehen sich gegenüber und reichen sich die Hände im Artistengriff.

- Beide heben ihr linkes Bein an.
- Beide drehen ihr linkes Bein nach außen.
- Beide stellen ihr linkes Bein seitlich vom Körper ab.
- Beide heben dann das linke Bein erneut an und bringen es zurück in die Ausgangsposition. 2 Minuten mit dem linken Bein und 2 Minuten mit dem rechten Bein üben.

Diese Übung ist wunderschön mit einem flotten 4/4 Takt: *Anheben, nach außen drehen, absetzen, anheben, nach innen drehen, absetzen usw.*

Wirkung: Hüftstabilisierung

- **Variante** zur Beckenbodenwahrnehmung und Kräftigung: Die Frauen oder das Paar drücken über mehrere Atemzüge hinweg die Knieinnenseiten gegeneinander und ziehen ihre Fußspitzen dabei hoch.

Übung 13

Ausgangsposition: Langsitz mit gegrätschten Beinen.

- Einatmend sich strecken, leicht ins Hohlkreuz gehen, ausatmend das Becken aufrichten, den Rücken runden. 1–3 Minuten.

- **Variante:** Während der Ausatmung den rechten Fuß zur rechten Hand heben. Im Wechsel, den linken Fuß zur linken Hand. 1–3 Minuten.

Wirkung: Diese Übungen dienen außerdem zur Stärkung der Unterbauchmuskulatur.

Übung 14

Ausgangsposition: im Stehen, die Füße stehen hüftbreit nebeneinander.

- In kleinen Schritten bewegen sich die Zehenspitzen aufeinander zu und zurück in die Ausgangsposition.

Diese Übung ist am schönsten bei flotter Musik!

Wirkung: Stabilisierung der Symphyse

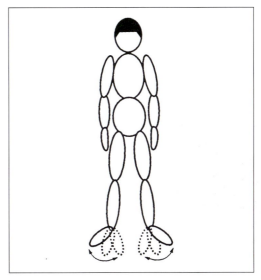

Abb. 6.49

6.7 Partnerübungen

Übung 1

Ausgangsposition: Die Paare sitzen sich im Langsitz mit gegrätschten Beinen gegenüber, die Fußsohlen liegen aneinander. Ist der Größenunterschied sehr groß, so legt die kleinere Person ihre Fußsohlen an die Waden des größeren Partners.

- Beide reichen sich nun die Hände. Wer ausatmet, lehnt sich nach vorne, wer einatmet lehnt sich nach hinten. Immer nur so weit dehnen, wie es einem gut tut und keine Schmerzen verursacht. 2–3 Minuten.

Wirkung: Kennenlernen des Atemrhythmus, behutsames Miteinanderumgehen, Dehnung für den Beckenboden und die Mutterbänder.

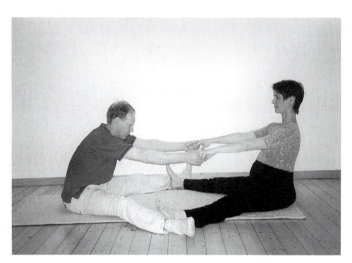

Abb. 6.**50**

Übung 2

Ausgangsposition: Die Frau sitzt mit dem Rücken an der Wand in der Shakti-Position, d. h., die Fußsohlen werden aneinander gelegt. Mit den Händen stützt sie sich seitlich am Boden ab, der Partner hockt vor der Frau im Fersensitz und legt seine Handflächen an die Außenseiten ihrer Knie.

- Wenn die Frau einatmet, hebt der Mann die Knie an. Wenn die Frau ausatmet, unterstützt er die Knie, so dass die Frau die Beine locker fallen lassen kann.
- Am Ende der Ausatmung der Frau legt der Mann seine Handflächen auf die Innenseite der Knie und dehnt ganz sanft die Oberschenkelinnenseiten der Partnerin. 3–4 Minuten.

Wirkung: Kennenlernen des Atemrhythmus, Dehnung für den Beckenboden, die Mutterbänder und die Adduktoren. Die Schwangere soll versuchen, ihre Beine dem Partner zu überlassen, sie ganz loszulassen, schwer werden zu lassen und während der Ausatmung vollständig zu entspannen.

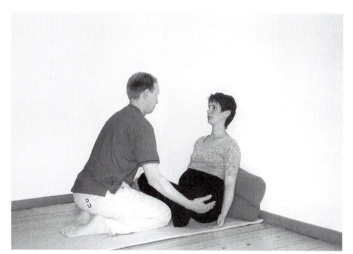

Abb. 6.51

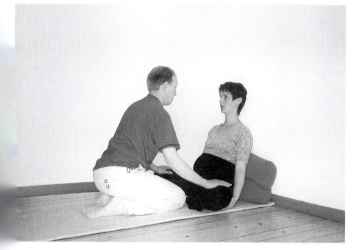

Abb. 6.52

Übung 3

Ausgangsposition: Das Paar sitzt sich im einfachen Yogasitz gegenüber, die Knie berühren sich dabei nicht. Die Hände sind bis in Schulterhöhe angehoben, dabei berühren sich die Fingerkuppen ganz leicht.

- „Schauen Sie sich in die Augen oder schließen Sie die Augen und lassen das Bild Ihres Partners/Ihrer Partnerin vor dem inneren Auge erscheinen.
- Jetzt konzentrieren Sie sich auf den Kontakt Ihrer Fingerspitzen und lassen Kraft und Energie zu Ihrem Partner/Ihrer Partnerin strömen. Durch Ihre Fingerspitzen fließt ein warmer Strom aus Liebe, Respekt, Energie und Halt."
- 5–7 Minuten.

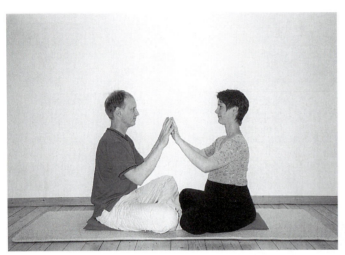

Abb. 6.**53**

Übung 4

Ausgangsposition: Die Frau liegt in Seitenlage, das untere Bein ist sanft angewinkelt, das obere Bein wird vom Partner in Hüfthöhe gehalten. Eine Hand liegt unter dem Knie der Frau, die andere Hand stützt den Fuß und das Fußgelenk der Frau.

- Wenn die Frau einatmet, bringt der Mann ihr Bein in eine sanfte Streckung, ausatmend beugt er das Knie der Frau und bringt das gebeugte Bein über den schwangeren Bauch in Richtung Schulter der Schwangeren. 2–5 Minuten.

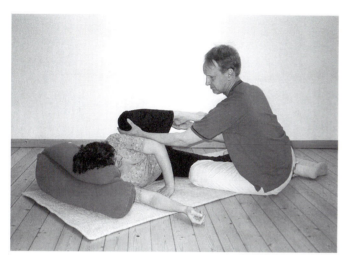

Abb. 6.**54**

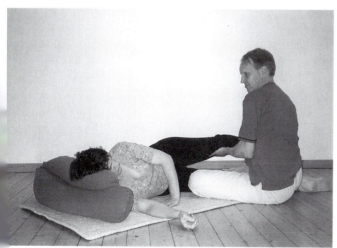

Abb. 6.**55**

Übung 5

Ausgangsposition: Fersensitz. Das Paar reicht sich die Hände.

- Ausatmend gemeinsam in den Kniestand hochkommen, einatmend setzen sich Frau und Mann links neben die Füße. Ausatmend wieder hochkommen. 2–3 Minuten.

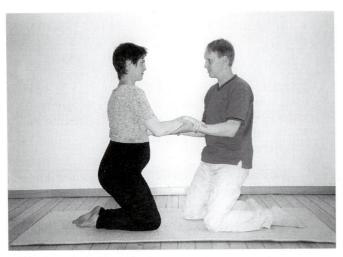

Abb. 6.**56**

Übung 6

Ausgangsposition: Der Mann steht in Schrittstellung, Mann und Frau fassen sich im Artistengriff an den Unterarmen und die Frau geht mit leicht gespreizten Knien in die Hocke.

- Die Schwangere hockt auf dem ganzen Fuß und versucht ihre Beckenbodenmuskeln zu entspannen und locker zu lassen

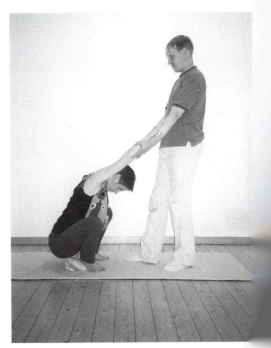

Abb. 6.**57**

- **Variante 1:** Der Mann geht ebenfalls in die Hocke. Beide beginnen leicht zu schwingen, anschließend können sie versuchen, mit der Kraft ihrer Ausatmung und viel Spannung in den Armen gemeinsam hochzukommen.

- **Variante 2:** Mann und Frau hocken sich auf den ganzen Fuß, Rücken an Rücken.

Übung 7

Ausgangsposition: Die Frau liegt auf dem Rücken mit angestellten Beinen, der Mann kniet zwischen ihren hüftbreit abgestellten Füßen.

- Die Liegende geht einatmend leicht ins Hohlkreuz, ausatmend rollt sie die Wirbelsäule auf den Boden, dabei richtet sich ihr Becken auf und der Beckenboden soll angespannt werden. Der Mann drückt mit beiden Händen gegen die Außenseiten der Knie.
- **Variante:** Der Mann drückt gegen die Innenseiten der Knie.

Übung 8 *Lösungs-Übung „Äpfel schütteln"*

Ausgangsposition für die Frau stehend und dabei gestützt auf eine Stuhllehne oder Fensterbank, rittlings sitzend auf einem Stuhl, im Vierfüßlerstand oder in Seitenlage: Der Mann befindet sich hinter der Frau und umfasst mit seinen Händen ihre Pobacken. Die Handballen ruhen am Übergang zum Oberschenkel, seine Fingerspitzen weisen in Richtung Rücken.

- Der Mann beginnt, die Pobacken der Frau mal kräftig, mal weniger kräftig auszuschütteln. Die Frau gibt Rückmeldung darüber, ob ihr ein sanftes oder ein kräftiges Schütteln besser gefällt.
- **Variante:** Wir können den beckenbodenlösenden Effekt verstärken, indem die Frau tönend auf „A" oder „O" ausatmet.

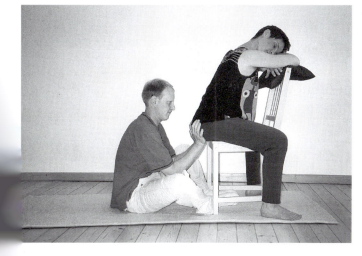

Abb. 6.**58**

Übung 9 „Die Bein-Lösung"

Ausgangsposition für die Frau: Rückenlage oder halb sitzende Position. Der Partner kniet vor ihr und umfasst einen Fuß, indem er das Fußgelenk und die Ferse stützt.

- Dann beginnt er damit, das ganze Bein gestreckt im Zeitlupentempo anzuheben. Das Bein wird langsam so weit angehoben, wie die Frau es zulassen kann. Ca. 30 Sekunden das Bein halten und dann in ganz langsamer Bewegung wieder absenken.
- Die Frau kann den lösenden Effekt dieser Übung unterstützen, indem sie lange und langsam durch den Mund ausatmet oder pustend mit der „Pferdeatmung" (mit vibrierenden Lippen) ausatmet.

Übung 10 „Die Becken-Lösung"

Ausgangsposition für die Frau in halb sitzender Position mit ausgestreckten Beinen. Der Mann sitzt neben der Frau und lässt sich Zeit, ihren Atem zu beobachten.

- Der Partner legt je eine Hand auf den Unter- bzw. Oberschenkel der Frau. Mit ihrem Einatmen rollt er ihr linkes Bein nach innen, mit ihrer Ausatmung rollt er ihr Bein sanft nach außen. 5–10 Wiederholungen pro Bein.
- Eine Hand des Partners liegt unter dem Knie, die andere Hand ruht unter der Ferse der Frau. Einatmend das Bein anwinkeln und nach außen drehen, ausatmend das Bein nach innen drehen und dann gerade, gestreckt wieder ablegen.
- Der Partner legt wieder eine Hand unter das Knie und die andere Hand unter die Ferse der Frau. Mit ihrem Einatmen beugt er das linke Bein leicht ohne es anzuheben und mit dem Ausatmen legt er es zurück in die Ausgangsposition. 5–10 Wiederholungen pro Bein.
- Der Partner legt wieder seine Hände in die Kniekehle und unter die Ferse der Frau. Mit ihrem Einatmen beugt er ihr linkes Bein leicht und hebt es an und führt es sanft nach innen. Mit dem Ausatmen führt er das Bein in die Ausgangsposition zurück. 3 Wiederholungen pro Bein.
- Das linke Bein von der Hüfte zum Fuß hin mit beiden Händen ausstreichen. 5–10 Wiederholungen pro Bein.

6.8 Ideen für die Aufwärmphase

6.8.1 Körperselbstwahrnehmung als sanfte Aufwärmübung (Aufwärmphase I)

- **Bewusstes Gehen:** Im Raum auf verschiedene Weise umhergehen.
  - Die Fußsohlen abrollen lassen, von der Ferse zur Fußspitze.
  - Auf den Außenkanten gehen.
  - Auf den Innenkanten gehen.
  - Auf den Fersen laufen.
  - Auf den Fußspitzen gehen.
  - Links auf der Zehenspitze, rechts auf der Ferse gehen.
  - Rechts auf Zehenspitzen, links auf der Ferse gehen.
- **Verschiedene Gangarten ausprobieren:**
  - Weich, federnd, stampfend.
  - Die Arme mitbewegen, schwingen, pendeln, kreisen lassen.
  - Die Körpermitte bewegen.

- Das Becken aufrichten und kippen.
- Das Becken kreisen lassen.
- Die Pobacken bei jedem Schritt anspannen und entspannen.
- Gehen und das Becken dabei nach hinten kippen.
- Gehen und das Becken dabei leicht nach vorne kippen.
• Eine Gangart finden, in der sich der ganze Körper wohlfühlt.
• Haltungskorrektur.

6.8.2 Ideen für die Aufwärmphase II

• Laufen auf der Stelle, beide Arme vor dem Körper ausstrecken, mit den Fingern greifen und strecken.
• Auf dem rechten Bein stehend, das linke Bein vorstrecken, den Fuß anziehen und strecken, beide Arme sind vor dem Körper ausgestreckt, die Hände und Handgelenke hochziehen und strecken, dann Wechsel zum linken Bein.
• Im Kreis laufen, verschiedene Gangarten ausprobieren.

6.8.3 Atemgymnastik in der Bewegung

Ausgangsposition im Stehen.

• Einatmend das linke Bein und beide Arme mit den Handflächen nach oben bis in Hüfthöhe anheben (als wollte man den Atem hochheben).
• Ausatmend das linke Bein abstellen und die Arme mit den Handflächen nach oben, weit über den Kopf heben (als wollte man die Atemluft wegschieben).
• Einatmend das rechte Bein heben und die Arme senken, bis die Ellenbogen wieder auf Hüfthöhe sind (als wollte man Atemluft heranholen).
• Ausatmend das rechte Bein abstellen und die Hände mit den Handflächen in Richtung Boden abwärts schieben (als wollte man die Ausatemluft in Richtung Boden drücken).

• 12 Wiederholungen, umhergehend im Raum.
• Die Mitte kreuzen: Auf der Stelle laufen und dabei trifft der rechte Unterarm den linken Oberschenkel und der linke Unterarm den rechten Oberschenkel.
• Diagonale Streckung: Den rechten Arm im 45°-Winkel hochstrecken, das linke Bein im 45°-Winkel seitlich wegstrecken. Wiederholung mit dem linken Arm und dem rechten Bein.
• Versuchen, hinter dem Rücken mit der rechten Hand den linken Fuß zu ergreifen. Im Wechsel mit der linken Hand, den rechten Fuß.

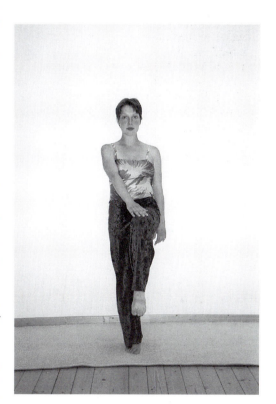

Abb. 6.59

6.8.4 Ideen für die Aufwärmphase III

- Die Geburtsvorbereitungsgruppe steht im Kreis und fasst sich an den Händen:
  - Linkes Bein: Hacke-Spitze-Tanz,
  - rechtes Bein: Hacke-Spitze-Tanz.
  - Linkes Bein anheben, den linken Unterschenkel kreisen lassen.
  - Wiederholung mit dem rechten Bein.
- Symphysenübung
- Übungen zur Hüftstabilisation im Stehen
- Übungen zur Schulterlockerung
- Reiterstand zur Wehensimulation, bewegt und unbewegt: Die Gruppe geht gemeinsam in den „tiefen Stand", d. h. sie steht auf dem ganzen Fuß mit gebeugten Knien und aufgerichtetem Becken. In diesem Reiterstand steht die Gruppe 1 Minute unbewegt – steif, dann 1 Minute bewegt, usw. im Wechsel. Diese Übung zeigt sehr schön, dass Bewegung entlastet und Spannungsschmerzen lindert.
- Übungen zur Beckenlockerung

6.8.5 Ideen für die Aufwärmphase IV

- Stoffwechselübungen im Stehen
- Übungen für die Brust- und Schultermuskulatur im Stehen
- Beckenlockerung als Paarübung
- Symphysenübung
- Hüftstabilisierung als Paarübung
- Den Abschluss der Aufwärmphase bildet das „sanfte Abklopfen" zu zweit. Hierbei wird mit den flachen Händen oder den flachen Fäusten die gesamte Nacken-, Schulter- und Rückenregion abgeklopft oder es kann alternativ eine Nacken-Rückenmassage mit verschiedenen Hilfsmitteln durchgeführt werden.

7 Yogaübungen für Schwangere

Die Yogaübungen für Schwangere, die ich dem Hatha-Yoga und dem Kundalini-Yoga entnommen und zum Teil hinsichtlich der Bedürfnisse und Möglichkeiten der schwangeren Frau verändert und abgestimmt habe, können bei einer normal verlaufenden Schwangerschaft sowohl von Fortgeschrittenen als auch von Anfängerinnen durchgeführt werden.

> Besteht jedoch eine Neigung zu frühzeitiger Wehentätigkeit, sollten alle Übungen, die dehnend am Beckenboden und an der Bauchmuskulatur wirken, nicht ausgeübt werden. Ebenso sollten starke Streckungen der Wirbelsäule und das Hochrecken der Arme vermieden werden.

> **Einige Regeln zur Durchführung der Asanas:**
> **Üben Sie niemals, wenn Ihr Körper kalt ist.**
> - **Dies können Sie vermeiden, indem Sie vor den ersten Yogaübungen einige Kreislauf- oder Lockerungsübungen durchführen.**
> - Als Einstimmung auf die Asana können Sie stets 1–2 Atemübungen durchführen, um sich auf die vollständige Yogaatmung einzulassen.
> - Die letzte Mahlzeit sollte mindestens zwei Stunden vor Beginn der Übungen eingenommen sein, da viele Übungen mit vollem Magen nicht gut durchgeführt werden können.
> - Direkt vor den Übungen bitte keinen Tee oder Kaffee trinken, wegen der anregenden Wirkung des Koffeins oder Teeins.
> - Blase und Darm sollten vor dem Üben entleert worden sein.
> - Bequeme Kleidung, die den Körper nicht einengt, ist wichtig, ebenso ein gut durchlüfteter Übungsraum und Ruhe in der direkten Umgebung.
> - Die Übungszeit sollte nicht länger als 30–45 Minuten betragen, wobei die letzten 10–15 Minuten eine Tiefenentspannung oder Meditation einschließen.
> - Bei jeder Yogaübung wird eine bewusste Atemführung mit angeleitet. Atmen Sie stets mit gestrecktem Körper ein und mit gerundetem Körper aus: In der Aufrichtung einatmen, in der Beugung ausatmen. Enthält eine entsprechende Übung keine Beugung und Streckung, so atmet man stets im anstrengenderen Teil der Übung aus. Ausatmend findet man bis zu 25 % mehr Kraft, entspanntere Muskeln, wesentlich mehr Kapazität zur Dehnung und der Geist ist zielgerichteter.

7.1 Das Sitzen

Die bevorzugte Art im Schwangerenyoga zu sitzen, ist der einfache Sitz oder der Reitersitz. Alle Sitzarten, bei denen die Beine verschränkt werden behindern den venösen Rückfluss des Blutes.

Der einfache Sitz *(Sukhasana)*

- Setzen Sie sich mit weit gegrätschten Beinen aufrecht hin, ziehen Sie einen Fuß dicht an Ihr Schambein heran und legen Sie den anderen Fuß davor, so dass beide Fersen sich auf einer gedachten Linie befinden.
- Richten Sie Ihren Oberkörper auf und legen Sie Ihre Hände locker in den Schoß oder zur besseren Aufrichtung der Schultern können Sie Ihre Hände mit den Handflächen nach oben auf Ihre Knie legen.
- Achten Sie darauf, dass Sie nicht auf dem Steißbein, sondern auf den Sitzbeinhöckern sitzen.
- Nun lassen Sie Ihren Bauch- und Beckenbodenmuskulatur bewusst los und atmen ruhig und tief in den Bauch hinein zum Baby hin.

Dieser Sitz kann Ihnen das Gefühl Ihrer Mitte schenken und Sie stabilisieren, denn das erste Chakra (Wurzelzentrum) hat in diesem Sitz guten Kontakt zum Boden. Auch das zweite Chakra (Sakralzentrum) erfährt eine besondere Stimulation und Entspannung. Dies bedeutet eine gute Einstimmung auf die Geburt.

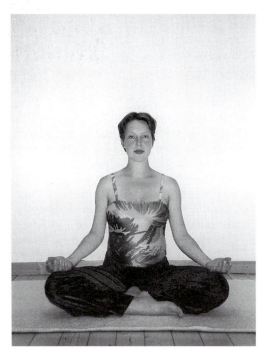

Abb. 7.1

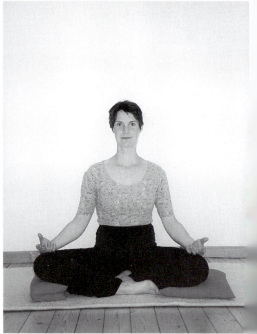

Abb. 7.2

Auf physischer Ebene lernt man die Beine zu öffnen und zu entspannen, die betreffenden Bänder und Sehnen der Hüft- und Beinmuskulatur werden gedehnt und der Beckenboden wird besser durchblutet. Wenn in diesem einfachen Sitz die Knie nicht den Boden berühren, so ist es ratsam, sich ein oder mehrere Kissen unter das Steißbein zu legen. Versuchen Sie niemals, die Knie mit Gewalt auf den Boden zu drücken, sondern lagern Sie sie ebenfalls auf Kissen.

Der Langsitz

- Strecken Sie Ihre Beine leicht gegrätscht vor sich aus und streichen Sie mit den Händen jeweils die linke und die rechte Pobacke nach hinten aus, so dass Sie während des Sitzens Ihre Sitzbeinhöcker spüren.
- Richten Sie Ihre Wirbelsäule gerade auf, ziehen Sie das Kinn wieder leicht in Richtung Brust und machen ein „dezentes Doppelkinn", so dass auch die Halswirbelsäule gerade gestreckt ist.

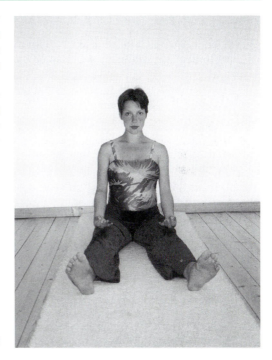

Abb. 7.3

Der Reitersitz

- Knien Sie sich aufrecht hin und lassen Sie zwischen den Knien einen hüftbreiten Abstand, den Sie dann mit einem festen Kissen auspolstern und auf dem Sie bequem sitzen können. Die Sitzhöhe können Sie auf diese Weise so regulieren, dass sie zum einen bequem ist und dass zum anderen der Rückfluss des venösen Blutes durch die Kniekehlen nicht behindert wird.

Dieser Sitz eignet sich besonders bei Hämorrhoiden und Krampfadern. Er wirkt anregend und regulierend auf das Verdauungssystem, er entlastet den Rücken und hilft bei der bewussten Entspannung des Beckenbodens.

Andere Sitzarten wie der Fersensitz, Schneidersitz, Diamantsitz und Lotussitz sind für Schwangere aufgrund der hormonell bedingten Erschlaffung der glatten Muskulatur weniger geeignet. Diese Sitzformen sollten nur von sehr geübten Yogaschülerinnen ausgeführt werden.

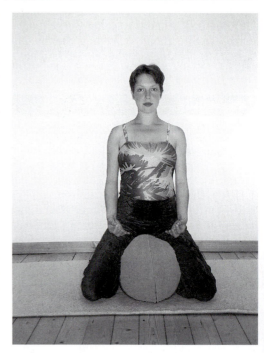

Abb. 7.**4**

7.2 Das Liegen

Die im Yoga übliche Entspannungshaltung ist die **Savasana**, eine Haltung, bei der man auf dem Rücken liegt, die Augen schließt, die Arme neben dem Körper legt, die Handflächen nach oben dreht und die Fersen zusammen legt. Die Füße fallen locker zur Seite, der Nacken wird gestreckt, indem man das Kinn leicht zur Brust zieht und von Kopf bis Fuß in einer geraden Linie ausgestreckt liegt.

Die Konzentration während dieser Entspannung bezieht sich zum einen auf die einzelnen Körperteile und zum anderen auf den Atemprozess. Wir atmen in der Vorstellung, dass wir über die Einatmung neue Energie, neue Kraft, neues Prana in uns aufnehmen und beim Ausatmen alle verbrauchte Energie, Spannungen, Negativität und unerwünschte Gedanken wegatmen können.

Schwangere, die nicht mehr gut auf dem Rücken liegen können, nehmen die stabile Seitenlage ein bzw. die Seitenlage mit Hilfe von Lagerungskissen unter dem Kopf und unter dem oben liegenden Bein. Die Rückenlage ist nur zu Beginn der Schwangerschaft bis ca. zur 22. Schwangerschaftswoche ratsam, wegen der Möglichkeit des Vena-Cava-Syndrom. Handelt es sich jedoch in Rückenlage um ein „bewegtes Liegen", beispielsweise mit der Beckenschaukel, so ist die Rückenlage hinsichtlich der Sauerstoffversorgung des Babys auch in späteren Schwangerschaftswochen unbedenklich.

Anleitung zum entspannten Liegen für Schwangere

- Legen Sie sich bequem auf die Seite und unterstützen Sie Ihren Kopf mit einem flachen Kissen. Ihr unterer Arm liegt leicht angewinkelt hinter dem Rücken, der obere Arm liegt vor Ihnen und hilft mit, den Körper abzustützen. Das untere Bein ist gestreckt, das obere Bein ist leicht angewinkelt.
- **Variante:** Wenn Sie es vorziehen, dass beide Arme vor Ihrer Brust liegen, brauchen Sie ein größeres Kissen unter dem Kopf, so dass der Schulterabstand ausgepolstert wird. Damit der Busen nicht bedrückt wird, können Sie zusätzlich ein Kissen unter den oberen angewinkelten Arm legen.

Das obere Bein ist leicht angewinkelt, das Knie, der Unterschenkel und der Fuß werden auf einem großen Kissen gelagert, so dass sich das Bein ungefähr in Hüfthöhe befindet.

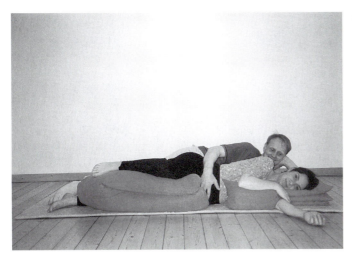

Abb. 7.5

7.3 Das Stehen

Anleitung

- Die Füße stehen parallel nebeneinander in einem ca. hüftbreiten Abstand. Verteilen Sie Ihr Körpergewicht gleichmäßig auf beide Fersen und die Ballen, die großen und die kleinen Zehen.
- Die Knie sind leicht gebeugt, die Oberschenkelmuskeln leicht angespannt.
- Das Becken ist sanft aufgerichtet, so dass Sie nicht im Hohlkreuz stehen können.
- Das Brustbein wird sanft vorgeschoben, so dass die Schultern entspannt nach hinten, unten sinken können.
- Die Arme hängen parallel neben dem Körper, die Handflächen weisen entweder zu den Oberschenkeln oder leicht nach vorn.
- Eine Dehnung der Nacken- und Halswirbelsäule erreichen Sie, indem Sie den Kopf gerade aufrichten und das Kinn leicht zur Brust ziehen („dezentes Doppelkinn").

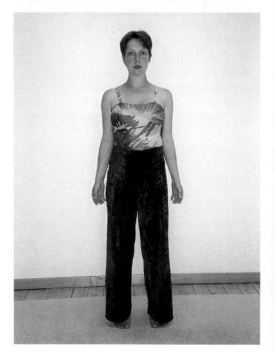

Abb. 7.6

7.4 Die Atemführung

Die **natürliche Atmung** oder Vollatmung ist eine Atemweise, die jeder von uns als Baby oder Kleinkind praktiziert und im Verlauf der eigenen Lebensgeschichte zum Teil wieder verloren hat. Diese ruhige tiefe Bauchatmung, die wir im Yoga anstreben, versorgt den Körper optimal mit lebenswichtigem Sauerstoff. Seelische Anspannung, körperliche Verspannungen und Fehlhaltungen behindern die natürliche Art der Atmung und es kommt zur so genannten Fehlatmung.

Die Atemübungen machen den Atemvorgang, der ja ansonsten zumeist automatisch abläuft, bewusst. Sie helfen, unseren eigenen Atemrhythmus zu finden und eine eventuell bestehende Fehlatmung zu beheben. Mit der Yogaatmung können wir Energie tanken und gezielt gesundheitlichen Problemen oder Schwangerschaftsbeschwerden entgegenwirken. Ein yogischer Atem kommt unserem Körper und unserer Seele zugute. Wir werden leistungsfähiger und ausgeglichener.

Die Atmung sagt viel über unseren körperlich-seelischen Zustand aus. In unserer Atmung und Körperhaltung offenbaren wir unsere Einstellung zum Leben. Im vollen Ausströmenlassen des Atmens zeigen wir unser Vertrauen zum Leben. Verhalten ist der Atem bei denjenigen von uns, die sich selbst und ihrem Leben misstrauen.

Die Yogis machen nach jeder Ausatmung eine **kurze Atempause**. Im Moment der Atemverhaltung (Kevala-Kumbhaka) macht auch der Geist eine Pause. Gemeint ist ein Zustand der

7.4 Die Atemführung

Stille, der Öffnung und der Freude, der Moment, in dem wir beginnen können, unsere Lebensenergie zu lenken.

Unsere wichtigsten **Atemhilfsmuskeln** sind das Zwerchfell und die Zwischenrippenmuskulatur. Bei der Einatmung zieht sich das Zwerchfell zusammen und schwingt einige Zentimeter in den Bauchraum. Gleichzeitig ziehen sich die Zwischenrippenmuskeln zusammen, sie heben die Rippen und weiten den Brustkorb. Dies schafft weiteren Raum für die Ausdehnung der Lungen und die einströmende Atemluft. Durch das Vakuum, welches dabei im Brustraum entsteht, strömt Luft in die Lungen. **Somit ist die Einatmung passiv und die Ausatmung aktiv.**

Die **Ausatmung** ist ein aktiver Vorgang und dennoch ein Entspannungsvorgang: Das Zwerchfell schwingt in die Brusthöhle zurück, die Zwischenrippenmuskeln lassen die Rippen sinken, der Brustkorb verkleinert sich und die Luft strömt aus. Parallel zu der Schwingbewegung des Zwerchfells (Diaphragma) schwingen auch das Zungendiaphragma und das Diaphragma pelvis, der Beckenboden.

Durch **bewusstes Atmen** können wir eine bestehende Fehlatmung nach und nach korrigieren. Bei der so genannten Vollatmung verbinden sich die Zwerchfell-, Flanken- und die obere Atmung. Nur so wird die Lunge vollständig mit Sauerstoff gefüllt und alle Körperzellen und das heranwachsende und reifende Kind optimal mit Sauerstoff versorgt. Außerdem werden alle Schlackenstoffe vollständig abtransportiert. Diese intensive Sauerstoffzufuhr kommt dem gesamten Körper und der Seele zugute: Die Zwerchfellatmung beeinflusst den Körper, die Flankenatmung die Gefühle, die obere Atmung die Gedanken.

Im Yoga sollten wir stets **durch die Nase ein- und ausatmen**, um die Einatemluft anzufeuchten und zu reinigen. Nur bei sehr anstrengenden Übungen bzw. als Training für die spätere Wehenatmung können wir lange und langsam über den leicht geöffneten Mund ausatmen.

Beim gesunden vollständigen Atmen liegt der **Akzent auf der Ausatmung**, die doppelt so lange dauern kann wie die Einatmung. Je vollständiger wir ausatmen, um so größer wird der Anteil der Frischluft in unserer Lunge sein. Im Yoga gibt es die Vorstellung, dass den Menschen eine bestimmte Anzahl von Atemzügen zur Verfügung stehen. Je schneller wir atmen, um so schneller ist unser Leben vorbei. Deshalb ist es ein Ziel des Yoga, möglichst langsam zu atmen. Statt der üblichen 16–18 Atemzüge pro Minute, streben die Yogis nur 5–6 an.

Mit unserem Atem sind wir im ständigen Austausch mit unserer Umwelt. Ob unser Grundgefühl von der Welt verspannt und nervös ist oder entspannt und genießend, bestimmt unser Atem. In einer hektischen, unangenehmen oder schmerzvollen Situation atmen wir normalerweise unregelmäßig flach und auch ziemlich schnell. Sind wir dagegen entspannt und im Frieden mit uns selbst und der Welt, dann atmen wir ruhig und tief. Diese Erkenntnis hat eine ganz weitreichende Bedeutung für die Geburt.

> Eine Frau, die unvollständig, flach und schnell atmet, ist angespannter, ängstlicher und fühlt ihre Wehen schmerzhafter, als eine Frau, die lange und vollständig ausatmen kann und sich mit jeder Einatmung mit Sauerstoff und Energie versorgen kann.

Die Verlangsamung des Atems ist leider keine einfache Willensentscheidung. Dafür müssen wir uns unseres eigenen Atemrhythmus bewusst werden. Die zahllosen Asanas, Atem- und Meditationsübungen des Yoga können hier eine große Hilfe sein.

Parallelen zu einer Wehe

- Vor jeder Übung soll die Frau 1–2 Mal ein- und ausatmen.
- Die Wehe begrüßt sie mit einer langen kompletten Ausatmung.
- Während der Wehe vollzieht die Frau die vollständige Bauchatmung.
- Nach der Wehe folgt ein tiefer Erfrischungsatemzug und eine Entspannungsphase, die Wehenpause.

Das Atmen vor und nach der Übung bzw. Wehe ist für das Baby. Das Atmen während der Wehe bzw. Übung ist für das „Durchleben" der Wehe bzw. der Übung. Genauso wie bei einer Yogaübung, in der stets der anstrengendere Teil mit der Ausatmung ausgeführt wird, dient die Ausatmung während der Wehe dem Veratmen des Schmerzes und der Lösung und Entspannung der Muskulatur.

7.5 Atemübungen

Die Zwerchfellatmung

- Legen Sie sich auf den Rücken oder auf die Seite, die rechte Hand liegt auf dem Brustkorb, die linke Hand auf dem Nabel.
- Atmen Sie vorbereitend aus, atmen Sie ein und lassen Sie die Luft tief in die Lungen strömen, dabei senkt sich das Zwerchfell in den Bauchraum. Sie spüren, wie sich die Bauchdecke unter Ihrer linken Hand hebt. Mit der rechten Hand achten Sie darauf, dass sich der Brustkorb nicht weitet.

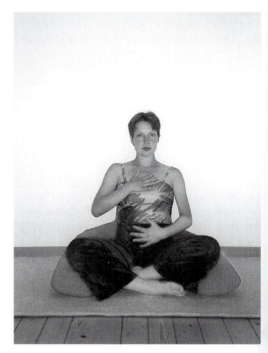

Abb. 7.7

Die Flankenatmung

- Begeben Sie sich in eine liegende oder sitzende Position, legen Sie nun die Handflächen an die unteren Rippen und in die Taille.
- Atmen Sie wieder vorbereitend aus, atmen Sie ein und stellen sich dabei vor, dass der größte Teil der Atemluft in die Flanken fließt. Der Brustkorb weitet sich, die Hände werden zur Seite gedrückt.
- Atmen Sie durch die Nase aus.

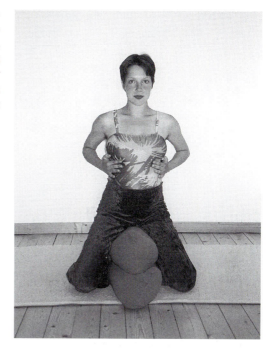

Abb. 7.**8**

Die obere Atmung

- Kreuzen Sie Ihre Unterarme in liegender oder sitzender Position über Ihren Brustkorb, so dass die linke Hand auf dem rechten oberen Brustkorb ruht und die rechte Hand auf dem linken oberen Brustkorb.
- Atmen Sie vorbereitend aus. Atmen Sie ein und stellen Sie sich bildlich vor, wie der große Teil der Atemluft zu den Lungenspitzen fließt. Der Brustkorb dehnt sich und die Hände heben sich. Die Schultern dürfen sich dabei nicht mit bewegen.
- Atme durch die Nase wieder aus.

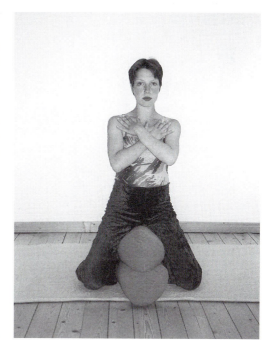

Abb. 7.**9**

Die Vollatmung

Die Vollatmung ist eine Verbindung von Zwerchfell-, Flanken- und oberer Atmung.

- Hierbei lassen wir die einströmende Luft zunächst in den unteren Teil der Lunge strömen und dann immer weiter die Lunge füllen. Der Bauch hebt sich, die Flanken und der obere Brustkorb weiten sich.
- Wir atmen durch die Nase aus und entspannen dabei die Atemmuskeln.

Diese Vollatmung versuchen wir in allen Positionen auszuführen: Im Stehen, im Sitzen, im Hocken und im Liegen.

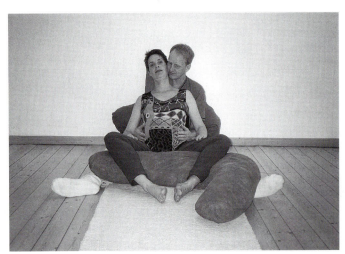

Abb. 7.**10**

Variante: Atemeinstimmung zur Ausführung der vollständigen Atmung

Ausgangsposition: Rückenlage, die Hände liegen auf dem Zwerchfell, die rechte Hand auf der linken Hand, bei fortgeschrittener Schwangerschaft in Seitenlage.

- Atmen Sie ein und nehmen Sie wahr, wie sich das Zwerchfell senkt und der Unterleib anhebt.
- Sobald der Bauch vollständig nach außen gewölbt ist, gehen Sie mit Ihren Händen an die Lenden, zu den Rippen und nehmen Sie wahr, wie die Zwischenrippenmuskulatur sich weitet.
- Sind die Rippen maximal gespreizt, kann nun die Luft in die Schlüsselbeinpartie einströmen. Dies können Sie spüren, wenn Ihre Hände oberhalb der Brust liegen, dann liegt die rechte Hand auf der linken Hand.
- Atmen Sie langsam und vollständig aus und wiederholen diese Atmung 12–32 im mal.

Positionen: Im Sitzen, im einfachen Sitz, im Reitersitz oder mit aufrechtem Rücken, gegen eine Wand gelehnt.

Diese Übung kann außerdem als Paarübung ausgeführt werden, indem der Partner seine Hände auf die beschriebenen Atemräume legt.

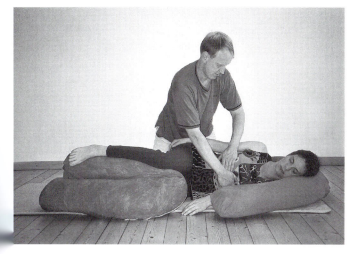

Abb. 7.11

Verlängerung der Ausatmung

- Sitzen Sie aufrecht und entspannt auf einem Stuhl, die Füße und die Knie stehen hüftbreit auseinander. Die Fußsohlen haben von den Zehen bis zu den Fersen Bodenkontakt.
- Atmen Sie vorbereitend aus, atmen Sie kurz ein und heben dabei Ihren gestreckten linken Arm waagerecht nach vorn.
- Atmen Sie aus und lassen Sie dabei den linken Arm langsam sinken. Verfolgen Sie die Bewegung mit den Augen. Durch die Konzentration und die Armbewegung wird sich Ihre Ausatmung auf natürliche Weise verlängern.
- 3-mal mit dem linken Arm, 3-mal mit dem rechten Arm und 3-mal mit beiden Armen.

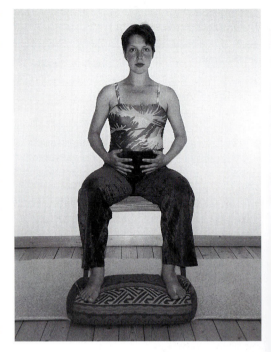

Abb. 7.**12**

Atemübung mit Beckenschaukel

Ausgangsposition: In Seitenlage, sitzend auf einem Hocker oder im Einfachen Sitz

- Lassen Sie einatmend die Luft in sich hineinströmen und gehen Sie dabei leicht ins Hohlkreuz, so dass Ihr Becken nach hinten gekippt wird.
- Ausatmend richten Sie das Becken auf und spüren, wie sich der Rücken leicht rundet. Die Schultern und der Kopf bleiben bei dieser Übung unbewegt.

Diese Übung wird für 3–5 Minuten durchgeführt.

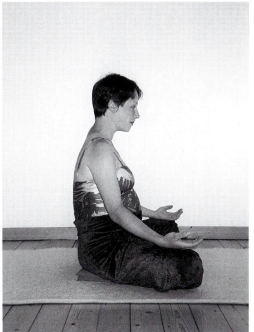

Abb. 7.**13**

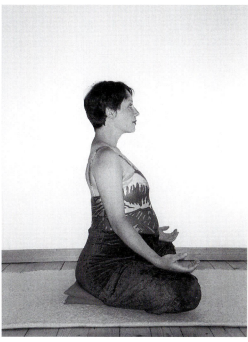

Abb. 7.**14**

Die Vokal-Atmung

Das Sprechen und Singen von Vokalen ist eine weitere Möglichkeit, die Ausatmung zu verlängern. Gleichzeitig entstehen Vibrationen mit einer entspannenden Wirkung in den unterschiedlichen Körperregionen.

- das „U" schwingt im Beckenraum
- das „O" in der Leibmitte
- das „A" im Brustraum
- das „E" im Hals- und Nackenbereich
- das „I" im Kopf

- Atmen Sie wieder vorbereitend aus
- Mit der Vollatmung einatmen und ausatmend einen Vokalton lange sprechen. So entspannen sich die Atemräume vom Becken bis zum Kopf.

Die Wechselatmung

Die Wechselatmung ist eine der wichtigsten yogischen Atemtypen und dient zur Reinigung der Energiebahnen, der Nadis und der Körpermeridiane.

- Setzen Sie sich bequem auf einen Hocker oder ein Sitzkissen, der Oberkörper sollte aufrecht sein, der Nacken gedehnt und der Kopf aufgerichtet.
- Beugen Sie die Zeige- und Mittelfinger der rechten Hand zur Handfläche. Schließen Sie mit dem rechten Daumen das rechte Nasenloch. Atmen Sie durch das linke Nasenloch einmal ein und aus.
- Schließen Sie nun mit dem Ringfinger das linke Nasenloch und atmen Sie durch das rechte Nasenloch einmal ein und aus.
- Diese Wechselatmung können wir für ein bis drei Minuten ausführen.

Andere yogische Atemführungen wie die Blasebalgatmung, Bhastrika oder das Feueratmen aus dem Kundalini-Yoga sind in der Schwangerschaft nicht geeignet, da sie die Bauchmuskulatur zu sehr belasten.

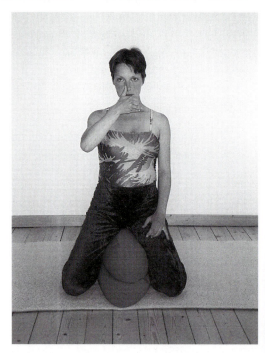

Abb. 7.**15**

Atemübung 1

Ausgangsposition: aufrecht stehen mit hüftbreit gespreizten Füßen und weichen Knien. Die rechte Hand liegt auf dem Unterbauch und die linke Hand auf dem Kreuzbein

- Atmen Sie vollständig durch die Nase ein und spüren Sie, wie sich Ihr Bauch und Ihr Sakralbereich weiten.
- Atmen Sie wieder vollständig aus und unterstützen Sie die Ausatmung, indem Sie mit den Händen den Unterbauch und die Kreuzbeinpartie leicht zusammendrücken.
- Entspannen Sie nun wieder Ihre Arme und Hände und spüren Sie, wie sich der Bauch bei der nächsten Einatmung von selbst wieder hebt.
- Diese Übung wird 12–32-mal wiederholt.

Atemübung 2

Ausgangsposition: aufrecht stehen mit hüftbreit gespreizten Füßen und weichen Knien. Die rechte Hand liegt auf dem Unterbauch und die linke Hand auf dem Kreuzbein

- Atmen Sie tief durch beide Nasenlöcher ein und ziehen Sie gleichzeitig beide Schultern hoch.
- Atmen Sie vollständig aus und lassen Sie Ihre Schultern und Arme wieder sinken.
- Wiederholung: 12–32-mal.

Atemübung 3

Ausgangsposition: im Stehen oder einfache Haltung: die Hände liegen im umgekehrten Venusschloss (die Finger sind gefaltet und die Handrücken weisen nach außen.)

- Atmen Sie ein und strecken Sie die Arme vor Ihrer Brust nach vorne aus.
- Atmen Sie aus und bringen Sie die Hände wieder vor die Brust.

- **Variante:** Atmen Sie aus, strecken Sie die Arme nach vorn, atmen Sie ein, bringen Sie die Arme über den Kopf, atmen Sie aus, senken Sie die Arme bis auf Schulterhöhe. Atmen Sie ein und bringen Sie die Hände wieder vor Ihre Brust.

Wirkung: Stärkung der Atemmuskulatur.

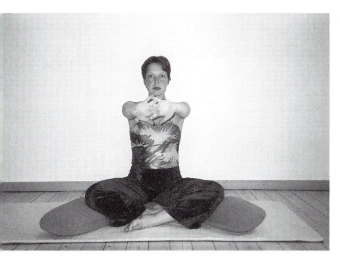

Abb. 7.**16**

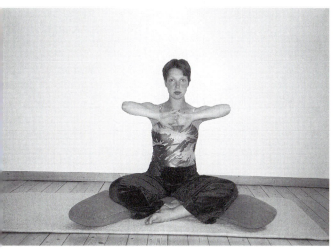

Abb. 7.**17**

Atemübung 4

Ausgangsposition: im Stehen oder einfache Haltung wie bei Übung 3.

- Ausatmen und die Arme nach vorne strecken.
- Einatmen und die Arme über den Kopf heben
- Ausatmen und die Arme bis auf Schulterhöhe senken
- Einatmen und die Hände wieder nach vorne bringen

Atemübung 5

Ausgangsposition: einfache Haltung. Beide Arme sind über dem Kopf ausgestreckt. Die Handflächen berühren sich.

- In dieser Haltung drehen Sie den Oberkörper einatmend nach links und ausatmend nach rechts.

Wirkung: Kräftigung der Atemmuskulatur, Streckung der Zwischenrippenmuskulatur.

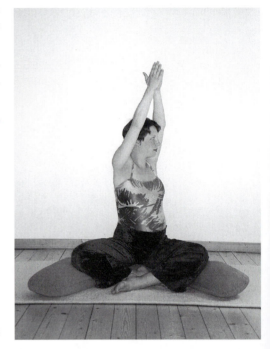

Abb. 7.**18**

7.6 Atemmeditation als Einstieg ins Yoga

Die Atemeinführung

- Setzen Sie sich in den einfachen Sitz oder in den Reitersitz.
- Nehmen Sie zur Einstimmung auf das Yoga beide Hände vor der Brust zusammen und konzentrieren Sie sich auf Ihr körperliches und seelisches Befinden.
- Versuchen Sie, die Muskulatur von Rücken, Bauch, Schultern, Nacken, Kopf und Gesicht zu entspannen.
- Achten Sie hier besonders auf die kleinen Muskeln um die Augen und den Mund herum, so dass Ihre Gesichtszüge und der Unterkiefer ganz gelöst sein können.
- Atmen Sie ein paarmal lang und tief ein und aus, stellen Sie sich vor, dass mit dem Ausatmen alle Nervosität, Spannung, Müdigkeit und Schmerz aus Ihrem Körper herausfließen. Mit dem Einatmen strömen Kraft und Lebensenergie in jede Faser Ihres Körpers und auch zu Ihrem Baby hin.

Die geführte Atemeinstimmung oder Atemmeditation

- Sitzen Sie bequem im einfachen Sitz oder Reitersitz und achten Sie darauf, dass Ihre Knie den Boden berühren. Erhöhen Sie hierfür eventuell die Sitzfläche nach Bedarf.
- Schließen Sie die Augen und gehen Sie mit Ihrem inneren Auge, mit Ihrem Gefühl, Ihrer Vorstellungskraft zu Ihrem Steißbein.
- Senkrecht über dem Steißbein befindet sich das Kreuzbein, eine breite, feste Knochenplatte, die das Becken nach hinten hin abschließt. Versuchen Sie, dieses Kreuzbein, senkrecht aufzurichten, so dass Ihr Becken sich mit aufrichtet und Ihr Unterbauch und das Baby gut gehalten werden.
- Über dem Kreuzbein folgen fünf große kräftige Lendenwirbelkörper. Versuchen Sie, diese Lendenwirbelkörper senkrecht übereinander zu stapeln, wie Bauklötze und dann spüren Sie, wie sie im Taillenbereich ein klein wenig wachsen können.
- Über der Lendenwirbelsäule folgen 12 Brustwirbelkörper. Versuchen Sie auch diese senkrecht übereinander zu stapeln, wie Perlen an einer Schnur. Vielleicht können Sie wahrnehmen, dass Sie ganz viel Platz, ganz viel Raum bekommen für Ihren Atem, wie die Lungen sich vollständig füllen können und das Zwerchfell in Ihrem Körper auf und abschwingen kann.
- Damit nun auch die Halswirbelsäule gerade wird, ziehen Sie Ihr Kinn ein klein wenig in Richtung Brust, ohne den Kopf zu senken. Wir machen ein „dezentes" Doppelkinn.
- Nacken und Schultern sind ganz entspannt, die Hände ruhen locker im Schoß oder liegen geöffnet auf den Oberschenkeln.
- Nun richten Sie Ihren Kopf ganz senkrecht aus und entspannen Ihre Kopfhaut, die Stirn glättet sich.
- Stirn und Kopfhaut weiten sich, gehen nach außen.
- Die kleinen Muskeln um die Augen herum sind ganz entspannt.
- Die Wangen hängen lassen.
- Den Unterkiefer lösen.
- Nun konzentrieren Sie sich mit offenen oder geschlossenen Augen auf einen Punkt zwischen den Augenbrauen und auf Ihren Atem. Sie nehmen wahr, wie die Einatemluft durch die Nase einströmt und die Ausatemluft durch die Nase wieder geht. Sie spüren und fühlen, wie sich Ihr Körper mit dem Rhythmus der Atmung bewegt, wie er sich mit der Einatmung ausdehnt, weit wird und mit der Ausatmung senkt.

Denken Sie bei jeder Einatmung „Sat" und bei jeder Ausatmung „Nam". Sat Nam, *dein wahres Selbst.*

7.7 Asanas zur Stoffwechselanregung

Übung 1: *Aufwärmübung*

Ausgangsposition: stehend

- Atmen Sie ein und kommen Sie so hoch wie Sie können auf die Zehenspitzen.
- Atmen Sie aus und lassen Sie Ihre Fersen auf den Boden sinken.
- **Variante:** Mit über den Kopf ausgestreckten Armen, wobei sich die Handflächen berühren.

Wirkung: Eine gute Anfangsübung zur Aufwärmung des Körpers, sie fördert den venösen Rücktransport des Blutes.

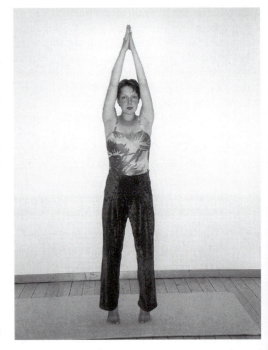

Abb. 7.**19**

Übung 2: *Sufikreise*

Ausgangsposition: einfache Haltung, die Hände liegen auf den Knien oder umfassen die Fußgelenke.

- Machen Sie große Kreise mit dem Rücken, wobei Sie bei der Vorwärtsbewegung Ihr Brustbein bewusst vorstrecken und in der Rückwärtsbewegung den Rücken ganz rund machen. Atmen Sie in der Streckbewegung ein und mit rundem Rücken aus.
- Kreisen Sie mindestens eine Minute in die eine Richtung und wechseln Sie dann für eine Minute in die andere Richtung.

Wirkung: Eine sehr gute Anfangsübung, weil sie lösend und entkrampfend wirkt und den Körper aufwärmt. Die Übung dient der allgemeinen Lockerung der Wirbelsäule, sie ist die beste universelle Aufwärmübung.

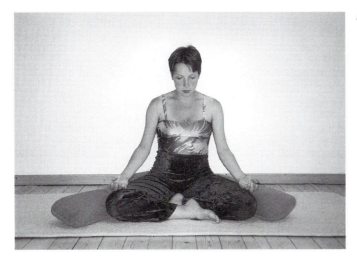

Abb. 7.**20**

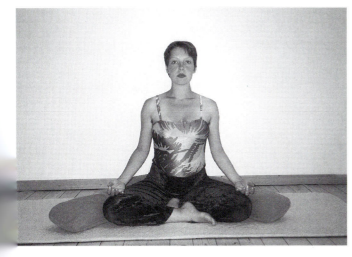

Abb. 7.**21**

Übung 3: *für das Nervensystem*

Ausgangsposition: einfache Haltung: die Arme sind auf Schulterhöhe seitlich ausgestreckt, wir machen Fäuste und strecken dabei den Daumen nach außen.

- Einatmend strecke die Daumen hoch.
- Ausatmend strecken wir die Daumen nach unten. 1–2 Minuten.

Wirkung: Förderung des Konzentrationsvermögens, Stärkung des Nervensystems.

- **Variante:** Die Arme sind auf Schulterhöhe seitlich ausgestreckt, die Handflächen weisen nach unten.
- Einatmend heben wir die linke Hand im Handgelenk hoch und strecken die rechte Hand in Richtung Boden.
- Ausatmend rechte Hand hoch, linke Hand nach unten führen. 1–2 Minuten.

Wirkung: Verknüpfung der linken und der rechten Gehirnhälfte, Stärkung des Nervensystems. Gleichzeitig wirkt dieses Asana stoffwechselanregend.

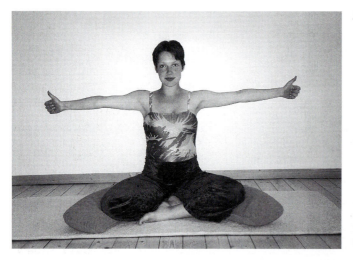

Abb. 7.**22**

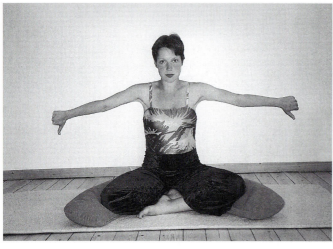

Abb. 7.**23**

Übung 4: Die Hockhaltung (Utkasana)

Ausgangsposition: aufrechter Stand mit hüftbreit auseinander stehenden Füßen

- Gehen Sie ausatmend in die Hocke, dabei ruht Ihr Gewicht auf den Zehen.
- Verlagern Sie dann das Gewicht langsam und gleichmäßig auf die Fußsohlen. Lassen Sie das Gesäß so tief wie möglich sinken und legen Sie die Handflächen auf den Boden.
- Verlagern Sie dann das Gewicht wieder auf die Zehen und richten Sie sich ausatmend wieder auf.
- 3–8 Wiederholungen.
- Falls es nicht gelingt, mit dem ganzen Fuß auf dem Boden zu hocken, kann man die Fersen mit einem Handtuch oder einer Rolle unterstützen.

Wirkung: Kräftigt Füße und Zehen, beugt Krampfadern vor und wirkt sehr stoffwechselanregend.

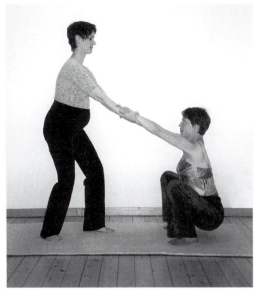

Abb. 7.24

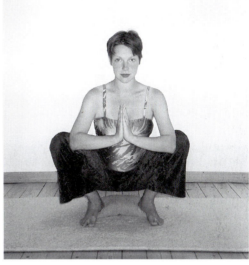

Abb. 7.26

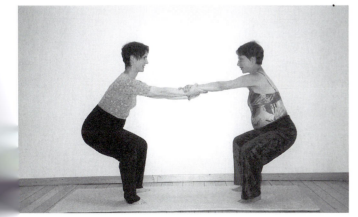

Abb. 7.25

Übung 5: *Dehnung der Wirbelsäule*

Ausgangsposition: Einfache Haltung oder Reitersitz; die Hände liegen auf den Schultern, die Daumen zeigen nach hinten, die Finger nach vorn.

- Drehen Sie den Oberkörper beim Einatmen ganz nach links, beim Ausatmen ganz nach rechts. 1–2 Minuten.

Wirkung: Streckung der Wirbelsäule, eine klassische Aufwärmübung

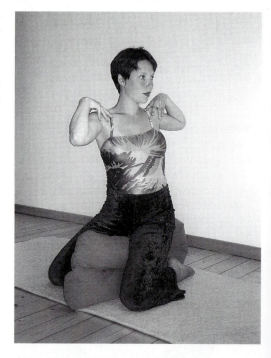

Abb. 7.**27**

Übung 6: *Der Berg* (Parbatasana)

Ausgangsposition: Fersensitz oder Reitersitz; der Oberkörper ist aufgerichtet. Legen Sie Ihre Handflächen vor der Brust zusammen und drücken Sie mit dem Ausatmen die Handflächen fest aneinander.

- Mit dem Einatmen heben Sie Ihre Arme weit über den Kopf, bis sie ganz gestreckt sind. Dabei berühren die Oberarme leicht die Ohren.
- Bleiben Sie eine Weile in dieser Streckung und atmen Sie ruhig und tief.
- Senken Sie dann die Arme mit der nächsten Ausatmung wieder und bringen Sie die Hände vor die Brust.
- 2 Minuten.

Wirkung: Verbessert die Lungenkapazität, trainiert die Brustmuskulatur, stoffwechselanregend.

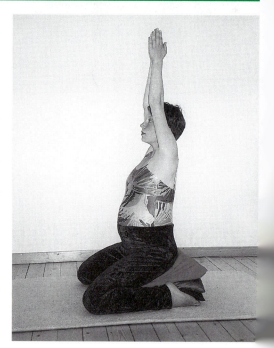

Abb. 7.**28**

7.7 Asanas zur Stoffwechselanregung

Übung 7: *Das Krokodil* (Nakrasana)

Ausgangsposition: Rückenlage, die Arme liegen gestreckt im rechten Winkel zum Körper auf der Unterlage, die Handflächen zeigen nach oben. Die Beine sind angewinkelt und die Füße stehen möglichst nah am Gesäß.

- Ausatmend lassen Sie die Beine behutsam nach links auf die Unterlage sinken, während sich der Kopf nach rechts dreht.
- Einatmend heben Sie die Beine wieder an und führen die Knie und den Kopf wieder zur Mitte.
- Ausatmend winkeln Sie die Knie in einer fließenden Bewegung nach rechts, während sich der Kopf nach links dreht.
- 2–3 Minuten.

- **Variante:** Ausgangsposition: Rückenlage. Die Hände sind im Nacken gefaltet.
- Ziehen Sie das linke Knie hoch und atmen Sie ein.
- Lassen Sie es langsam über das andere Knie kippen und legen Sie es auf den Boden ab.
- Ihre Schultern bleiben dabei am Boden, atmen Sie aus.
- Dann heben Sie das Bein wieder an und atmen ein, strecken es wieder aus und atmen aus.
- Wiederholung mit dem rechten Bein
- 2–3 Minuten.

Wirkung: Beweglichkeit der Wirbelsäule, löst Verspannungen im Schulter-, Rücken- und Hüftbereich, verdauungsfördernd, vertieft den Atem und regt den Stoffwechsel an.

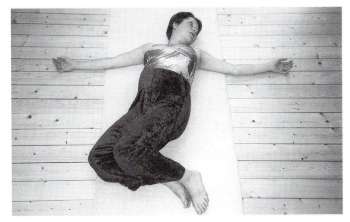

Abb. 7.**29**

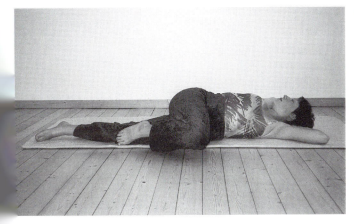

Abb. 7.**30**

Übung 8: Seitdehnung

Ausgangsposition: einfache Haltung; die Arme sind parallel zum Boden zur Seite ausgestreckt.

- Atmen Sie ein und schieben Sie dabei den Oberkörper parallel zum Boden nach links. Der Oberkörper bleibt gerade und auch der Kopf wird nicht geneigt.
- Ausatmend schieben Sie den Oberkörper auf die rechte Seite.
- 2–3 Minuten.

Wirkung: Leberstärkung, Förderung der Entgiftungsprozesse im Körper

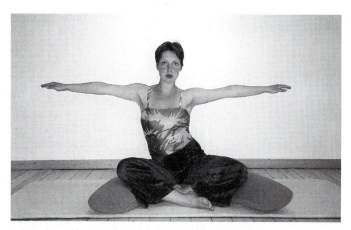

Abb. 7.**31**

Übung 9: Nierenübung

Ausgangsposition: Fersensitz, die Hände liegen an den Schläfen

- Atmen Sie ein und setzen Sie sich links neben Ihre Beine.
- Atmen Sie aus und kommen Sie in den Kniestand hoch,
- Atmen Sie ein und setzen Sie sich rechts neben Ihre Beine.
- 2–3 Minuten.

Wirkung: Förderung der Nierenfunktion, Kräftigung der Lendenmuskeln, Kräftigung der Blasenmuskulatur und Dehnung der Rückenstrecker.

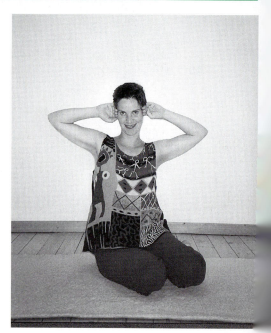

Abb. 7.**32**

7.8 Asanas für die Wirbelsäule und die Hüfte

Übung 1: *Leichter Drehsitz* (Bharadwajsana)

Ausgangsposition: Fersensitz, mit aufgerichtetem Oberkörper: Die linke Hand liegt zwischen Oberschenkel und Wade des rechten Beins. Der Handrücken der rechten Hand liegt auf der Wirbelsäule etwas unterhalb der Schulterblätter.

- Schauen Sie nun über Ihre rechte Schulter nach hinten und drehen Sie dabei leicht Ihren Oberkörper mit.
- Bleiben Sie 1–3 Atemzüge in dieser Position und wechsln Sie dann zur anderen Seite.
- 2–3 Minuten.

Wirkung: Harmonisierend, dehnt die Muskeln und Bänder der Rücken- und Nackenmuskulatur, löst Verspannungen.

- **Variante:** Leichter Drehsitz auf dem Hocker

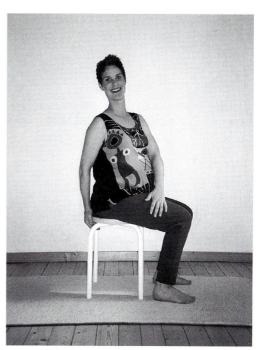

Abb. 7.**34**

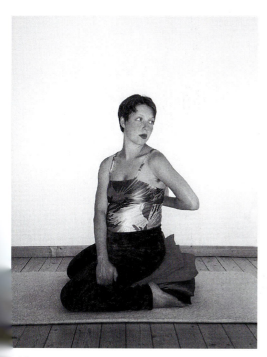

Abb. 7.**33**

Übung 2: *Kopfkreisen*

Ausgangsposition: einfache Haltung

- Das linke Ohr nähert sich der linken Schulter, in dieser Position atmen Sie ein.
- Dann kreist Ihr Kopf über die Brust zur rechten Seite, hier atmen Sie aus. Den Kopf stets über die Brust kreisen lassen und niemals über den Nacken.
- 1–2 Minuten.

Wirkung: Lockerung der Nacken- und Schultermuskulatur, Dehnung der Halswirbelsäule

- **Variante:** Jeweils in der Dehnung ausatmen und während des Kreisens einatmen.

Übung 3: *Nackenübung*

Ausgangsposition: einfache Haltung oder Reitersitz

- Einatmend den Kopf zur linken Schulter drehen
- Ausatmend den Kopf ganz langsam zur rechten Schulter drehen.
- 1–3 Minuten.

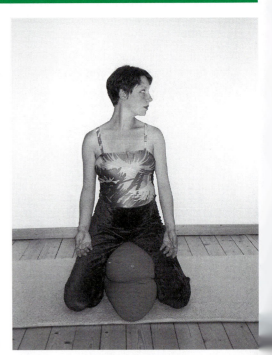

Abb. 7.**35**

7.8 Asanas für die Wirbelsäule und die Hüfte

Übung 4: Schulterübung

Ausgangsposition; einfache Haltung oder Reitersitz, die Hände ruhen auf den Knien

- Einatmend ziehen Sie die Schultern hoch bis zu den Ohren
- Ausatmend lassen Sie die Schultern wieder fallen
- 1–3 Minuten.

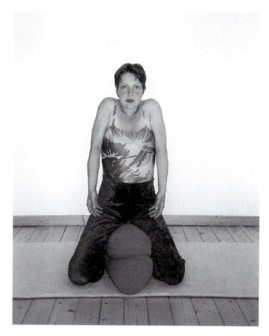

Abb. 7.**36**

Übung 5: Der Kameltritt

Ausgangsposition: einfacher Sitz oder Reitersitz

- Vollziehen Sie große Kreise mit Ihrem Rücken. In der Vorwärtsbewegung strecken Sie Ihr Brustbein vor und atmen ein, in der Rückwärtsbewegung runden Sie Ihren Rücken und atmen aus.
- Wiederholung jeweils eine Minute in jede Richtung.

Wirkung: Fördert die Flexibilität der Wirbelsäule, stärkt die Rückenmuskulatur und wirkt leicht verdauungsanregend.

- **Variante:** Der Kameltritt mit zur Seite gestreckten Armen

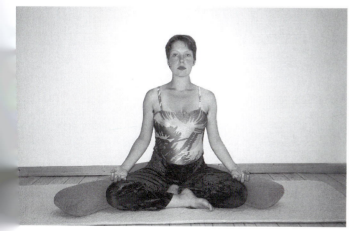

Abb. 7.**37**

Übung 6: *Streckung der Wirbelsäule*

Ausgangsposition: Reitersitz oder Fersensitz

- Atmen Sie ein und bringen Sie Ihre Handrücken über dem Kopf zusammen.
- Atmen Sie aus und bringen Sie die Fingerspitzen nach unten, bis sie den Boden berühren.
- 2 Minuten.

Wirkung: Streckung der Wirbelsäule, Haltungskorrektur

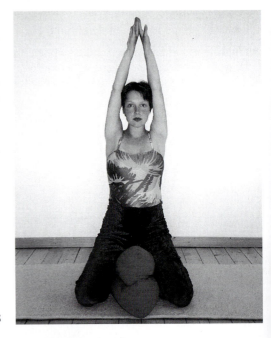

Abb. 7.**38**

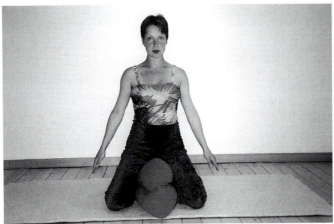

Abb. 7.**39**

Übung 7: *Zangenhaltung*

Ausgangsposition: leicht gegrätschter Langsitz

- Ziehen Sie die Zehen in Richtung Körper. Versuchen Sie mit geradem Rücken mit Ihren Fingerspitzen die Zehenspitzen zu erreichen
- Atmen Sie mit gestreckter Wirbelsäule ein
- Entspannen Sie Ihre gesamte Muskulatur während der Ausatmung und beugen Sie Ihren Oberkörper mit gestreckter Wirbelsäule in Richtung Knie. Wenn Sie die Zehen nicht ergreifen können, umfassen Sie Ihre Fesseln oder Ihre Knie.
- 1–3 Minuten.

Wirkung: Streckung der Wirbelsäule..

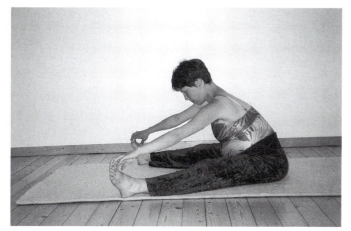

Abb. 7.**40**

Übung 8: *Die halbe Kobra* (Ardha-Bhujangasana)

Ausgangsposition: Kniestand: Knien Sie sich mit beiden Knien auf die Unterlage, die Füße liegen auf dem Boden, das Gewicht ist gleichmäßig auf beide Knie verteilt. Richten Sie Ihr Becken leicht auf, strecken Sie die Wirbelsäule und ziehen Sie das Kinn leicht in Richtung Brust

- Stellen Sie nun den linken Fuß nach vorn, so dass der Winkel zwischen Ober- und Unterschenkel etwas größer ist als 90°.
- Ihre Schultern und Arme hängen locker herunter.
- Jetzt schieben Sie Ihr Becken so weit wie möglich nach vorne, der Oberkörper bleibt aufrecht und die linke Ferse hält Bodenkontakt.
- Verweilen Sie in dieser Position 3–4 Atemzüge
- Dann gehen Sie in den Kniestand zurück und wiederholen die Übung mit dem anderen Bein.
- 3 Wiederholungen.

Wirkung: Streckung der Wirbelsäule, Kräftigung der Unterbauch- und Beinmuskulatur.

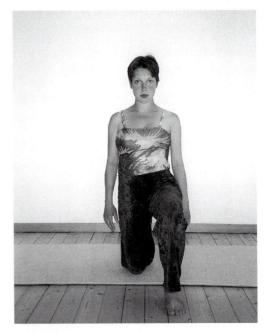

Abb. 7.41

7.8 Asanas für die Wirbelsäule und die Hüfte 109

Übung 9: *Kuh und Katze*

Ausgangsposition: Vierfüßlerstand

- Strecken Sie in der Einatmung Ihre Wirbelsäule ohne den Kopf anzuheben. **Vorsicht: Hohlkreuz!**
- Ausatmend bringen Sie das Kinn auf die Brust und machen einen Katzenbuckel

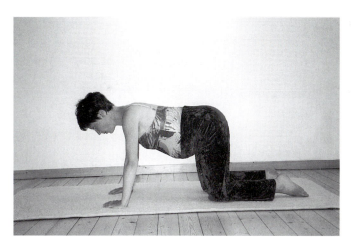

Abb. 7.**42**

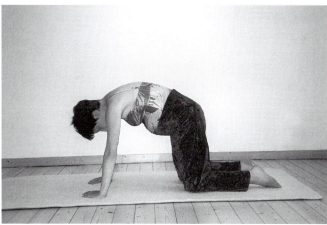

Abb. 7.**43**

Variante 1

- Während der Streckung, strecken Sie zusätzlich Ihr linkes Bein nach hinten aus als Verlängerung der Wirbelsäule.
- Ausatmend runden Sie Ihren Rücken und bringen Sie das Knie in Richtung Stirn soweit es der schwangere Bauch zulässt.
- 2 Minuten mit dem linken Bein, 2 Minuten mit dem rechten Bein.

Wirkung: Flexibilität der Wirbelsäule, stärkend für die Nerven, innere Massage des Nierenbereichs.

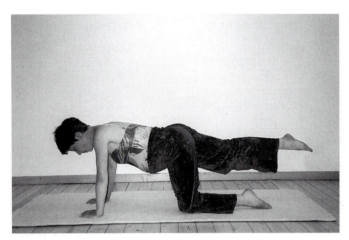

Abb. 7.**44**

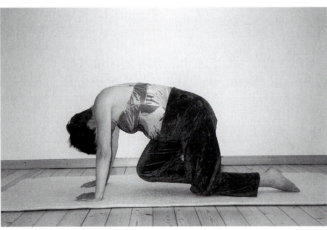

Abb. 7.**45**

Variante 2

Ausgangsposition: Vierfüßlerstand

- Das Becken langsam kreisen lassen. Wenn der Rücken gestreckt ist, einatmen, wenn der Rücken gerundet ist, ausatmen.
- 1–2 Minuten nach links und 1–2 Minuten nach rechts.

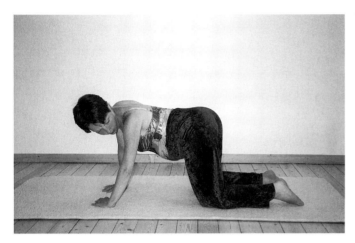

Variante 3

- Während der Einatmung mit geradem Rücken, versuchen Sie um die linke Schulter herum zum Gesäß zu schauen.
- Wiederholung zur rechten Seite.
- 1–3 Minuten.

Abb. 7.**46**

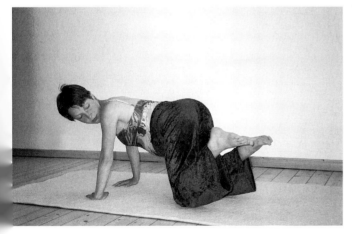

Variante 4

- Während der Kuh/Katze-Übung heben Sie Ihre Füße an und versuchen in der Einatemphase um die linke Schulter herum Ihre Füße anzuschauen.
- Wiederholung auf der rechten Seite.
- 1–3 Minuten.

Abb. 7.**47**

Wirkung: Hüftstabilisation, Entspannung der ischiasumgebenden Muskulatur, Verdauungsanregung.

Übung 10: *Eingerolltes Blatt*

Das eingerollte Blatt ist eine Demuts- und Entspannungshaltung, in der man längere Zeit verweilen kann. Atmen Sie dabei ruhig und gleichmäßig.

Ausgangsposition: Fersensitz

- Grätschen Sie Ihr Knie und neigen Sie Ihren Oberkörper so weit vor, bis der Kopf den Boden berührt. Führen Sie gleichzeitig Ihre Arme nach hinten und legen Sie die Handrücken neben den Oberschenkeln auf den Boden. Der Oberkörper ist vollkommen entspannt und Ihr Kopf ist locker.
- 3–5 Minuten.

Wirkung: Streckung der Wirbelsäule, Entspannung der Rückenmuskeln und der ischiasumgebenden Muskulatur.

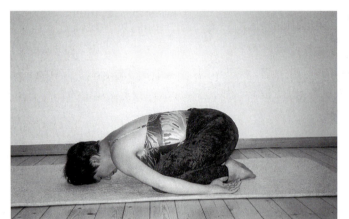

Abb. 7.**48**

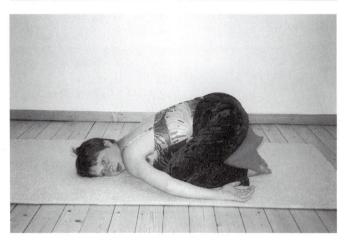

Abb. 7.**49**

- **Variante:** Mit weit nach vorn ausgestreckten Armen. (Falls das Gesäß während der Streckung nicht die Fersen berührt, kann man ein Kissen zwischen Fersen und Gesäß legen.)

7.8 Asanas für die Wirbelsäule und die Hüfte

Übung 11: *Dreieckshaltung* (Vtthita-Trikdnasana)

Abgewandelte Form für Schwangere.

Ausgangsposition: aufrechter Stand, die Füße stehen hüftbreit auseinander

- Beugen Sie den Oberkörper langsam nach vorne und berühren Sie mit der Hand des ausgestreckten rechten Armes den linken Fuß bzw. Unterschenkel.
- Strecken Sie dann den linken Arm nach oben, so dass beide Arme eine gerade Linie bilden, Ihre Augen schauen hoch zur linken Handfläche.
- Diese Haltung 1–3 Atemzüge lang halten und 3-mal zu jeder Seite wiederholen.
- **Variante:** Der linke Arm streckt sich, die rechte Hand berührt das linke Knie. Die Augen schauen wieder der gestreckten Hand hinterher.

Wirkung: Dehnung und Kräftigung der Bein-, Arm- und seitlichen Rumpfmuskulatur, verstärkt die Durchblutung des Gehirns, entspannt die ischiasumgebende Muskulatur und wirkt gegen Verstopfung.

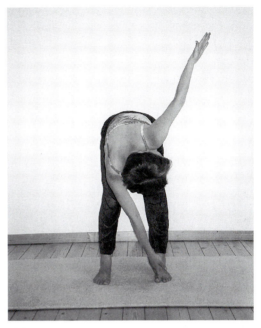

Abb. 7.**50**

Übung 12: *Der Halbmond*

Ausgangsposition: aufrechter Stand

- Atmen Sie ein und heben Sie dabei die gestreckten Arme über den Kopf. Die Handflächen liegen beide nach vorne und die Daumen hakeln ineinander.
- Atmen Sie aus und schieben Sie dabei das Becken nach rechts und neigen Sie den Oberkörper nach links.
- 2–3 Atemzüge in dieser Position verweilen.
- Wiederholung zur rechten Seite.
- Führen Sie diese Übung im Wechsel auf jeder Seite 2- bis 3-mal aus.

Wirkung: Harmonisierung der Körperhälften, Anregung der Darmtätigkeit, Dehnung und Kräftigung der Hals-, Schulter-, Rumpf-, Becken- und Beinmuskulatur. Vertieft die Atmung.

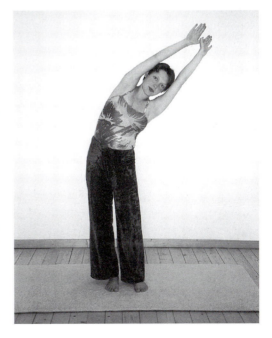

Abb. 7.**51**

Übung 13: *Der Baum I* (Vrksasana)

Ausgangsposition: aufrechter Stand, die Füße stehen hüftbreit auseinander

- Strecken Sie Ihre Arme über den Kopf aus und legen Sie die Handflächen aneinander.
- Verlagern Sie Ihr Gewicht auf den linken Fuß, legen Sie die rechte Fußsohle an die Innenseite des linken Knies und verweilen Sie in dieser Position 2–3 Atemzüge lang.
- Wiederholung auf dem rechten Fuß.

Wirkung: Verbessert den Gleichgewichtssinn, vertieft die Atmung.

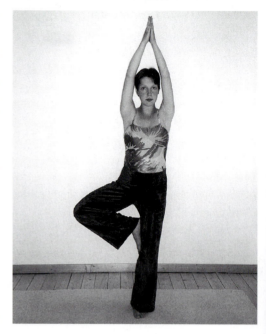

Abb. 7.**52**

Übung 14: *Der Baum II*

Ausgangsposition: aufrechter Stand, die Füße stehen hüftbreit auseinander

- Strecken Sie ihre Arme über den Kopf aus und legen Sie die Handflächen aneinander.
- Verlagern Sie Ihr Gewicht auf den linken Fuß, legen Sie die Fußsohle des rechten Fußes quer auf den Spann des linken Fußes und verweilen Sie in dieser Position 2–3 Atemzüge lang.
- Wiederholung auf dem rechten Fuß.

Wirkung: Regt die Atmung an und stärkt die Standfestigkeit und Konzentrationsfähigkeit.

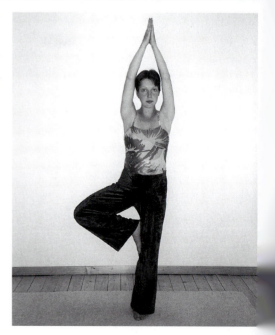

Abb. 7.**53**

7.9 Asanas für den Beckenboden

Übung 1: *Aktive Gebetsposition*

Ausgangsposition: einfache Haltung oder Reitersitz

- Bringen Sie beide Handflächen vor der Brust zusammen und drücken Sie sie während der Ausatmung so fest wie möglich gegeneinander.
- Einatmend die Spannung wieder gehen lassen. 1–3 Minuten.
- **Variante:** Zusätzlich kann man die Mulbandha-Übung (s. S. 123) für den Beckenboden ausführen.

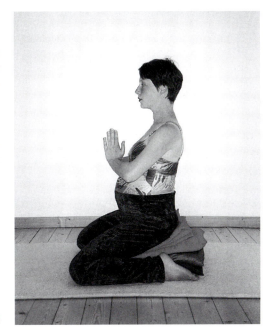

Abb. 7.**54**

Übung 2: *Die Beckenschaukel*

Variante 1: Im Stehen Sie aufrecht mit leicht gebeugten Knien, Ihre Füße stehen hüftbreit auseinander.

- Wenn Sie einatmen, kippen Sie Ihr Becken und gehen Sie in ein leichtes Hohlkreuz
- Wenn Sie ausatmen, richten Sie Ihr Becken auf, so dass Ihr Rücken sich rundet.
- 1–3 Minuten.

Variante 2: Im Sitzen kann man diese Übung auf einem Hocker, einem Ball, dem einfachen Sitz oder im Reitersitz ausführen.

- Einatmend kippen Sie Ihr Becken, gehen in die Streckung in ein leichtes Hohlkreuz
- Ausatmend richten Sie Ihr Becken auf, so dass Ihr Rücken sich rundet.
- 1–3 Minuten.

Variante 3: Im Liegen begeben Sie sich zu Beginn der Schwangerschaft in die Rückenlage, im späteren Verlauf der Schwangerschaft mit angestellten Beinen oder einer Knierolle in Seitenlage mit leicht angewinkelten Knien. Legen Sie eine Hand auf Ihren Unterbauch oder auf ihr Kreuzbein.

- Atmen Sie ein, kippen Sie Ihr Becken, gehen Sie leicht ins Hohlkreuz
- Atmen Sie aus, richten Sie Ihr Becken auf und runden Sie den Rücken.

Wirkung: Lindert Rückenschmerzen, beugt Ischiasbeschwerden vor, kräftigt die Rücken- und Bauchmuskulatur, stimuliert das Baby, fördert die Durchblutung der gesamten Unterleibsorgane und die Homöostatik der Plazenta.

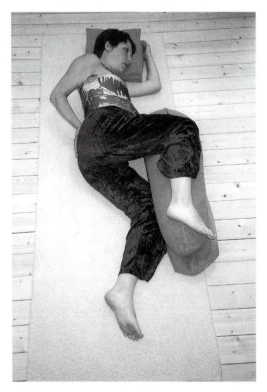

Abb. 7.55

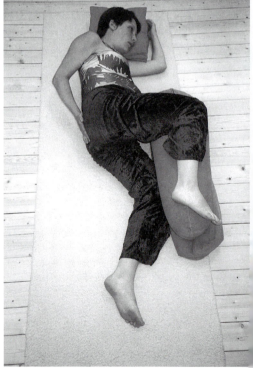

Abb. 7.56

Übung 3: *Die Hocke* (Vtkasana)

Ausgangsposition: aufrechter Stand, die Füße stehen parallel auseinander, etwa hüftbreit

- Senken Sie nun mit weit geöffneten Knien Ihren Körper langsam zu Boden, bis das Gesäß die Fersen berührt.
- Nehmen Sie die Arme zum Ausbalancieren nach vorn zwischen die Knie. Wenn möglich, sollte die gesamte Fußsohle den Boden berühren. Gelingt dies nicht, lagert man die Fußsohlen auf ein zusammengerolltes Handtuch.
- Atmen Sie in dieser Position tief ein und aus und versuchen Sie, Ihre Bauch- und Beckenbodenmuskulatur komplett loszulassen. Wenn Sie wollen, können Sie auch während der Ausatmung mit Ihrem Ellenbogen einen leichten Druck an die Innenseiten der Knie senden.

Wirkung: Die Hocke ist eine besonders wichtige Übung zur Vorbereitung auf die Geburt. Die Muskeln des Beckenbodens werden dabei in hohem Maße gedehnt und der Geburtskanal geweitet. Die Beckenstrukturen der Beckenmitte weiten sich um 1–2 cm.

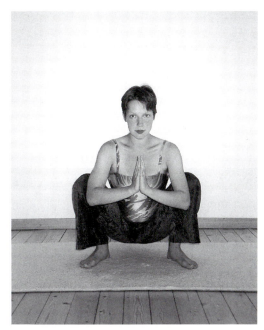

Abb 7.57

Übung 4: *Krähenposition*

Ausgangsposition: Kommen Sie in die Hocke und stellen Sie Ihre Füße flach auf den Boden. Gelingt dies nicht, so können Sie Ihre Fersen mit einem gerollten Handtuch erhöhen. Die Arme sind parallel zum Boden nach vorne gestreckt, die Handflächen weisen nach unten.

- Atmen Sie über 1–2 Minuten ruhig durch die Nase ein und aus und versuchen Sie, Ihre Gesäß- und Beckenbodenmuskulatur vollständig zu entspannen.
- **Variante:** als Paarübung

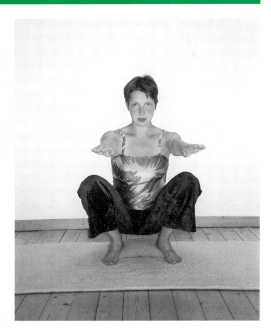

Abb. 7.58

Übung 5: *Afterschließmuskelkonstraktion* (Aswinimudra)

Ausgangsposition: Shaktihaltung

- Einatmen in Ruhe, ausatmend die After-, Scheiden- und Beckenbodenmuskulatur fest zusammenziehen.
- Beim nächsten Einatmen entspannen Sie diese Muskeln erneut und spüren, wie der gesamte Beckenbodenbereich sich lockert und weit wird.

Wirkung: Das Aswinimudra ist eine der wichtigsten Übungen, sowohl vor als auch nach der Geburt. Es kräftigt und festigt den Beckenboden und macht ihn bewusst.

Übung 6: *Der Schmetterling/Shaktihaltung* (Baddha-Kdnasana)

Ausgangsposition: einfache Haltung, die Fußsohlen berühren sich, die Füße werden mit den Händen umfasst.

- Einatmend heben Sie die Knie an
- Ausatmend drücken Sie die Knie sanft in Richtung Boden.
- Trotz eines ganz leichten Dehnungsschmerzes versuchen Sie, die Muskeln der Oberschenkel zu entspannen.

Wirkung: Dehnung in den Leisten und des runden Mutterbandes, Dehnung des Beckenbodens.

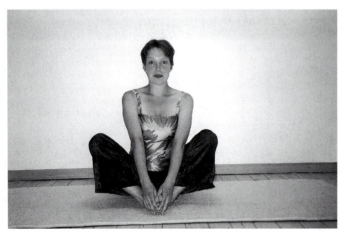

Abb. 7.**59**

7.9 Asanas für den Beckenboden

Übung 7: *Beinspreizen* (Vtavistasana)

Ausgangsposition: Langsitz mit aufgerichtetem Rücken und weit gegrätschten, gestreckten Beinen, die Hände ruhen auf den Knien.

- Einatmen in gestreckter Haltung
- Ausatmend lassen Sie sich ein Stückchen weiter an den Beinen hinunter gleiten, bis Sie Ihre Fußgelenke berühren können. Dehnen Sie sich immer nur soweit, wie es Ihnen gut tut.

Wirkung: Erprobung des Atmens während Anspannung und Dehnung, Dehnung der Beckenbodenmuskulatur.

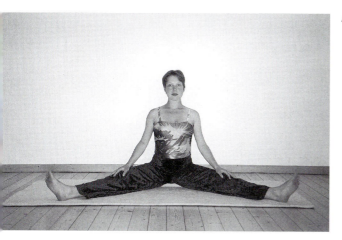

Abb. 7.**60**

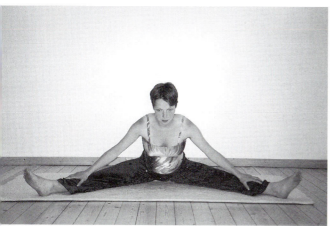

Abb. 7.**61**

Übung 8: *Der Grätschsitz*

Ausgangsposition: Langsitz mit gegrätschten Beinen: Die Zehen sind zum Fußgelenk hochgezogen, die Knie sind durchgedrückt.

- Versuchen Sie mit Ihren Fingerspitzen die Fußspitzen zu erreichen. Ist dieser Weg zu lang, so umfassen Sie Ihr Fußgelenk oder greifen sich in die Socken oder ins Hosenbein.
- Atmen Sie ein mit gestrecktem Oberkörper, ausatmend beugen Sie sich zum linken Knie.
- Atmen Sie wieder ein in der Streckung. Ausatmend beugen Sie sich zur Mitte.
- Atmen Sie ein in der Streckung. Ausatmend beugen Sie sich zum rechten Knie.
- Atmen Sie ein in der Streckung. Ausatmend beugen Sie sich in die Mitte.
- Einatmend in der Streckung. Ausatmend beugen Sie sich zum linken Knie
- usw. 2–3 Minuten.

Versuchen Sie trotz des leichten Dehnungsschmerzes in den Oberschenkeln, Ihren Körper zu entspannen und bewusst auszuatmen.

Wirkung: Streckung der Wirbelsäule, Entlastung des Lendenwirbelbereiches, Dehnung im Beckenbodenbereich, Streckung der Oberschenkelmuskulatur.

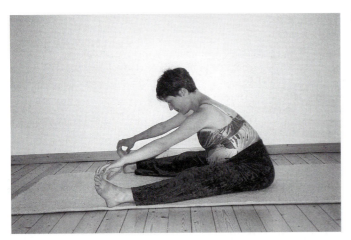

Abb. 7.**62**

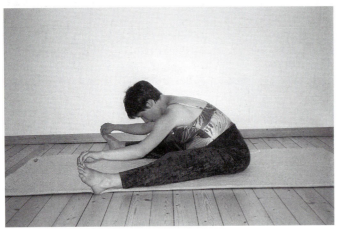

Abb. 7.**63**

7.9 Asanas für den Beckenboden

Übung 9: *Maha Mudra*

Ausgangsposition: Sitzen auf der linken Ferse, das rechte Bein ist gestreckt

- Versuchen Sie die Zehen Ihres rechten Fußes zu ergreifen.
- Strecken Sie Ihre Wirbelsäule, atmen Sie ein
- Atmen Sie so lange aus, wie Sie können
- Spannen Sie dabei Ihre Beckenbodenmuskeln an und verschließen Sie Ihre Körperöffnungen (Mulabandha).
- Während der Einatmung, die Spannung wieder gehen lassen.
- Nach 1–2 Minuten wird das Bein gewechselt.

Wirkung: Bewusstmachung und Anspannung der Beckenbodenmuskulatur, stoffwechselanregend.

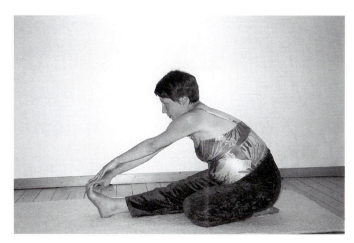

Abb. 7.**64**

Übung 10: *Lebensnervstreckung*

Der Lebensnerv verläuft am unteren Rücken, den Beinrückseiten entlang und endet an den Fersen. Ist der Lebensnerv verkürzt, so leiden wir verstärkt an Selbstzweifeln und Mutlosigkeit. Gleichzeitig hat diese Übung eine entlastende Wirkung auf den Ischiasnerv und die ischiasumgebende Muskulatur.

Ausgangsposition: das linke Bein ist gestreckt, das rechte Bein ist angewinkelt, die rechte Ferse liegt vor dem Schambein.

- Versuchen Sie nun mit Ihren Händen die Fußspitze, das Fußgelenk oder die Wade zu umfassen und beugen Sie sich mit gestrecktem Rücken sanft nach vorne.
- Halten Sie die Position 1–2 Minuten lang und atmen Sie ruhig ein und aus.
- **Variante:** Sie können sich diese Übung erleichtern, indem Sie einen Schal oder ein Tuch um den Mittelfuß schlingen und ihn mit beiden Händen halten. Mit der Ausatmung können Sie sich dann mit gestrecktem Oberkörper in Richtung Bein sinken lassen.

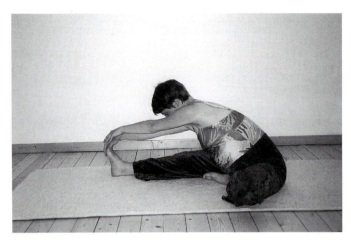

Abb. 7.**65**

- **Variante:** Die Lebensnervstreckung mit aufgerichtetem Rücken.

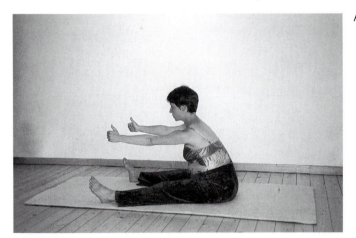

Abb. 7.**66**

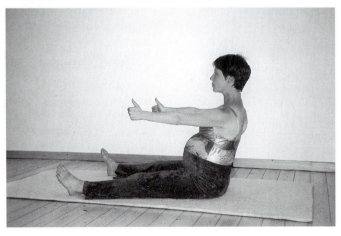

Abb. 7.**67**

7.10 Die Bandhas

Bandha bedeutet übersetzt „Fessel" sowie Zusammenfügen, Binden oder Halten. Es handelt sich hierbei um Körperstellungen, in der bestimmte Organe oder Teile des Körpers zusammengezogen werden. Im Schwangeren- sowie auch im Rückbildungsyoga, ist das Mula-Bandha von besonderem Interesse. Es reguliert die Verdauung und fördert die Vitalität des Beckenbodens.

Mula-Bandha

Ausgangsposition ist der einfache Sitz, die Handflächen werden vor dem Brustkorb zusammengelegt, die Hände sind ungefähr eine Handbreite vom Brustbein entfernt.

- Einatmen in Ruheposition
- Ausatmend versuchen, das Steißbein in Richtung Schambein zu ziehen und die Ringmuskulatur um Anus und Scheide zusammenziehen.
- Bei der nächsten Einatmung die Spannung wieder lösen und die Übung 2–3 Minuten wiederholen.

Variante: Man kann das Mula-Bandha mit der Beckenschaukel verbinden.

- Einatmend leicht ins Hohlkreuz gehen, sich strecken
- Ausatmend das Becken aufrichten, die Wirbelsäule runden, das Steißbein in Richtung Schambein ziehen und die Ringmuskulatur um Scheide und Anus fest zusammenziehen.
- Einatmend die Spannung wieder lösen.
- 2–3 Minuten.

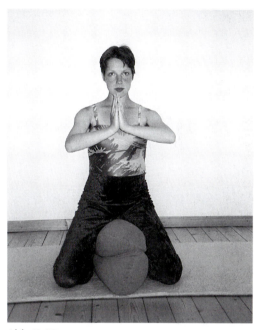

Abb. 7.**68**

7.11 Yogaübungen zur Wehensimulation

Übung 1

Diese Übung symbolisiert den Energieverbrauch einer starken Wehe.

Ausgangsposition: Fersensitz, die Hände ruhen auf den Hüften

- Mit der Einatmung hochkommen in den Kniestand
- Mit der Ausatmung in den Fersensitz zurückgehen. Diese Übung wird sehr dynamisch gemacht, mit starker Betonung der Ausatmung durch die Nase.
- 1 Minute.

Wirkung: Stärkt die Nerven und fördert das Durchhaltevermögen.

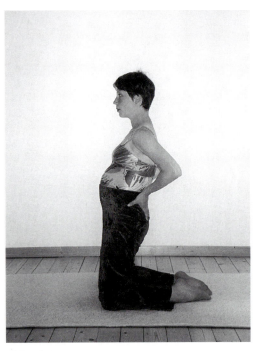

Abb. 7.**69**

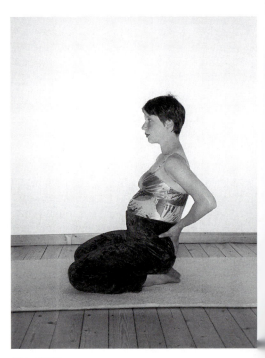

Abb. 7.**70**

Übung 2

Ausgangsposition: einfache Haltung oder Reitersitz; strecken Sie Ihre Arme parallel zum Boden seitlich aus.

- Atmen Sie nun wie bei der Geburt durch die Nase ein und durch den Mund aus. Übungsdauer: 3–12 Minuten.

Versuchen Sie trotz der Anspannung in der Schulter- und Armmuskulatur Ihr Gesicht, insbesondere die Augenmuskulatur und den Mund, locker und gelöst zu halten. Wenn die Übung sehr anstrengend wird, geben Sie Ihrer Ausatmung einen Ton.

- **Variante:** Wenn das Schmerzempfinden in den Schultern und Armen zunimmt, können Sie anfangen, Ihren Oberkörper zu schaukeln, zu wiegen und mit der Ausatmung zu tönen oder zu stöhnen.

Wirkung: Diese Übung fördert das Durchhaltevermögen und kann zeigen wie hilfreich der eigene Atem beim Ertragen von Schmerz und Anspannung ist.

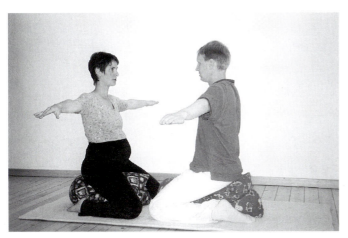

Abb. 7.**71**

7.12 Paaryoga

Die Venus Kriyas oder Paarmeditationen wirken reinigend auf das Unterbewusstsein, stellen einen intensiven Kontakt zwischen Mann und Frau her und machen deren Liebe und Kraft erfahrbar.

Vorbereitung: Die Partner sitzen einander mit Augenkontakt gegenüber. Versuchen Sie, sich zu begegnen in dem Gefühl von Liebe, Anerkennung und Respekt. Am Ende des Venus Kriyas strecken beide Partner die Arme hoch über den Kopf und drehen die Oberkörper nach links und rechts. Bringen Sie dann die Hände zurück in die Gebetshaltung und schauen Sie sich erneut in die Augen. Vielleicht können Sie etwas wie gegenseitige Dankbarkeit empfinden.

Nach der Paarmeditation sollte immer noch etwas Zeit bleiben für einen Austausch oder auch für eine Massage.

Übung 1: *Der Herzlotus*

- Setzen Sie sich mit gekreuzten Beinen gegenüber, Ihre Knie berühren sich leicht.
- Formen Sie mit Ihren Händen einen Lotus. Die Hände sind geöffnet wie eine Blüte, die Handwurzeln berühren sich dabei. Die beiden kleinen Finger des Mannes liegen unter den kleinen Fingern der Frau. Diese Position eurer Hände stellt einen Herzlotus dar.
- Schauen Sie sich in die Augen und erblicken Sie in den Augen Ihres Partners/Ihrer Partnerin seine/ihre Seele und die Wärme des Herzens. Meditieren Sie in dieser Weise ohne sich zu bewegen für 1 1/2 Minuten. Wenn Sie diesen Augenkontakt nicht halten können, so schließen Sie die Augen und versuchen Sie dennoch das Bild Ihres Partner/Ihrer Partnerin vor Ihrem inneren Auge zu bewahren.
- Bringen Sie nun Ihre Hände übereinandergelegt zum Herzzentrum, in der Mitte des Brustbeins, schließen Sie die Augen und jeder meditiert auf sein eigenes Herz. Sitzen Sie bewegungslos und gehen Sie tief in sich zum Zentrum Ihres Seins.
- Nach 1 1/2 Minuten atmen Sie 3-mal tief ein und aus und entspannen Sie sich. Gesamtzeit: 3–4 Minuten

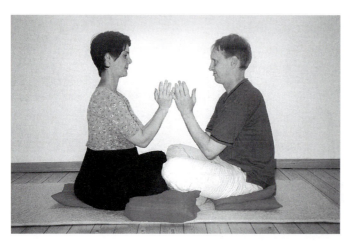

Abb. 7.**72**

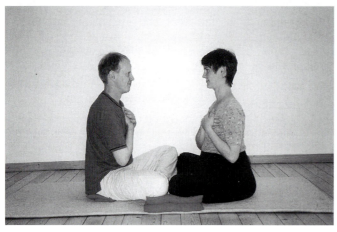

Abb. 7.**73**

Übung 2: „Um frei zu werden von Groll und Missgunst"

- Sitzen Sie Rücken an Rücken an Rücken mit Ihrem Partner/Ihrer Partnerin, ziehen Sie die Knie an, stellen Sie die Fußflächen flach am Boden ab und die Arme liegen locker auf den Knien.
- Schließen Sie die Augen. Meditieren Sie auf Ihr Herz, hören Sie es.
- Meditieren Sie auf die Sonne, bringen Sie sie in Ihr Herz. Die Sonne verglüht alle Bitterkeit, die Sie gegen Ihren Partner/Ihre Partnerin empfinden und die Sie in all den Jahren gegen sich selbst aufgebaut haben.
- Meditieren Sie weiter für 3 Minuten. Gesamtzeit ca. 5–7 Minuten.

Einfachere Variante: Rückhalt geben und sich gegenseitig „stützen".

- Sitzen Sie Rücken an Rücken mit Ihrem Partner/Ihrer Partnerin, ziehen Sie die Knie an, stellen Sie die Fußflächen flach auf dem Boden ab und die Arme liegen locker auf den Knien.
- Schließen Sie die Augen und konzentrieren Sie sich auf die Aufgabe, sich gegenseitig „Rückhalt" zu geben.
- Balancieren Sie sich in der Weise aus, dass Sie sich beide getragen fühlen, beide gestützt fühlen. Machen Sie dies nonverbal, nur mit dem Rücken, bis sich ein Gefühl von Halten und Gehalten werden einstellt.
- Gesamtzeit 5 Minuten.

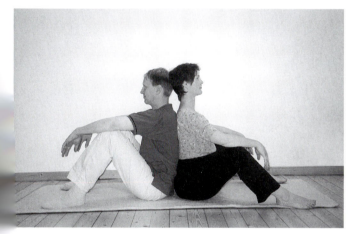

Abb. 7.74

Übung 3: „Kraft und Energie"

- Setzen Sie sich im einfachen Sitz gegenüber, Ihre Knie berühren sich nicht. Ihre Hände sind bis in Schulterhöhe angehoben, Ihre Fingerkuppen berühren sich ganz leicht.
- Schauen Sie sich in die Augen oder schließen Sie die Augen und lassen Sie das Bild Ihres Partners/Ihrer Partnerin vor dem inneren Auge entstehen.
- Jetzt konzentrieren Sie sich auf den Kontakt Ihrer Fingerspitzen und lassen Kraft und Energie zu Ihrem Partner/Ihrer Partnerin strömen. Durch Ihre Fingerspitzen fließt ein warmer Strom aus Liebe, Respekt, Energie und Halt.
- 5–7 Minuten.

Diese Übung kann außerdem als **Wehensimulationsübung** durchgeführt werden.

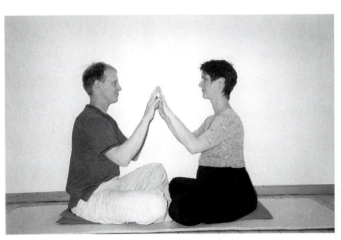

Abb. 7.**75**

7.13 Yogaübungsfolgen/Yogasets

13.1 Yogaset I: Yogaübungen für die körperlichen Anforderungen einer Geburt

Übung 1

Ausgangsposition: im Stehen; die Arme sind nach oben ausgestreckt, die Oberarme liegen an den Ohren, die Handflächen liegen aneinander.

Atmen Sie ein und verlagern Sie Ihr Gewicht auf die Ferse
Atmen Sie aus, beugen Sie den Oberkörper leicht nach vorn und verlagern Sie Ihr Gewicht auf die Fußspitzen.
1–3 Minuten.

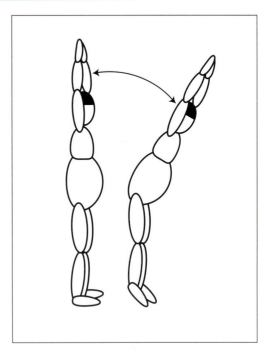

Abb. 7.**76**

Übung 2

Ausgangsposition: Fersensitz; die Hände ruhen auf den Hüften.

- Mit der Einatmung hochkommen in den Kniestand
- Mit der Ausatmung in den Fersensitz zurückgehen. Diese Übung wird sehr dynamisch gemacht, mit starker Betonung der Ausatmung durch die Nase.
- 1 Minute.

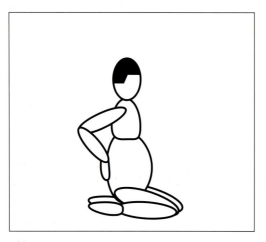

Abb. 7.**77**

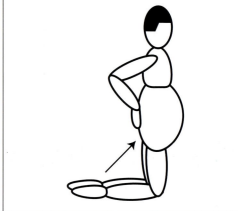

Abb. 7.**78**

Übung 3

Ausgangsposition: Langsitz, wobei man sich mit den Händen hinten am Boden abstützen kann.

- Atmen Sie aus und heben Sie das linke Bein
- Atmen Sie ein und legen Sie das Bein wieder ab.
- Linkes Bein 1–3 Minuten, rechtes Bein 1–3 Minuten.

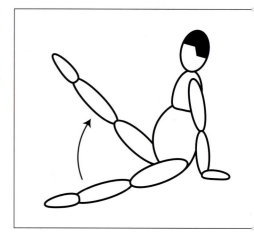

Abb. 7.**79**

Übung 4

Ausgangsposition: Shakti-Haltung, legen Sie die Fußflächen aneinander und umfassen Sie sie mit Ihren Händen

- Einatmend die Knie anheben
- Ausatmend die Knie sanft in Richtung Boden drücken.
- Nicht federn. 1–3 Minuten.

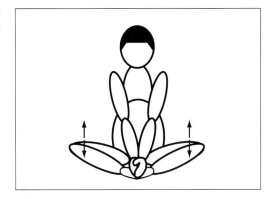

Abb. 7.80

Übung 5

Ausgangsposition: einfacher Sitz, eventuell abgestützt mit Kissen unter dem Gesäß und unter den Knien

- Atmen Sie ein und strecken Sie die Wirbelsäule, dabei kippt Ihr Becken nach hinten.
- Atmen Sie aus, richten Sie Ihr Becken auf und spüren Sie, wie Ihr Rücken sich rundet (Beckenschaukel im Sitzen).
- 2–5 Minuten.

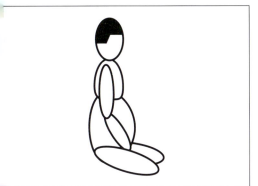

Abb. 7.81

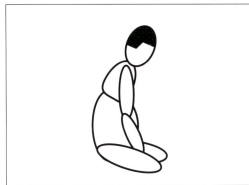

Abb. 7.82

Übung 6

Ausgangsposition: Hocken auf dem ganzen Fuß, dabei werden die Handflächen zusammengelegt und die Ellenbogen zwischen den Knieinnenseiten ausgespannt

- Atmen Sie in dieser Position tief ein und aus, entspannen Sie Ihre Bauch- und Beckenbodenmuskulatur
- 1–3 Minuten. (Wenn Sie nicht auf dem ganzen Fuß hocken können, so erhöhen Sie Ihre Ferse, z. B. mit einem zusammengerollten Handtuch.)

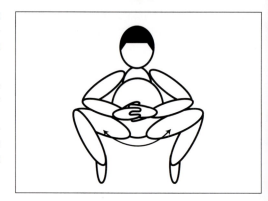

Abb. 7.**83**

Übung 7

Ausgangsposition: einfache Haltung oder einfacher Sitz

- Neigen Sie Ihren Kopf auf die linke Schulter, atmen Sie in dieser Position ein
- Dann rollen Sie Ihren Kopf über die Brust, neigen Ihren Kopf auf die rechte Schulter
- Atmen Sie aus und rollen Sie den Kopf erneut in der Atempause über die Brust zur linken Schulter.
- 1–3 Minuten.

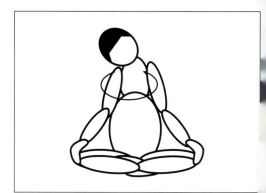

Abb. 7.**84**

Übung 8

Ausgangsposition: Seitenlage, das untere Bein ist leicht angewinkelt, der Kopf wird mit einem Kissen oder dem Arm gestützt

- Atmen Sie aus und heben Sie das oben liegende Bein gestreckt an
- Atmen Sie ein in der Ruheposition.
- 1–3 Minuten auf jeder Seite.

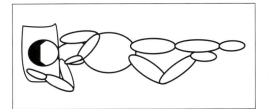

Abb. 7.85

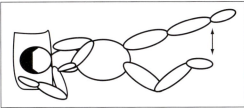

Abb. 7.86

7.13.2 Yogaset II: Yogaübungen zur Förderungen der Konzentration, des Durchhaltevermögens und des inneren Gleichgewichts

Übung 1

Ausgangsposition: einfacher Sitz, die rechte Hand ruht im Schoß, der linke Arm ist nach oben ausgestreckt in einem 60°-Winkel, die Finger sind geschlossen, die Handflächen weisen nach oben

- Strecken Sie Ihre Arm bis in die Fingerspitzen, so dass Spannung entsteht.
- Halten Sie diese Position für 1 Minute lang mit langer tiefer Bauchatmung.
- Wiederholung: 1 Minute, rechter Arm.

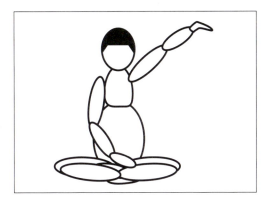

Abb. 7.87

Übung 2

- Bringen Sie beide Arme in die Streckung, in einem Winkel von 60°, und halten Sie diese Position für 1–2 Minuten.

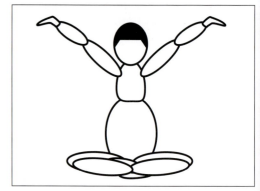

Abb. 7.**88**

Übung 3

Ausgangsposition: einfache Haltung, beide Arme sind hochgestreckt im 60°-Winkel, die Daumen liegen in den Fäusten.

- Lassen Sie die Fäuste langsam kreisen.
- 1/2–1 Minute nach vorn und 1/2–1 Minute nach hinten.

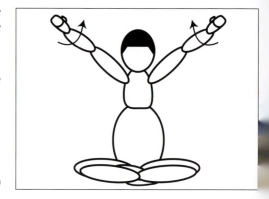

Abb. 7.**89**

Übung 4

Ausgangsposition: einfacher Sitz, strecken Sie die Arme seitlich parallel zum Boden aus.

- Lassen Sie Ihre Fäuste und Unterarme kreisen. 1/2–1 Minute nach vorn und 1/2–1 Minute nach hinten.

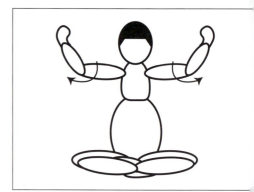

Abb. 7.**90**

Übung 5

Ausgangsposition: einfacher Sitz, die Arme sind in Schulterhöhe parallel zum Boden ausgestreckt, die Handflächen weisen zur Unterlage

- Halten Sie diese Position für 1–3 Minuten und achten Sie darauf, dass Ihre Nacken- und Gesichtsmuskulatur entspannt bleibt.

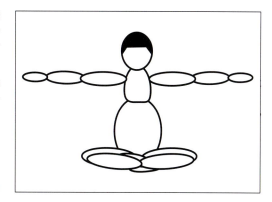

Abb. 7.**91**

Übung 6

Ausgangsposition: einfacher Sitz, beide Arme werden neben den Ohren nach oben ausgestreckt, die Daumen liegen in den Fäusten

- Strecken Sie nacheinander Ihre Finger
- Strecken Sie die Zeigefinger und beugen Sie sie
- Strecken Sie die Mittelfinger und beugen Sie sie
- Strecken Sie die Ringfinger und beugen Sie sie
- Strecken Sie die kleinen Finger und beugen Sie sie
- Beginnen Sie wieder von vorne. 1–2 Minuten.

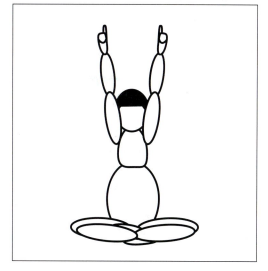

Abb. 7.**92**

Übung 7

Ausgangsposition: Shakti-Haltung. Die Fußflächen liegen aneinander und werden mit den Händen umfasst.

- Einatmend die Knie anheben
- Ausatmend die Knie sanft in Richtung Boden drücken.
- Nicht federn.
- 1–3 Minuten.

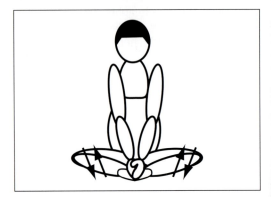

Abb. 7.**93**

Übung 8

Ausgangsposition: Langsitz, in dem man sich mit den Händen am Boden abstützt

- Atmen Sie aus und heben Sie das linke Bein
- Atmen Sie ein und legen Sie das Bein wieder ab.
- Linkes Bein 1–3 Minuten, rechtes Bein 1–3 Minuten.

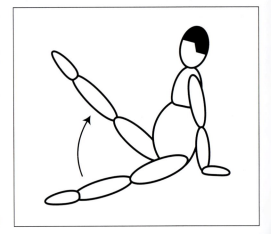

Abb. 7.**94**

Übung 9

Ausgangsposition: Hocken auf dem ganzen Fuß, dabei werden die Handflächen zusammengelegt und die Ellenbogen zwischen den Knieinnenseiten ausgespannt

- Atmen Sie in dieser Position tief ein und aus, entspannen Sie Ihre Bauch- und Beckenbodenmuskulatur.
- 1–3 Minuten. (Wenn Sie nicht auf dem ganzen Fuß hocken können, so erhöhen Sie Ihre Fersen)

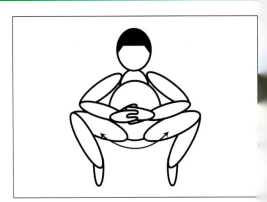

Abb. 7.**95**

Übung 10

Ausgangsposition: einfacher Sitz

- Halten Sie Ihre Hände in Pfötchenstellung, rollen Sie Ihre Schultern dann in großen Kreisen 1 Minute lang vorwärts, 1 Minute lang rückwärts.

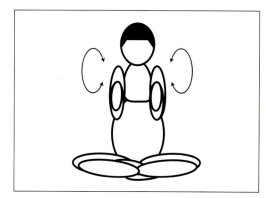

Abb. 7.**96**

Übung 11

Ausgangsposition: einfacher Sitz, die Arme sind seitlich parallel zum Boden ausgestreckt.

- Ballen Sie Ihre Fäuste und strecken Sie die Daumen nach oben.
- Drehen Sie nun ausatmend den ganzen Oberkörper nach rechts, dabei dreht der Kopf mit, und beim Einatmen nach links.
- 1–3 Minuten.

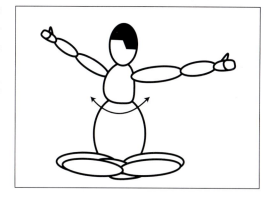

Abb. 7.**97**

Übung 12

Ausgangsposition: einfache Haltung oder einfacher Sitz

- Neigen Sie Ihren Kopf auf die linke Schulter, atmen Sie in dieser Position ein
- Dann rollen Sie Ihren Kopf über die Brust, neigen den Kopf auf die rechte Schulter
- Atmen Sie aus und rollen Sie den Kopf erneut über die Brust zur linken Schulter.
- 1–3 Minuten.

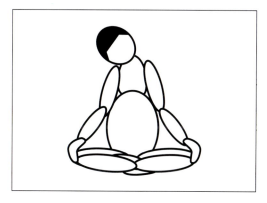

Abb. 7.**98**

Übung 13

Ausgangsposition: einfacher Sitz

- Strecken Sie die Arme parallel zum Boden nach vorn. Falten Sie Ihre Hände und strecken Sie die Zeigefinger aus.
- Konzentrieren Sie sich auf die Fingerspitzen und einen Punkt am Horizont.
- 3 Minuten.

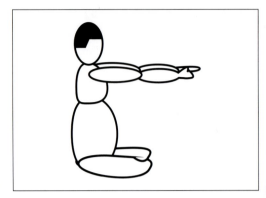

Abb. 7.**99**

Übung 14

Ausgangsposition: Seitenlage, der Kopf wird mit einem Kissen oder dem Arm unterstützt. Legen Sie Ihre obere Hand auf Ihr Kreuzbein, um die Bewegung zu kontrollieren

- Atmen Sie ein, strecken Sie die Wirbelsäule und kippen Sie Ihr Becken nach hinten
- Atmen Sie aus, richten Sie Ihr Becken auf und runden Sie Ihren Rücken.
- 3–5 Minuten auf jeder Seite.

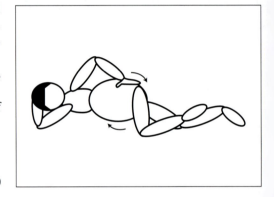

Abb. 7.**100**

7.13.3 Yogaset III: Yogaübungen für die Wirbelsäule und als Ischiasprophylaxe

Übung 1

Ausgangsposition: Shakti-Haltung, die Fußflächen liegen aneinander und werden mit den Händen umfasst

- Einatmend die Knie anheben
- Ausatmend die Knie sanft in Richtung Boden drücken. Nicht federn.
- 1–3 Minuten.

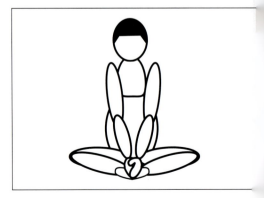

Abb. 7.**101**

Übung 2

Ausgangsposition: Sitzen im Langsitz mit gegrätschten Beinen; die großen Zehen werden mit Daumen und Zeigefinger umfasst. Falls dies nicht gelingt, kann man die Fußgelenke oder die Wade umfassen oder in das Hosenbein oder in die Socken greifen

- Atmen Sie ein und richten Sie Ihren Oberkörper gerade auf
- Atmen Sie aus und beugen Sie Ihren gestreckten Oberkörper auf das linke Bein.
- 1 Minute linkes Bein, 1 Minute rechtes Bein.

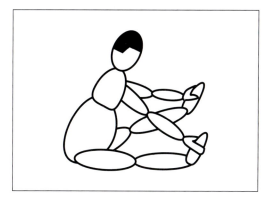

Abb. 7.**102**

Übung 3: *Kuh/Katze*

Ausgangsposition: Vierfüßlerstand

- Einatmen mit geradem Rücken
- Ausatmen mit rundem Katzenbuckel und aufgerichtetem Becken.

- 1–3 Minuten. Dabei wird der Kopf niemals in den Nacken gestreckt, der Blick bleibt stets auf den Boden gerichtet zur Vermeidung eines starken Hohlkreuzes.

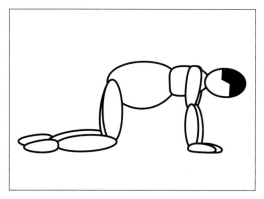

Abb. 7.**103**

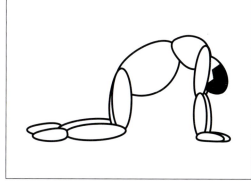

Abb. 7.**104**

Übung 4: *Beckenkreise*

Ausgangsposition Vierfüßlerstand

- Kreisen Sie Ihr Becken in großen Kreisen 1–3 Minuten lang in jede Richtung.

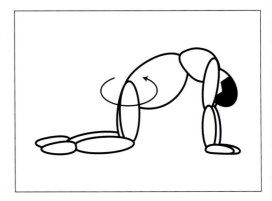

Abb. 7.**105**

Übung 5

Ausgangsposition: Vierfüßlerstand

- Atmen Sie ein und beugen Sie Ihren Kopf und Ihre Hüften nach links, so dass Sie Ihr Gesäß anschauen können.
- Atmen Sie aus und beugen Sie Kopf und Hüften nach rechts.
- 1–3 Minuten.

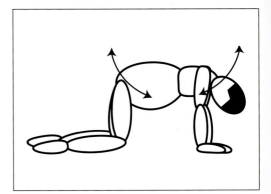

Abb. 7.**106**

Übung 6: *Eingerolltes Blatt*

Ausgangsposition: Fersensitz

- Grätschen Sie Ihre Knie und neigen Sie den Oberkörper so weit, bis der Kopf den Boden berührt.
- Führen Sie gleichzeitig Ihre Arme nach hinten und legen Sie die Handrücken neben den Oberschenkeln auf den Boden.
- Der Oberkörper ist vollkommen entspannt und der Kopf ist locker.
- 3–5 Minuten.

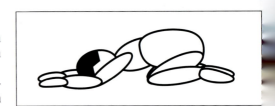

Abb. 7.**107**

Übung 7

Ausgangsposition: Vierfüßlerstand

- Übung Kuh/Katze mit gestrecktem und angewinkeltem Bein.
- 1–3 Minuten mit jeweils einem Bein.

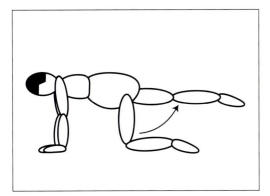

Abb. 7.108

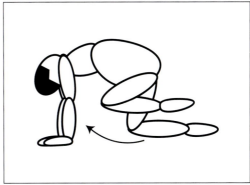

Abb. 7.109

Übung 8

Ausgangsposition: Hocken auf dem ganzen Fuß, dabei werden die Handflächen zusammengelegt und die Ellenbogen zwischen den Knieinnenseiten ausgespannt

- Atmen Sie in dieser Position tief ein und aus, entspannen Sie Ihre Bauch- und Beckenbodenmuskulatur.
- 1–3 Minuten. (Wenn Sie nicht auf dem ganzen Fuß hocken können, so erhöhen Sie Ihre Fersen)

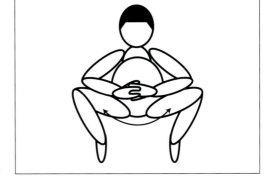

Abb. 7.110

Übung 9

Ausgangsposition: einfache Haltung oder einfacher Sitz

- Neigen Sie Ihren Kopf auf die linke Schulter, atmen Sie in dieser Position ein
- Dann rollen Sie Ihren Kopf über die Brust, neigen den Kopf auf die rechte Schulter
- Atmen Sie aus und rollen Sie den Kopf erneut über die Brust zur linken Schulter.
- 1–3 Minuten.

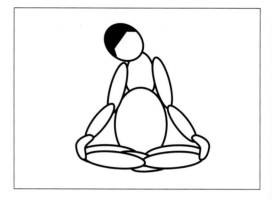

Abb. 7.**111**

7.13.4 Yogaset IV: Yogaübungen zur Anregung der Drüsentätigkeit und der Verdauung

Übung 1

Ausgangsposition: einfacher Sitz

- Strecken Sie Ihre Arme in Schulterhöhe parallel zum Boden. Die Handflächen weisen zur Unterlage.
- Halten Sie diese Position für 1–3 Minuten und achten Sie darauf, dass Ihre Nacken- und Gesichtsmuskulatur entspannt bleiben.

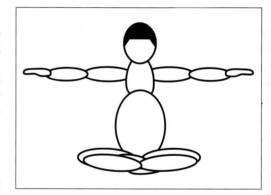

Abb. 7.**112**

Übung 2: *Beckenschaukel im Sitzen*

Ausgangsposition: einfacher Sitz, eventuell abgestützt mit Kissen unter dem Gesäß und unter den Knien

- Atmen Sie ein und strecken Sie die Wirbelsäule, dabei kippt das Becken nach hinten.
- Atmen Sie aus, richten Sie Ihr Becken auf und spüren Sie, wie Ihr Rücken sich rundet.
- 2–5 Minuten.

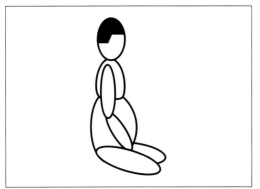

Abb. 7.**113**

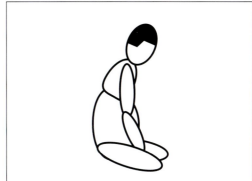

Abb. 7.**114**

Übung 3

Ausgangsposition: Shakti-Haltung, die Fußflächen liegen aneinander und werden mit den Händen umfasst

- Einatmend die Knie anheben
- Ausatmend die Knie sanft in Richtung Boden drücken. Nicht federn.
- 1–3 Minuten.

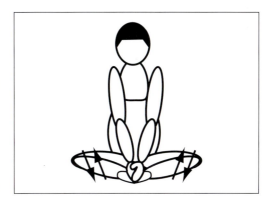

Abb. 7.**115**

Übung 4

Ausgangsposition: Langsitz mit gegrätschten Beinen, die großen Zehen werden mit Daumen und Zeigefinger umfasst

- Atmen Sie ein und richten Sie Ihren Rücken gerade auf.
- Atmen Sie aus und beugen Sie den Oberkörper nach vorn.
- 1–3 Minuten.

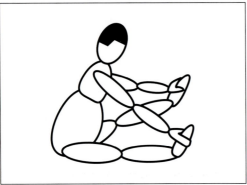

Abb. 7.**116**   Abb. 7.**117**

Übung 5: *Beckenkreise*

Ausgangsposition: Vierfüßlerstand

- Rollen Sie Ihr Becken in großen Kreisen.
- 1–3 Minuten in jede Richtung.

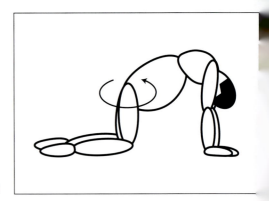

Abb. 7.**118**

Übung 6: *Das eingerollte Blatt*

Ausgangsposition: Fersensitz

- Grätschen Sie Ihre Knie und neigen Sie Ihren Oberkörper so weit vor, bis der Kopf den Boden berührt. Führen Sie gleichzeitig Ihre Arme nach hinten und legen Sie die Handrücken neben den Oberschenkeln auf den Boden.
- Der Oberkörper ist vollkommen entspannt und der Kopf ist locker.
- 3–5 Minuten.

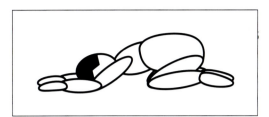

Abb. 7.**119**

Übung 7

Ausgangsposition: einfache Haltung, die Hände liegen auf den Schultern, die Finger weisen nach vorn, der Daumen nach hinten

- Atmen Sie ein und drehen Sie den Oberkörper und Kopf zur linken Seite
- Atmen Sie aus und schwingen Sie zur rechten Seite.
- 1–2 Minuten.

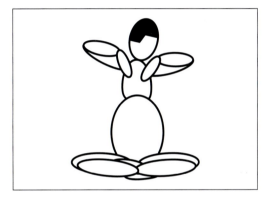

Abb. 7.**120**

Übung 8

Ausgangsposition: einfache Haltung, die Hände liegen auf den Schultern, die Finger weisen nach vorn, der Daumen nach hinten

- Atmen Sie ein und heben Sie die Ellenbogen an die Ohren
- Atmen Sie aus und bringen Sie die Ellenbogen an die Rippen.
- 1 Minute im schnellen Rhythmus wie Flügelschlagen oder 1–3 Minuten im langsamen, tiefen Atemrhythmus.

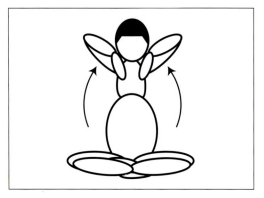

Abb. 7.**121**

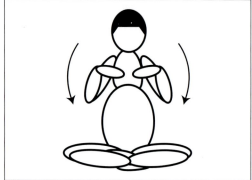

Abb. 7.**122**

Übung 9

Ausgangsposition: einfache Haltung; die Handflächen liegen beieinander eine Handbreit vor dem Brustbein

- Während der Ausatmung drücken Sie kräftig die Handflächen gegeneinander und ziehen Ihr Steißbein in Richtung Schambein und verschließen Sie die Körperöffnungen. (Mulabandha)

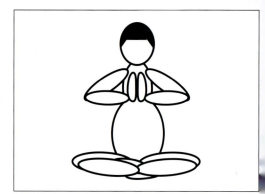

Abb. 7.**123**

7.13.5 Yogaset V: Yogaübungen für Ausdauer und Kraft

Übung 1

Ausgangsposition: stabiler Stand, beide Arme sind parallel zum Boden in Schulterhöhe zu den Seiten ausgestreckt

- Atmen Sie ein und schwingen Sie mit dem ganzen Oberkörper nach links
- Atmen Sie aus und schwingen Sie zur rechten Seite.
- 1–3 Minuten.

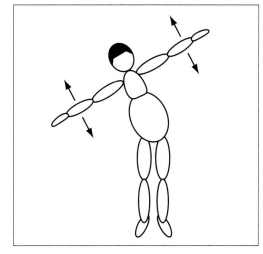

Abb. 7.**124**

Übung 2

Ausgangsposition: einfache Haltung, die Arme sind parallel zum Boden seitlich ausgestreckt, die Hände sind zu Fäusten geballt und der Mittelfinger gestreckt

- Bewegen Sie Ihre Arme in kleinen Kreisen vorwärts 1 Minute und rückwärts 1 Minute.

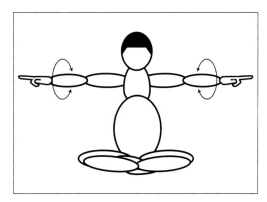

Abb. 7.**125**

Übung 3

tion: einfacher Sitz, legen Sie Ihre Hände an die Schläfen und dehnen Sie Ihre Ellenbogen weit zurück

- Beginnen Sie nun, den ganzen Oberkörper kreisen zu lassen.
- 1 Minute links herum, 1 Minute rechts herum.

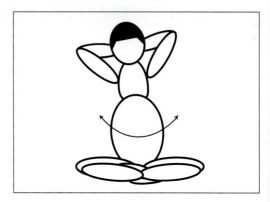

Abb. 7.**126**

Übung 4

Ausgangsposition: einfacher Sitz, die Arme sind parallel zum Boden seitlich ausgestreckt, die Daumen liegen an der Wurzel des kleinen Fingers

- Atmen Sie aus und bringen Sie den rechten Arm hoch in einen 60°-Winkel und den linken Arm im 60°-Winkel nach unten.
- Atmen Sie ein und bringen Sie nun den linken Arm nach oben und den rechten Arm nach unten.
- 1–3 Minten.

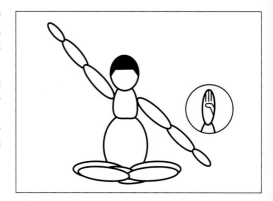

Abb. 7.**127**

Übung 5: *Lebensnervstreckung*

Ausgangsposition: das linke Bein ist gestreckt, das rechte Bein ist angewinkelt, die rechte Ferse liegt vor dem Schambein

- Versuchen Sie nun mit den Händen Ihre Fußspitze, das Fußgelenk oder die Wade zu umfassen und beugen Sie sich mit gestrecktem Rücken sanft nach vorne.
- Halten Sie diese Position 1–2 Minuten und atmen Sie ruhig ein und aus.
- Wiederholung rechtes Bein.

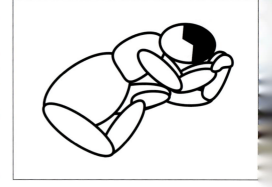

Abb. 7.**128**

Übung 6

Ausgangsposition: Shakti-Haltung, die Fußflächen liegen aneinander und werden mit den Händen umfasst

- Einatmend die Knie anheben
- Ausatmend die Knie sanft in Richtung Boden drücken. Nicht federn.
- 1–3 Minuten.

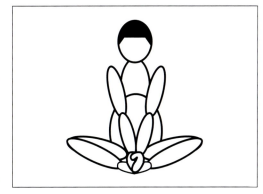

Abb. 7.**129**

Übung 7: *Sufikreise*

Ausgangsposition: einfache Haltung, die Hände liegen auf den Knien oder umfassen die Fußgelenke

- Machen Sie große Kreise mit dem Rücken, wobei Sie bei der Vorwärtsbewegung Ihr Brustbein bewusst vorstrecken und in der Rückwärtsbewegung den Rücken ganz rund machen.
- Atmen Sie in der Streckbewegung ein und mit rundem Rücken aus.
- Kreisen Sie mindestens 1 Minute in die eine Richtung und wechseln Sie dann für 1 Minute in die andere Richtung.

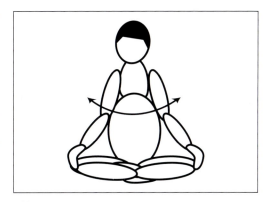

Abb. 7.**130**

Übung 8: *Beckenkreise*

Ausgangsposition: Vierfüßlerstand

- Rollen Sie Ihr Becken in großen Kreisen 1–3 Minuten in jede Richtung.

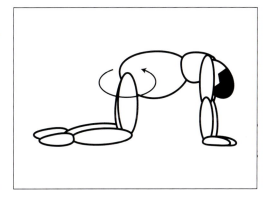

Abb. 7.**131**

Übung 9

Ausgangsposition: Fersensitz, die Hände sind auf die Hüfte gestützt

- Kommen Sie ausatmend hoch in den Kniestand
- Setzen Sie sich einatmend wieder ab auf Ihre Fersen.
- Schneller Rhythmus mit Betonung der Ausatmung. 1 Minute (Diese Übung symbolisiert den Energieverbrauch einer starken Wehe.)

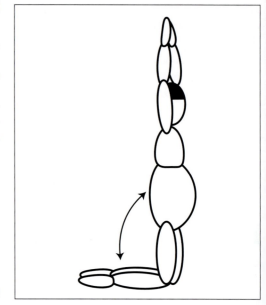

Abb. 7.**132**

Übung 10

Ausgangsposition: Fersensitz, die Arme sind über den Kopf ausgestreckt, die Handflächen liegen zusammen und die Oberarme liegen an den Ohren

- Kommen Sie ausatmend hoch in den Kniestand und setzen Sie sich einatmend einmal links neben Ihre Füße und beim nächsten Mal rechts neben Ihre Füße.
- 1–3 Minuten.

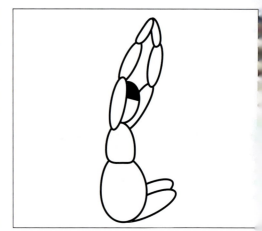

Abb. 7.**133**

Übung 11

Ausgangsposition: einfache Haltung, die Hände liegen auf den Schultern, die Finger weisen nach vorn, der Daumen nach hinten

- Atmen Sie ein und drehen Sie den Oberkörper und Kopf zur linken Seite
- Atmen Sie aus und schwingen Sie zur rechten Seite.
- 1–2 Minuten.

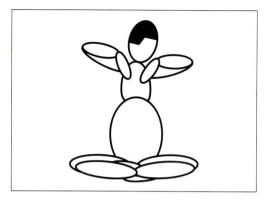

Abb. 7.**134**

Übung 12

Ausgangsposition: einfache Haltung oder einfacher Sitz

- Neigen Sie Ihren Kopf auf die linke Schulter, atmen Sie in dieser Position ein
- Dann rollen Sie Ihren Kopf über die Brust, neigen den Kopf auf die rechte Schulter
- Atmen Sie aus und rollen Sie den Kopf erneut über die Brust zur linken Schulter.
- 1–3 Minuten.

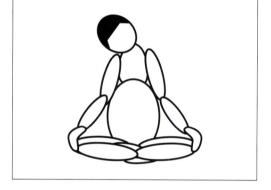

Abb. 7.**135**

Übung 13

Ausgangsposition: einfacher Sitz

- Legen Sie Ihre Hände flach auf den Unterbauch und beginnen Sie mit der Ausatmung die Beckenbodenmuskulatur anzuspannen, „blinzeln" Sie mit Ihrem Beckenboden.
- Ziehen Sie Ihr Steißbein in Richtung Schambein, ziehen Sie die Sitzbeinhöcker zusammen und verschließen Ihre Körperöffnungen.
- 3 Minuten mit jeder Ausatmung. Bei der Einatmung wird der Beckenboden entspannt.

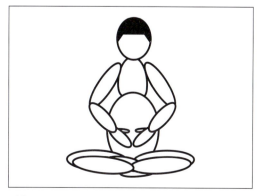

Abb. 7.**136**

7.14 Meditation

Meditation und Entspannungsübungen sind eine Kombination von körperlicher und geistiger Entspannung. Sie sind die richtige Antwort auf Nervosität, innere Anspannung und zu starke intellektuelle Kontrolle.

Meditation zur Entspannung der Nerven (Panj-Shabd-Meditation)

Ausgangsposition: einfache Haltung, eventuell gut ausgepolstert mit Kissen unter dem Gesäß und den Knien.

- **Mantra** Sa, Ta, Na, Ma
  - Sa steht für Geburt
  - Ta für das Leben
  - Na für den Tod und
  - Ma für Wiedergeburt
  - Noten

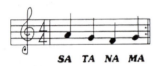

Abb. 7.137

- **Mudra** (Handhaltung)
  - bei „Sa" drückt man Daumen und Zeigefinger zusammen,
  - bei „Ta" Mittelfinger und Daumen,
  - bei „Na" Ringfinger und Daumen,
  - bei „Ma" kleinen Finger und Daumen.
- Meditationsdauer: 5–15 Minuten.

Meditation für starke Nerven

Diese Meditation hat viele gute Qualitäten. Sie stärkt die Nerven, baut den Aurakörper auf und hilft dem Bewusstsein, klare Entscheidungen zu treffen. Außerdem ist sie eine gute Übung für die Geburt. Sie hilft, die Spannung auszuhalten und die Kraft des Atems zu erproben. Es ist empfehlenswert, die Meditation mindestens 11 Minuten lang auszuüben.

Ausgangsposition: einfache Haltung, eventuell mit Kissen unter dem Gesäß und unter den Knien. Halten Sie Ihre linke Hand in Höhe der Ohren, wobei sich die Kuppen von Daumen und Ringfinger berühren. Die rechte Hand ruht entspannt im Schoß. Hier berühren sich die Kuppen von Daumen und Mittelfinger.

- Schließen Sie die Augen und konzentrieren Sie sich auf den Punkt zwischen den Augenbrauen.
- Denken Sie bei der Einatmung durch die Nase ein „Sat" und bei der Ausatmung über den Mund ein „Nam". Das ist das „wahre Selbst"

Für Männer ist die Haltung der Hände während dieser Meditation spiegelverkehrt.

Chakren-Meditation

- Öffnen Sie Ihre Energiezentren, legen Sie sich auf den Rücken oder auch auf die Seite, wobei eine Hand auf dem Bauch ruht. Schließen Sie die Augen und entspannen Sie sich, atmen Sie weich, tief und langsam.

Stellen Sie sich vor,

- dass ein strahlendes, goldenes Leuchte über Ihrem Kopf ist.
- Atmen Sie tief und langsam 5-mal ein und au

- Bleiben Sie mit Ihrer Aufmerksamkeit bei dem Leuchten, das aus Ihrem Kopf herauskommt.
- Lenken Sie nun Ihre Aufmerksamkeit zu Ihrer Kehle und stellen Sie sich wieder ein goldenes Leuchten vor, das von diesem Bereich ausstrahlt.
- Atmen Sie langsam 5-mal ein und aus und betrachten Sie aufmerksam dieses Licht.
- Gehen Sie mit Ihrer Aufmerksamkeit weiter hinunter zu Ihrem Herzzentrum.
- Stellen Sie sich das goldene Licht vor, wie es ein Strahlen mitten von Ihrer Brust aussendet.
- Machen Sie wieder 5 tiefe Atemzüge und spüren Sie, wie immer mehr Energie freigesetzt wird.
- Richten Sie als nächstes Ihre Aufmerksamkeit auf Ihr Sonnengeflecht (Solarplexus). Visualisieren Sie, wie das goldene Licht Ihre ganze Körpermitte ausfüllt, atmen Sie langsam 5-mal in diesen Bereich.

Nun stellen Sie sich vor,

- wie Ihr Becken in Licht getaucht ist und von Licht umgeben ist.
- Machen Sie wieder 5 tiefe Atemzüge und spüren Sie, wie die Lichtenergie ihre Strahlen aussendet und sich immer weiter ausbreitet.
- Sehen Sie nun zum Schluss Ihren Beckenboden von strahlendem Licht umhüllt und atmen Sie wieder 5-mal in diesen Bereich.

Stellen Sie sich nun vor,

- wie all diese Lichtbereiche gleichzeitig leuchten und Ihr ganzer Körper golden erstrahlt.
- wie aus diesem Licht ein Energiestrom wird, der beim Ausatmen an Ihrer linken Körperseite entlang von der Schädeldecke bis zu den Fußsohlen fließt und beim Einatmen an der rechten Körperseite entlang wieder zurück.
- Lassen Sie diese Energie mehrere Male um Ihren Körper kreisen.
- Wenn die Energie auf Ihrer linken Seite fließt, atmen Sie ein und wenn Sie auf der rechten Seite fließt, atmen Sie aus.
- Dieser Energiestrom kann außerdem von Ihrem Kopf zu den Füßen fließen, ausatmend an der Vorderseite des Körpers entlang und während der Einatmung auf der Rückseite des Körpers, von den Fußsohlen wieder zum Kopf hinauf.
- Lassen Sie auch diesen Fluß mehrere Male um sich kreisen.
- Wiederholen Sie dies, so oft es Spaß macht.

Nach dieser Meditation werden Sie tief entspannt sein und doch wach und voller Energie.

Der innere Kraftort

- Schließen Sie die Augen, machen Sie es sich bequem und entspannen Sie sich.
- Stellen Sie sich vor, Sie sind in einer schönen Naturlandschaft, auf einer Wiese, einem Berggipfel, im Wald, am Meer oder irgendwo auf dieser Welt an einem besonders anziehenden Ort. Dieser Ort ist warm und angenehm und ruhig. Erforschen Sie Ihre Umgebung und achten Sie auf alle Geräusche und Gerüche, auf besondere Gefühle und auch auf Gedanken, die in Ihnen entstehen.
- Richten Sie sich an diesem Ort bequem ein und spüren Sie, wie das Licht an diesem Ort Ihnen einen besonderen Schutz und eine unglaubliche Geborgenheit bietet, wie es Sie mit Schutz und Geborgenheit umhüllt.
- Jetzt beginnen Sie ruhig und tief und bewusst zu atmen und tanken an diesem Ort ganz viel Kraft und Energie. Kraft, die Sie brauchen für sich und Ihr Baby, für die Schwangerschaft und später für die Geburt.
- Denken Sie auch in Zukunft ganz oft an diesen Ort, an Ihren persönlichen Kraftort, wo Sie sich immer wieder hinbegeben können, zum Kraft schöpfen.
- Vielleicht kann Sie dieser Kraftort auch zur Geburt begleiten und ein Platz sein, an dem Sie sich in der Wehenpause immer wieder mit neuer Energie und mit neuem Mut versorgen können.

7.15 Entspannungsanleitungen

Übung 1: Savasana, die Entspannungshaltung

Ausgangsposition: Legen Sie sich auf Ihren Rücken, schließen Sie die Augen, legen Sie die Arme neben den Körper, drehen Sie die Handflächen nach oben, bringen Sie die Fersen zusammen, lassen Sie die Füße locker zur Seite fallen, ziehen Sie das Kinn leicht zur Brust und strecken Sie den Nacken. Strecken Sie sich von Kopf bis Fuß in einer geraden Linie.

- Konzentrieren Sie sich auf Ihren entspannten Atem, fühlen Sie, wie Sie mit jedem Einatmen neue Energie einatmen und mit jedem Ausatmen alte, verbrauchte Energie abgeben.
- Dann verlagern Sie in Gedanken diesen Atemprozess in Ihre Zehen. Stellen Sie sich vor, dass Sie durch Ihre Zehen neue Energie einatmen und ihnen dadurch neue Kraft geben. Beim Ausatmen geben Sie alle verbrauchte Energie durch Ihre Zehen ab und lösen so alle Spannungen in dieser Region Ihres Körpers.

Nun machen Sie dasselbe mit:

- Ihren Fußsohlen
- Ihren Fußrücken
- Ihren Fersen
- Ihren Waden
- Ihren Knien
- Ihren Oberschenkeln
- Ihren Hüften
- Ihrem Gesäß
- Ihrem Bauch
- Ihrer Brust
- Ihrer Wirbelsäule
- Ihrem Rücken
- Ihren Fingern
- Ihren Händen
- Ihren Unterarmen
- Ihren Oberarmen
- Ihren Schultern
- Ihrem Nacken
- Ihrer Kehle
- Ihrem Unterkiefer
- Ihrem Kinn
- Ihren Lippen
- Ihrer Zunge
- Ihren Wangen
- Ihrer Nase
- Ihren Augen
- Ihren Ohren
- Ihrer Stirn
- Ihrem Kopf
- Ihren Haaren

Am Ende dieser Entspannungshaltung sind alle Muskeln, Gelenke und Bänder entspannt und gelöst. Bei dieser Art der Entspannung, entspannt sich auch der Geist. Denn mit jeder Einatmung holen Sie sich neue Kraft, neue Energie, neues Prana, neue Lebensenergie, mit jeder Ausatmung atmen Sie alte Energie ab, aber auch Gedanken, die Sie stören und Negativität. Yoga strebt die Verbindung von Körper, Geist und Seele an. Es geht darum, unser Denken, unser Fühlen und unser Tun in Einklang zu bringen.

Übung 2: Alternative Entspannungshaltung in Seitenlage

Für Schwangere ab der 20.–22. Schwangerschaftswoche wird zum Entspannen die Seitenlage empfohlen, da die vergrößerte Gebärmutter auf die untere Hohlvene (Vena cava) drücken kann und somit der Rückstrom des Blutes zum Herzen gedrosselt wird. Dann kommt es zu einem Blutdruckabfall. Außerdem wird die Durchblutung des Uterus und der Plazenta vermindert und das Baby erhält weniger Sauerstoff. Die linke Seitenlage ist günstiger als die rechte, weil die Vena cava mehr rechts von der Körpermitte verläuft und bei der linken Seitenlage weniger komprimiert werden kann.

Ausgangsposition: Legen Sie sich auf die linke Seite, das linke Bein ist gestreckt und das rechte Bein liegt angewinkelt vor dem Körper. Die rechte Hand liegt auf dem rechten Oberschenkel und der linke Arm angewinkelt unter dem Kopf.

- Atmen Sie ein paarmal langsam und vollständig ein und aus. Fühlen Sie den Kontakt Ihres Körpers zum Boden unter sich.
- Nehmen Sie Ihre Hände und Arme wahr. Ihre Hände und Arme sind ganz schwer und entspannt.
- Fühlen Sie Ihre Füße und Beine. Ihre Füße und Beine sind ganz schwer und entspannt.
- Spüren Sie Ihr Becken. Ihr Becken ist ganz schwer und entspannt.
- Nehmen Sie Ihren Bauch und die Brust wahr. Spüren Sie, wie die Brust und der Bauch mit dem Einatmen weit werden und wie sie mit dem Ausatmen wieder in Ihre Mitte zurückkommen.
- Fühlen Sie Ihre Schultern, Ihren Nacken. Schultern und Nacken sind ganz schwer und entspannt.
- Auch der Kopf wird ganz schwer und entspannt. Genießen Sie die Ruhe, die Ihnen diese Entspannung ermöglicht.
- Nach einigen Minuten atmen Sie wieder ganz tief und bewusst ein und aus, ballen Ihre Hände zu Fäusten, strecken Sie und kreisen Sie Hände und Fußgelenke. Dehnen und strecken Sie sich, gähnen und stöhnen Sie. Dann reiben Sie Ihre Hände und Füße gegeneinander, um wieder wach zu werden und kommen Sie langsam über die Seite hoch zum Sitzen und nehmen Sie wieder Kontakt zu Ihrer Sie umgebenden Realität auf.

Übung 3: *Visualisieren eines Gegenstandes*

Ausgangsposition: einfacher Sitz oder im Reitersitz auf dem Boden, die Augen sind geschlossen und die Hände liegen locker im Schoß oder mit den Handflächen nach oben auf den Knien/Oberschenkeln.

Entspannen Sie Ihren ganzen Körper.

- Ihr Gesicht ist völlig entspannt und gelöst, die Lider liegen schwer auf den Augen.
- Die Wangen, die Nase und das Kinn sind ganz gelöst, auch der ist Mund ganz locker.
- Der Kiefermuskel ist ganz entspannt, die Zunge ruht schwer und gelöst im Mund.
- Ihr Gesicht, Ihre Schultern, die Arme, die Brust und der Bauch sind völlig gelöst.
- Auch Ihre Beine sind völlig entspannt.
- Der Rücken, die Beine und Füße sind entspannt.
- Ihr Atem fließt ruhig und gleichmäßig ein und aus.
- Spüren Sie, wie sich Ihr Puls beruhigt und Ihr Atem immer langsamer und tiefer wird.
- Sie sind ganz ruhig und entspannt.
- Visualisieren Sie jetzt einen Baum. Sehen Sie sich ihn genau an. Stellen Sie sich ihn vor. Einen Stamm, die Rinde, die Äste und die Blätter. Die Wurzeln Ihres Baumes sind tief in der Erde vergraben.
- Auf einem Zweig sitzt ein Vogel, der gerade zum Flug ansetzt. Visualisieren Sie den davonfliegenden Vogel. Sie sind ganz ruhig und gelöst. Sie fühlen sich wohl und so frei wie der Vogel.
- Nach einer kleinen Pause, ballen Sie jetzt Ihre Fäuste und strecken Ihre Arme. Öffnen Sie die Augen und räkeln und recken Sie sich, gähnen Sie, strecken Sie einmal die Zunge heraus und kommen Sie wieder in Ihrer realen Umgebung an.

Wirkung: Durch das Visualisieren von Dingen, Ereignissen oder Naturereignissen, die außerhalb unseres Körpers liegen, soll die Übende von ihren Gedanken und Gefühlen Abstand gewinnen. Diese Art der Übung wird im Yoga als „innere Ruhe" (Antar-Auna) bezeichnet.

Diese Art des Visualisierens können wir natürlich auch auf uns selbst oder auf das Baby, das in uns wächst, beziehen.

Übung 4: *Beobachtung der eigenen Person*

Ausgangsposition: einfacher Sitz oder im Reitersitz auf dem Boden; die Augen sind geschlossen und die Hände liegen locker im Schoß oder mit den Handflächen nach oben auf den Knien/Oberschenkeln.

- Versuchen Sie sich Ihren Körper in allen Einzelheiten vor Ihrem inneren Auge vorzustellen.
- Nehmen Sie die Stellung Ihres Kopfes wahr,
- Ihres rechten Armes,
- Ihres linken Armes,
- Ihres rechten Beines,
- Ihres linken Beines
- und Ihrer Füße.
- Lenken Sie Ihre Aufmerksamkeit zu Ihrem Bauch und fühlen Sie die Energie, die von Ihrem Bauchzentrum ausgeht.
- Visualisieren Sie Ihre rechte und Ihre linke Schulter.
- Visualisieren Sie Ihren Rücken und prüfen Sie, ob er wirklich aufrecht ist.
- Visualisieren Sie nun Ihr Gesicht.
- Die Stirn, die Augenbrauen, die Augen, die Nase, die Wangen, die Lippen und das Kinn. Sie haben ein leichtes Lächeln auf den Lippen.
- Sie fühlen sich ruhig, entspannt, gelöst.
- Nehmen Sie nun langsam wieder Kontakt mit Ihrer Außenwelt auf und atmen Sie 3-mal hintereinander tief ein und aus. Dann räkeln und recken Sie sich, öffnen Ihre Augen und kommen wieder in Ihrer realen Umgebung an.

Übung 5: *Visualisieren des Babys*

Ausgangsposition: einfacher Sitz oder im Reitersitz auf dem Boden, die Augen sind geschlossen und die Hände liegen locker im Schoß oder mit den Handflächen nach oben auf den Knien/Oberschenkeln.

- Lenken Sie nun die Aufmerksamkeit zu Ihrem Bauch und versuchen Sie, sich die Gebärmutter mit Ihrem Baby darin vorzustellen.
- Vielleicht können Sie sehen, wie es liegt, wie es sich bewegt, wie die Augen geschlossen oder offen sind, ob es lächelt oder ernst ist, ob es saugt oder spielt oder schläft, vielleicht können Sie die kleinen Fingerchen und Zehen sehen oder den Gesichtsausdruck Ihres Kindes.
- Dann kommen Sie mit Ihrer Aufmerksamkeit wieder zu sich selbst. Atmen Sie einige Male tief ein und aus, öffnen Sie dann wieder Ihre Augen und beginnen Sie sich zu räkeln und zu recken und zu strecken und zu gähnen. Kommen Sie wieder in Ihrer eigenen Realität an.

8 Zilgrei-Praxis

8.1 Die Zilgreiatmung

Die Zilgrei-Atmung unterscheidet sich von der physiologischen Bauchatmung durch das bewusste Hinzufügen einer Atempause von 5 Sekunden nach jeder Ein- und Ausatmung.

Der Rhythmus der dynamogenen Atmung nach Zilgrei:

1. Durch die Nase einatmen, ohne den Oberkörper aufzublähen
2. Die Luft 5 Sekunden lang anhalten
3. Durch den leicht geöffneten Mund fließend ausatmen,
4. Erneut mit entleerter Lunge eine 5-sekündige Atempause einhalten.

Wenn es anfangs noch nicht gelingt, die Pausen 5 Sekunden lang einzuhalten, beginnt man mit 2 oder 3 Sekunden und baut langsam bis auf 5 Sekunden auf.

Die positiven Wirkungen der Zilgrei-Kombination aus Atmung, Körperhaltung und Bewegung für die Geburt sind

- erstaunlich kurze Geburtszeiten
- der schnelle und komplikationslose Durchtritt des Kopfes durch das weibliche Becken
- der entspanntere Beckenboden
- das geringere Schmerzempfinden
- weniger Anpassungsschwierigkeiten der Neugeborenen
- das äußerst seltene Auftreten einer Geburtsgeschwulst beim Kind
- der geringere Einsatz von Spasmolytika, Schmerzmittel und Periduralanästhesie
- die Ehemänner sind aktiver ins Geburtsgeschehen mit einbezogen, da sie die Atmung und Bewegung der Frau entweder mitmachen oder ansagen.

Ziele der Zilgreiatmung:

- Bewusstes, tiefes Atmen,
- Vorbeugung der Hyperventilation,
- Körperhaltungen und Positionen werden in der jeweiligen Atmungsphase verlängert,
- sehr gute Sauerstoffversorgung im ganzen Körper,
- gute Sauerstoffversorgung für das Kind,
- entspannende Wirkung für alle Körperzellen.

Die Ein- und Ausatmung der Zilgrei-Atmung während der Übungen orientiert sich an der physiologischen Wirbelsäulenbeweglichkeit. Mit jedem Atemzug macht die Wirbelsäule eine ziehharmonikaähnliche Bewegung. Sie verändert dabei leicht ihre natürliche Krümmung. Gleichzeitig kippen Kopf und Becken in die entgegengesetzte Richtung. Die Krümmungen der Wirbelsäule nehmen bei der Einatmung leicht zu und flachen bei der Ausatmung ab (Rogers, 1994). So ergibt sich während der Einatmung ein leichtes Hohlkreuz und eine leichte Beugung der Halswirbelsäule (Abb. 8.1 a) und bei der Ausatmung eine sanfte Streckung der Wirbelsäule (Abb. 8.1 b).

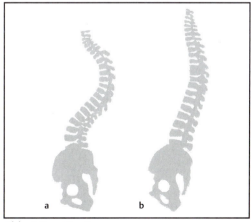

Abb. 8.1 a: Einatmung
b: Ausatmung

> **Atemübung**

Ausgangsposition: Das Üben der Zilgrei-Atmung können wir am einfachsten im Sitzen oder in Seitenlage ausführen, in dem die Schwangere entweder selbst eine Hand auf den Unterbauch legt und eine Hand auf das Kreuzbein oder der Partner diese Aufgabe übernimmt. Im Liegen kann der Partner sich auch hinter die Frau legen und seine oben liegende Hand zum Baby, an den Unterbauch der Frau legen.

- Einatmend leicht ins Hohlkreuz gehen. 5 Sekunden die Luft anhalten.
- Ausatmend den Rücken leicht runden, 5 Sekunden Atempause.
- Der gesamte Vorgang wird solange wiederholt, bis die Wehe vorüber ist. Im Geburtsvorbereitungskurs kann diese Übung 2–5 Minuten lang praktiziert werden.

Im Hinblick auf die Geburt ist es wichtig, die Zilgrei-Atmung in allen Körperstellungen zu üben. Unter der Geburt ist es empfehlenswert, bei der Zilgrei-Atmung nicht nur vollständig auszuatmen, sondern der Ausatmung einen Ton zu geben und mit einem locker geöffnetem Mund auf ein langes „H" auszuatmen. Das macht den Muttermund und den Beckenboden weich.

8.2 Zilgreiübungen für Schwangere

> Die Zilgrei-Übungen in der Schwangerschaft haben alle den gleichen Ablauf:
> - Ausgangsposition
> - Bewegung, in die eine Richtung ausatmend
> - Atem anhalten
> - Einatmend Bewegung in die Gegenrichtung
> - Atem anhalten.

8.2.1 Ausgangspositionen

Aufrecht und entspannt sitzen:

- Auf einer Fläche sitzen, die nicht einsinkt und die richtige Höhe hat, so dass Ober- und Unterschenkel sich im rechten Winkel befinden. Die Füße flach auf den Boden aufstellen. Schuhe mit Absätzen ausziehen.
- Die Wirbelsäule ist aufrecht, aber nicht steif und bildet einen 90°-Winkel zum Gesäß und zu den Oberschenkeln. Alle Muskeln sollten entspannt sein. Der Mund ist leicht geöffnet, die Zunge klebt nicht am Gaumen. Die Hände ruhen mit den Handflächen auf den Oberschenkeln.

Aufrecht und entspannt stehen:

- Die Füße stehen flach und hüftbreit auf dem Boden. Die Knie sind weich und nicht nach hinten durchgedrückt. Der Rücken ist aufrecht, das Becken ist leicht aufgerichtet. Die Schultern hängen entspannt nach unten, eventuell zeigen die Handflächen leicht nach vorn. Der Kopf ruht gerade auf dem Hals, der Blick ist nach vorn gerichtet. Das Kinn wird leicht angezogen, nicht nach oben gereckt.

Entspannte Seitenlage für die Schwangere:

- Liegen auf der linken Seite, das linke Bein ist gestreckt und das rechte Bein liegt angewinkelt vor dem Körper. Die rechte Hand liegt auf dem rechten Oberschenkel und der linke Arm angewinkelt unter dem Kopf. Um die Schultern und die Brust nicht einzuengen, kann es angenehm sein, den oben liegenden Unterarm mit einem dicken Kissen zu unterstützen.

Entspannte Rückenlage für die Männer:

- Bodenkontakt mit dem Kopf, den Schulterblättern, dem oberen Rücken, dem Becken, dem Gesäß, den Waden, den Fersen, den Oberarmen, den Ellenbogen, den Handrücken. Die Füße liegen hüftbreit, die Fußspitzen zeigen leicht nach außen. Der Mund ist leicht geöffnet, die Zunge klebt nicht am Gaumen.

8.2.2 Ischiasprophylaxe nach Zilgrei

Übung 1

Ausgangsposition: auf dem Rücken liegend, die Beine sind angewinkelt.

- Ausatmend die Beine auseinander fallen lassen, die Knie sanft in Richtung Boden drücken.
- 5 Sekunden nicht atmen.
- Einatmen in Ausgangsposition.
- 5 Sekunden die Luft anhalten.
- Diese Übung insgesamt 2 Minuten durchführen.

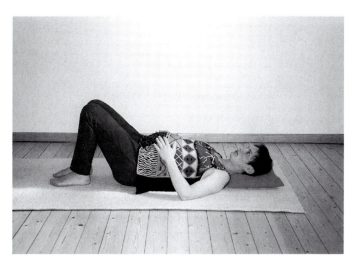

Abb. 8.2

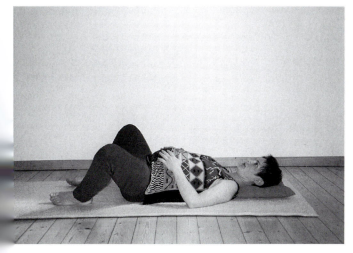

Abb. 8.3

Übung 2

Ausgangsposition: auf der Seite liegend mit angewinkelten Beinen.

- Ausatmend den oben liegenden Arm über den Rücken nach hinten führen.
- 5 Sekunden nicht atmen.
- Einatmen in Ausgangsposition.
- 5 Sekunden die Luft anhalten.
- Diese Übung insgesamt 2 Minuten durchführen.

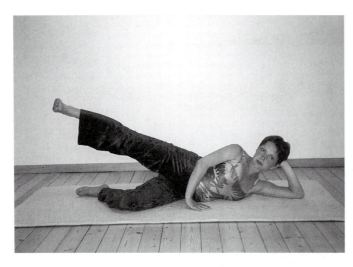

Abb. 8.**4**

Übung 3

Ausgangsposition: Seitenlage

- Ausatmend das oben liegende Bein anziehen und den Oberkörper beugen.
- 5 Sekunden nicht atmen.
- Einatmen in der Ausgangsposition.
- 5 Sekunden die Luft anhalten.

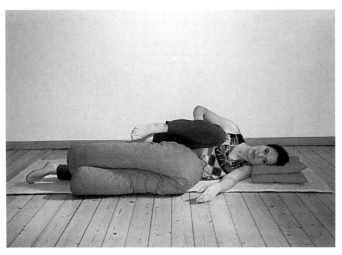

Abb. 8.**5**

Übung 4

Ausgangsposition: Vierfüßlerstand

- Ausatmend einen Katzenbuckel machen.
- 5 Sekunden nicht atmen.
- Einatmen mit geradem Rücken.
- 5 Sekunden die Luft anhalten.

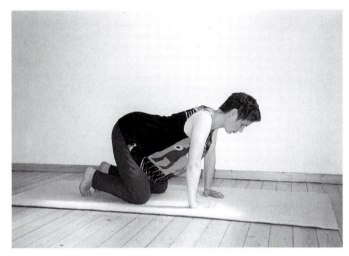

Abb. 8.6

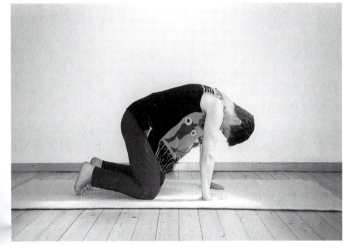

Abb. 8.7

Übung 5

Ausgangsposition: Rückenlage mit angewinkelten Beinen. Die Arme sind auf Schulterhöhe ausgestreckt.

- Ausatmend die Knie geschlossen auf die linke Seite fallen lassen, den Kopf nach rechts drehen.
- 5 Sekunden nicht atmen.
- Einatmen in Ausgangsposition.
- 5 Sekunden die Luft anhalten.
- Wiederholung: ausatmend die Knie auf die rechte Körperseite fallen lassen, der Kopf dreht nach links.

Wirkung: Mobilisiert die gesamte Wirbelsäule und fördert die Beweglichkeit und Elastizität der Wirbelgelenke. Anregung der Blutzirkulation.

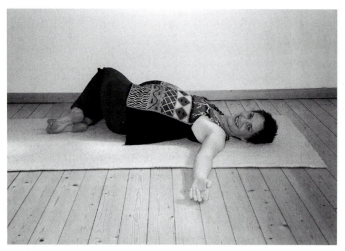

Abb. 8.8

8.2.3 Zilgrei-Übungen für den Beckenboden

Übung 1

Ausgangsposition: Rückenlage mit angestellten Beinen, zwischen den Knien liegt ein elastischer Ball (Luftball)

- Ausatmend den Ball zwischen den Knien mit viel Kraft zusammendrücken.
- Atem halten.
- Einatmend die Anspannung lösen.

- **Variante:** Jeweils in der Dehnung 5 komplette Atemzyklen durchführen, d. h. ausatmen, Atmung halten, Einatmung.

Wirkung: Mobilisiert den Beckenbereich, die Iliosakralgelenke und die Hüftgelenke. Fördert die Elastizität der Muskeln und der Bänder im Leistenbereich, wirkt entspannend auf die Lendenwirbelsäule.

8.2.4 Zilgrei-Übungen für die Eröffnungsperiode während der Geburt

Übung 1

Ausgangsposition: in Schrittstellung

- Einatmend wird das Gewicht auf das linke Bein verlagert.
- 5 Sekunden die Luft anhalten.
- Ausatmend wird das Gewicht auf das rechte Bein verlagert.
- 5 Sekunden Atempause.
- Wiederholung des gesamten Vorgangs, bis die Wehe vorüber ist. Im Geburtsvorbereitungskurs kann diese Übung 2–3 Minuten lang ausgeführt werden.

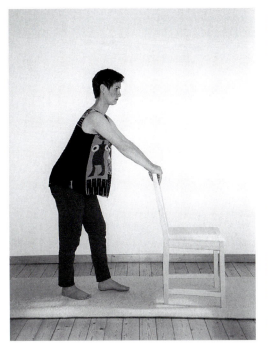

Abb. 8.**9**

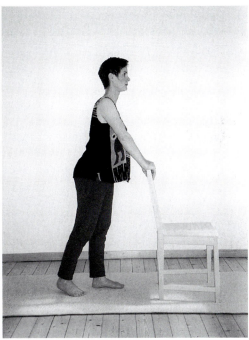

Abb. 8.**10**

Übung 2

Ausgangsposition: im Stehen: Die Unterarme liegen auf einem Tisch, auf dem Kreißbett oder auf den Schultern des sitzenden Partners.

- Einatmend leicht ins Hohlkreuz gehen, den Kopf leicht anheben.
- 5 Sekunden die Luft anhalten.
- Ausatmend den Rücken leicht runden, den Kopf locker nach vorn fallen lassen
- 5 Sekunden Atempause
- Der gesamte Vorgang wird so lange wiederholt, bis die Wehe vorüber ist. Im Geburtsvorbereitungskurs kann diese Übung 2–3 Minuten lang ausgeführt werden.

Übung 3

Ausgangsposition: im Stehen: Die Frau stützt sich mit ihren Händen auf eine Stuhllehne, Fensterbank oder auf die Schultern des sitzenden Partners.

- Während der Einatmung richtet sie sich auf, streckt den Kopf leicht nach hinten und macht ein Hohlkreuz.
- Die Luft wird 5 Sekunden lang angehalten.
- Während der Ausatmung, beugt sich die Frau nach vorn, macht einen Rundrücken und lässt ihren Kopf locker nach vorn fallen.
- Erneut 5 Sekunden Atempause.
- Wiederholung des gesamten Vorgangs, bis die Wehe vorüber ist. Im Geburtsvorbereitungskurs kann diese Übung 2–3 Minuten lang ausgeführt werden..

Übung 4

Ausgangsposition: sitzend, die Hände ruhen auf den Oberschenkeln.

- Einatmend werden Kopf und Körper soweit wie es angenehm ist nach hinten gestreckt.
- 5 Sekunden Atempause.
- Während der Ausatmung beugen Sie sich nach vorn und lassen den Kopf locker nach vorn fallen.
- Erneut 5 Sekunden Atempause.
- Wiederholung des gesamten Vorgangs, bis die Wehe vorüber ist. Im Geburtsvorbereitungskurs kann diese Übung 2–3 Minuten lang ausgeführt werden.

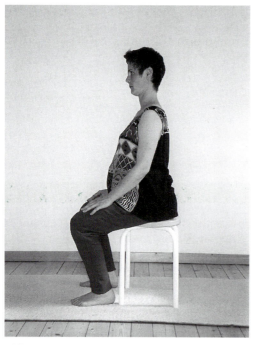

Abb. 8.11

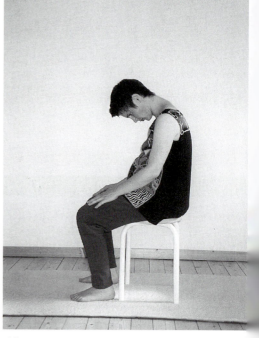

Abb. 8.12

Übung 5

Ausgangsposition: kniend mit abgestütztem Oberkörper auf eine Stuhlfläche, auf die Knie des sitzenden Partners, auf einen Gebärhocker oder im Stufenbett

- Einatmend leicht ins Hohlkreuz gehen, den Kopf leicht nach hinten strecken.
- Die Luft für 5 Sekunden anhalten.
- Ausatmend nähert sich das Gesäß den Fersen. Den Kopf dabei locker hängen lassen.
- Erneut 5 Sekunden Atempause.
- Wiederholung des gesamten Vorgangs, bis die Wehe vorüber ist. Im Geburtsvorbereitungskurs kann diese Übung 2–3 Minuten lang ausgeführt werden.

Übung 6

Ausgangsposition: Vierfüßlerstand

- Einatmend leicht ins Hohlkreuz gehen, den Kopf leicht nach hinten strecken.
- Die Luft für 5 Sekunden anhalten.
- Ausatmend nähert sich das Gesäß den Fersen. Den Kopf dabei locker hängen lassen.
- Erneut 5 Sekunden Atempause.
- Wiederholung des gesamten Vorgangs, bis die Wehe vorüber ist. Im Geburtsvorbereitungskurs kann diese Übung 2–3 Minuten lang ausgeführt werden..

Übung 7

Ausgangsposition: Knie-Ellenbogenlage

- Während der Einatmung wird der Körper ein wenig nach vorn geschoben. Wenn man mag, kann man dabei den Kopf ein wenig anheben.
- Die Luft 5 Sekunden lang anhalten.
- Während der Ausatmung wird der Körper soweit man möchte, nach hinten geschoben, maximal bis das Gesäß die Fersen erreicht. Den Kopf lassen wir dabei locker hängen.
- Erneut 5 Sekunden Atempause.
- Wiederholung des gesamten Vorgangs, bis die Wehe vorüber ist. Im Geburtsvorbereitungskurs kann diese Übung 2–3 Minuten lang ausgeführt werden.

8.3 Zilgreiübungen zu zweit

Übung 1

Ausgangsposition: Die Frau befindet sich im Vierfüßlerstand, der Mann steht dahinter und umfasst mit seinen Händen den Beckenkamm der Frau: Das Becken wird nun leicht geführt. Nicht gedrückt. Der Partner sollte mitatmen oder den Atemrhythmus mitzählen.

- Einatmend kippt der Partner das Becken der Frau sanft nach vorn, so dass sie leicht ins Hohlkreuz geht.
- 5 Sekunden die Luft anhalten.
- Während die Frau ausatmet, kippt der Partner ihr Becken sanft nach hinten, so dass sie einen leichten Rundrücken macht. Den Kopf kann sie dabei locker hängen lassen.
- Erneut 5 Sekunden Luft anhalten.
- Wiederholung des gesamten Vorgangs, bis die Wehe vorüber ist. Im Geburtsvorbereitungskurs kann diese Übung 2–3 Minuten lang ausgeführt werden.

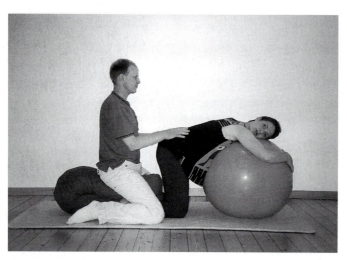

Abb. 8.13

- **Variante:** Die Frau sitzt auf dem Petziball, der Mann sitzt auf einem Stuhl oder Hocker dahinter und umfasst den Beckenkamm der Frau.
- **Variante im Stehen:** Der Mann steht hinter der Frau und umfasst ihren Beckenkamm. Wenn die Schwangere einatmet, geht sie leicht ins Hohlkreuz und kann sich mit dem Oberkörper an der Brust des Partners anlehnen. Ausatmend beugt die Schwangere ihren Kopf und Körper locker nach vorn.

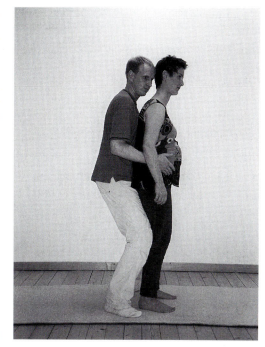

Abb. 8.**14**

Übung 2

Ausgangsposition: Der Partner sitzt auf einem Hocker, die Frau kniet zwischen seinen Beinen und umfasst seine Hüften mit beiden Händen, ihr Kopf ruht auf einem seiner Oberschenkel.

- Einatmend leicht ins Hohlkreuz gehen.
- 5 Sekunden lang die Luft anhalten.
- Während der Ausatmung, kippt die Frau ihr Becken sanft nach hinten, so dass sie einen leichten Rundrücken macht.
- Während dieser Übung kann der Partner mit der Hand oder mit einem Igelball den Kreuzbeinbereich der Frau massieren.
- Erneut 5 Sekunden die Luft anhalten.
- Wiederholung des gesamten Vorgangs, bis die Wehe vorüber ist. Im Geburtsvorbereitungskurs kann diese Übung 2–3 Minuten lang ausgeführt werden.

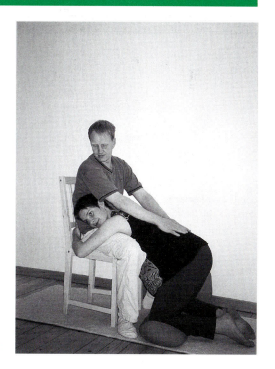

Abb. 8.**15**

Übung 3

Ausgangsposition: Die Frau hockt auf dem ganzen Fuß und wird von ihrem Partner gehalten.

- Einatmend richtet die Schwangere sich leicht auf und streckt den Kopf nach hinten. Der Partner steht in Schrittstellung und verlagert sein Gewicht leicht nach vorn.
- 5 Sekunden Atempause.
- Während die Schwangere ausatmet, lässt sie ihren Kopf locker nach vorn fallen und der Mann verlagert sein Gewicht leicht nach hinten.
- Erneut 5 Sekunden Atempause.
- Wiederholung des gesamten Vorgangs, bis die Wehe vorüber ist. Im Geburtsvorbereitungskurs kann diese Übung 2–3 Minuten lang ausgeführt werden.

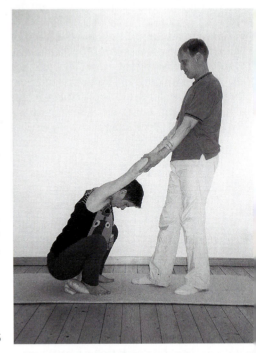

Abb. 8.**16**

Übung 4

Ausgangsposition: sitzend auf dem Kreißbett, sitzend auf dem Gebärhocker, sitzend in der Gebärwanne u.s.w.

- Während der Einatmung das Becken kippen, leicht ins Hohlkreuz gehen, den Kopf ein wenig nach hinten strecken
- 5 Sekunden Atempause.
- Während der Ausatmung das Becken aufrichten, einen Rundrücken machen und den Kopf locker auf die Brust fallen lassen.
- Erneut 5 Sekunden Atempause.
- Wiederholung des gesamten Vorgangs, bis die Wehe vorüber ist. Im Geburtsvorbereitungskurs kann diese Übung 2–3 Minuten lang ausgeführt werden. Auch in dieser Position kann der Partner hinter der Frau sitzen und Rückhalt geben, entweder auf einem Petziball oder kniend im Kreißbett oder im Fersensitz auf dem Boden.

Übung 5

Ausgangsposition: liegend im Kreißbett auf der Seite. Das untere Bein ist angewinkelt, das obere Bein sollte in Hüfthöhe auf einem Lagerungskissen ruhen.

- Während der Einatmung leicht ins Hohlkreuz gehen, den Kopf sanft nach hinten strecken.
- Die Luft 5 Sekunden lang anhalten.
- Während der Ausatmung das Becken aufrichten und den Kopf leicht auf die Brust nehmen.
- Erneut 5 Sekunden Atempause.
- Wiederholung des gesamten Vorgangs, bis die Wehe vorüber ist. Im Geburtsvorbereitungskurs kann diese Übung 2–3 Minuten lang ausgeführt werden. Wenn die Schwangere es mag, kann der Partner hinter ihr liegen und die Übung mitmachen oder während oder nach der Wehe den Kreuzbeinbereich massieren

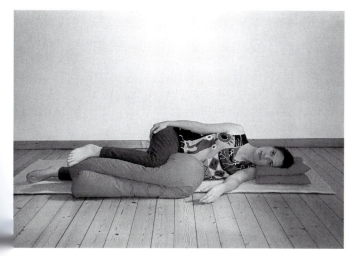

Abb. 8.17

9 Ratschläge für das Verhalten im Alltag

Für die Geburtsvorbereitung und für das Verhalten im Alltag sollte die schwangere Frau regelmäßig und möglichst häufig in eine **aufrechte, nach vorn gelehnte Haltung** gehen. Hierbei ist darauf zu achten, dass ihr Knieniveau sich unter ihrem Hüftniveau befindet. D. h. die Knie der Frau sind tiefer als ihre Hüften.

Beispiele:

- Sitzen auf geraden Sitzflächen mit gerader Lehne.
- Sitzen auf einem Pezziball.
- Sitzen auf einem Kniehocker.
- Auf dem Boden kniend und sich dabei nach vorn über mehrere Kissen, einen Sitzsack, einem mit wenig Luft gefüllten Pezziball nach vorn beugen.
- Sitzt die Frau auf weichen Sitzmöbeln, sollte sie auf einem festen Kissen oder einem Keilkissen sitzen, so dass sie eine aufrechte Position einnimmt.

Für die **liegende Position zum Ausruhen und Schlafen**, sollte die Frau die Seitenlage bevorzugen und das oben liegende Bein weit anziehen und dabei den Unterschenkel beispielsweise auf ein Stillkissen in Hüfthöhe hochlagern.

Zum Durchführen gymnastischer Übungen oder auch der Atemübungen eignet sich besonders der Vierfüßlerstand.

Schwimmen ist die ideale Sportart für Schwangere, insbesondere Brustschwimmen.

Bei der Gymnastik für Schwangere und auch dem Yoga für Schwangere sollten Übungen in tiefer Hocke zunächst vermieden werden, ebenso das Sitzen in einem tiefen Sessel oder auf einem Sofa mit tiefer Sitzfläche. In diesen Positionen liegt das Knieniveau über dem Hüftniveau, wobei der Winkel zwischen dem Beckeneingang und der Wirbelsäule sich von 120° auf ca. 90° reduziert (Sutton, Scott 2001).

Möchte man trotzdem auf das Hocken in der Geburtsvorbereitung oder auch im Alltag, z. B. im Spiel mit älteren Geschwisterkindern nicht verzichten, so sollte dies ein „modifiziertes" Hocken sein, z. B. ein tiefes Sitzes auf einer Fußbank oder auf einem Meditationsbänkchen oder auf einem Lagerungskissen. Hierbei sollte drauf geachtet werden, dass die Frau sich nicht nach vorne bücken muss, sondern mit der ganzen Länge ihrer Wirbelsäule sich beispielsweise an einer Wand anlehnen kann.

Das **Sitzen mit überkreuzten Beinen** ist ebenfalls ungünstig, da es den Raum im vorderen Teil des Beckens reduziert.

9.1 Körperhaltung

9.1.1 Der aufrechte Stand

Gutes, stabiles Stehen:

- Stellen Sie Ihre Füße hüftbreit auseinander, so dass die Beine mit den Hüftgelenken eine Linie bilden.
- Richten Sie Ihre Füße gerade aus.
- Wippen Sie ein wenig zwischen Ferse und Fußballenaußenkante und -innenkante hin und her, so dass Sie Ihr Gewicht auf den ganzen Fuß ausbalancieren können.
- Beugen Sie leicht die Knie, damit sie locker sind.
- Schaukeln Sie ein paarmal leicht mit der Hüfte, ziehen Sie dabei das Schambein vor, richten Sie Ihr Becken auf und lassen Sie Ihr Becken zurückschwingen. Kippen Sie Ihr Becken, um Ihren Mittelpunkt zu finden.

9.2 Richtiges Heben, Tragen und Bücken

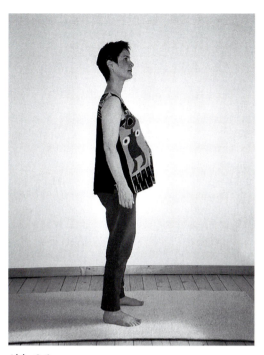

Abb. 9.1

- Richten Sie Ihren Oberkörper auf ohne ins Hohlkreuz zu fallen. Lassen Sie Ihre Schultern sinken und drehen Sie Ihre Handflächen leicht nach außen.
- Damit nun auch noch die Halswirbelsäule gestreckt ist, ziehen Sie das Kinn ein ganz klein wenig in Richtung Brust. Sie können dabei auch ein paarmal mit dem Kopf vor- und zurücknicken, um ihn entsprechend auszubalancieren.

Die Vorteile dieser guten Körperhaltung:

- Der Nacken reckt sich nach oben, so dass der Kopf gut ausbalanciert ist und die Nackenmuskulatur nicht durch eine übertriebene Streckhaltung verspannt.
- Die Schultern können locker hängen, so dass eine unnötige Anspannung der Schultern-, Nacken- und Halsmuskulatur vermieden wird.
- Die Rippen und der Brustkorb sind angehoben, so dass man gut den Brustkorb weiten und atmen kann. Dies ist besonders wichtig in den letzten Schwangerschaftsmonaten, wenn die Gebärmutter bis zum Rippenbogen hochgewachsen ist.
- Die Bauchmuskulatur kann nicht erschlaffen. Durch die leichte Aufrichtung des Beckens wird der schwangere Bauch mit Hilfe der Unterbauchmuskulatur gehalten.
- Die Wirbelsäule ist gestreckt, dadurch ist reichlich Platz für das Baby vorhanden. Becken, Beine und Füße sind entlastet.
- Das Becken steht aufrecht, wodurch Schmerzen im Lendenwirbel- und Kreuzbeinbereich vermieden werden können. Desweiteren bleibt die ischiasumgebene Muskulatur entspannt.

9.2 Richtiges Heben, Tragen und Bücken

Beim **Heben von Lasten** ist es wichtig, die Last **möglichst nahe an den Körper** zu bringen. Dazu stellt man sich stabil mit hüftbreiten Füßen hin und geht mit dem Körper so nah wie möglich an den Gegenstand, den man aufheben möchte. Die Last sollte aus den Knie- und Hüftgelenken heraus, nicht aus dem „Kreuz" heraus gehoben werden. Dabei drückt man die Knie leicht nach außen. Während des Hebens sollte man versuchen, den Rücken zu strecken und die Bauch- und Beckenbodenmuskulatur anzuspannen.

Während des **Bückens** bitte niemals drehen, da die Bandscheiben, die Bänder und die Wirbelgelenke ansonsten zu sehr belastet würden. Sehr rückenschonend ist auch das Bücken aus dem halben Kniestand, in dem Sie sich beim Aufrichten auf das aufgestellte Knie stützen können.

In der Rückenschule werden zwei „Bücktypen" unterschieden:

1. **Vertikaler Bücktyp,** Bücken mit geradem Oberkörper. Wegen der extremen Beckenbodenbelastung ist der vertikale Bücktyp für Schwangere und Wöchnerinnen nicht geeignet.

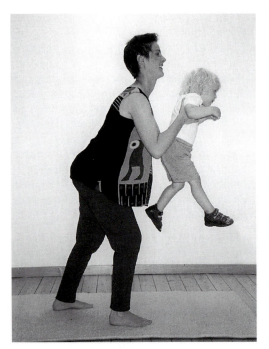

Abb. 9.2

2. **Horizontaler Bücktyp,** Bücken mit vorgeneigtem Oberkörper

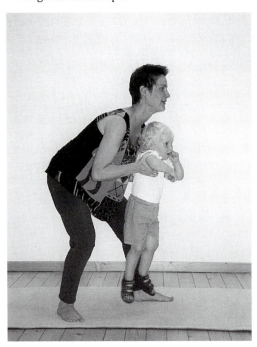

Abb. 9.3

Bei beiden Arten des Bückens ist es wichtig, dass die Wirbelsäule stets gestreckt bleibt.

Ratschläge für Schwangere

- Gehen Sie in die Hocke, wenn Sie nach unten greifen müssen, um etwas aufzuheben. Versuchen Sie dabei Ihren Beckenboden und auch die Unterbauchmuskulatur anzuspannen. Stellen Sie sich immer dicht neben den Gegenstand, den Sie aufheben möchten, möglichst sogar in Schrittstellung, damit Sie eine breitere und stabilere Basis haben. Schauen Sie den zu hebenden Gegenstand immer von vorn an, heben Sie nie etwas mit einem verdrehten Oberkörper auf. Bringen Sie das Gewicht beim Heben möglichst schnell nahe an Ihren Körperschwerpunkt, das Becken.
- Wechseln Sie beim Tragen von Kindern oft die Seite und versuchen Sie dabei Ihren Oberkörper möglichst nicht zu verdrehen.
- Wenn Sie schwere Sachen tragen müssen, verteilen Sie das Gewicht gleichmäßig auf beide Seiten und denken Sie an Ihre aufrechte Haltung.
- Wenn Sie sich nach oben recken oder strecken müssen, richten Sie zuerst Ihr Becken leicht auf, bevor Sie die Arme heben, um zu vermeiden, dass sich Ihre Lendenwirbelsäule wölbt.
- Beim Hochheben die Knie beugen und den Rücken gerade halten. Kinder, die schon krabbeln oder laufen können, möglichst immer auf einen stabilen Stuhl oder Tisch klettern lassen, um mit ihnen zu schmusen oder sie anzuziehen.

9.3 Richtiges Hinlegen und Aufstehen

Grundsätzlich sollte eine Schwangere stets über die Seite oder über den Vierfüßlerstand vom Liegen zum Sitzen oder zum Stehen kommen.

9.3 Richtiges Hinlegen und Aufstehen 173

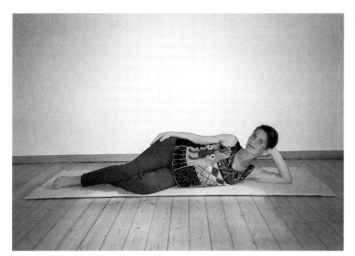

Abb. 9.**4**

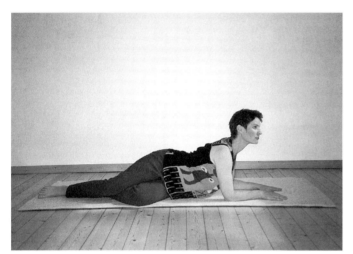

Abb. 9.**5**

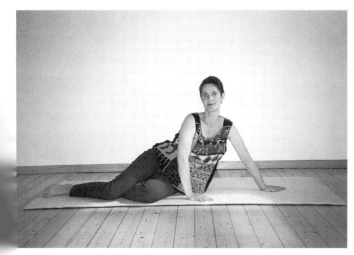

Abb. 9.**6**

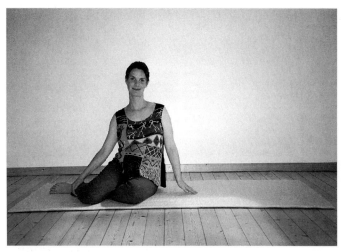

Abb. 9.7

Zum **Aufstehen** gerade hinsetzen, sich mit aufrechtem Oberkörper vorbeugen und den Rücken gerade halten. Dann geht sie mit den Füßen in die Schrittstellung und drückt sich von den Füßen ab in die aufrechte Haltung.

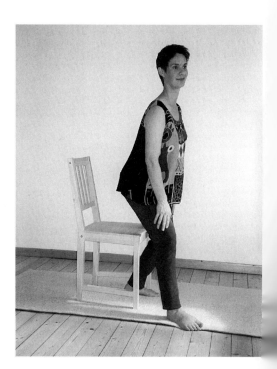

Abb. 9.8

9.3 Richtiges Hinlegen und Aufstehen

Zum **Hinlegen** sollte sich die Schwangere stets zuerst in die Stufenstellung, dann in den Fersensitz und schließlich in die Seitenlage begeben.

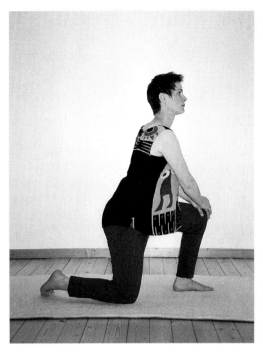

Abb. 9.**9**

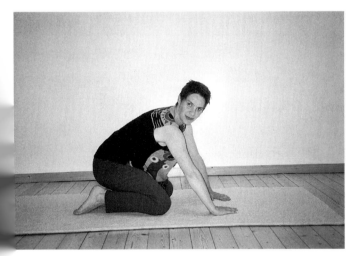

Abb. 9.**10**

10 Atemübungen

10.1 Atemwahrnehmung

Damit der Atem unter der Geburt eine Hilfe sein kann, geht es nicht darum bestimmte Atemtechniken zu erlernen, einzuüben und dann im richtigen Moment anzuwenden, sondern es geht in erster Linie darum, **den eigenen Atemrhythmus kennenzulernen**. Auf dem individuellen Atem baut dann die gesamte Wehenatmung auf. Atem ist Lebenskraft, Energie. Mit der Einatmung versorgen wir uns mit frischem Sauerstoff. Mit der Ausatmung können wir verbrauchte Atemluft, verbrauchte Energie, Anspannung und Negativität wegatmen. Die Ausatmung können wir bewusst als Entspannungshilfe einsetzen und im Ausatmen können wir unsere Kraft ausdrücken. Während der Geburt wirkt eine frei fließende tiefe Atmung in zweifacher Weise schmerzlindernd:

1. Die Gebärmuttermuskeln werden gut mit Sauerstoff versorgt, diese ermüden daher weniger schnell, wodurch ein geringeres Schmerzempfinden ausgelöst wird.
2. Außerdem dient die Atmung gleichzeitig dazu, einer zusätzlichen Verspannung in anderen Körperteilen (z. B. der Bauchdecke, der Schultern, des Beckenbodens usw.) entgegenzuwirken.

Übung 1

Ausgangsposition: abgestütztes Sitzen

- Mit dem Einatmen die Beine anziehen.
- Mit dem Ausatmen, die Beine mit entspannter Muskulatur „wegrutschen lassen".
- Wiederholung mit leicht gegrätschten Beinen.

Übung 2

Ausgangsposition: abgestütztes Sitzen mit angestellten Beinen

- Ausatmend die Knie nach außen sinken lassen.
- Einatmend die Knie wieder zusammenbringen.

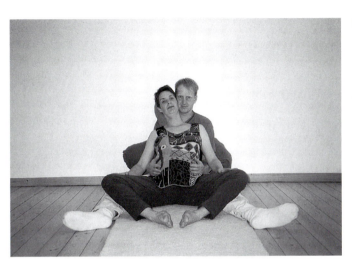

Abb. 10.1

Übung 3

Ausgangsposition: abgestütztes Sitzen mit angestellten Beinen, dabei ein Sitzkissen oder Ball/Luftballon zwischen die Knie klemmen

- Einatmend das Kissen sanft zusammendrücken.
- Ausatmend die Beine wieder lockern, ohne das Kissen zu verlieren.

Übung 4

Ausgangsposition: im Stehen, sitzend auf einem Hocker, sitzend auf einem Petziball, sitzend im Reitersitz auf einem Lagerungskissen

- Beide Hände auf den Bauch legen, dabei treffen sich die Mittelfingerkuppen über dem Bauchnabel. Wahrnehmen, wie sich mit der Einatmung die Finger etwas voneinander fortbewegen.
- Beobachten, wie sich die Finger ausatmend wieder treffen.

Übung 5

- Eine Hand auf den Bauch legen, eine Hand auf das Kreuzbein legen. Spüren, wie sich mit der Einatmung der Bauch hebt und auch das Kreuzbein sich nach hinten zur Hand hin ausdehnt.
- Spüren, wie Bauch und Kreuzbein ausatmend zurückweichen.

Übung 6

- Die Hände seitlich an die Rippen legen. Beim Einatmen bewegen sich die Hände leicht auseinander.
- Während der Ausatmung kann man den Brustkorb mit sanftem Druck wieder schmaler werden lassen.
- **Variante:** Als Paarübung

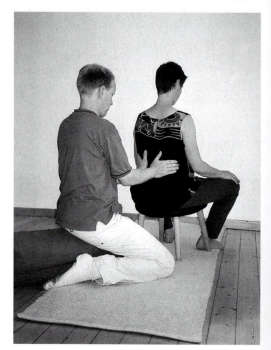

Abb. 10.2

Übung 7

Ausgangsposition: Der Mann sitzt mit dem Rücken gegen eine Wand gelehnt, die Schwangere sitzt in seinem Schoß. Der Mann legt seine Hände zum Baby, auf den Unterbauch der Frau.

- Die Schwangere versucht, die Muskulatur von Rücken, Bauch, Schultern, Nacken, Kopf und Gesicht zu entspannen. Sie achtet hier besonders auf die kleinen Muskeln um die Augen und den Mund herum, so dass ihre Gesichtszüge und der Unterkiefer ganz gelöst sein können.
- Sie atmet ein paar Mal lang und tief ein und aus und stellt sich vor, dass mit dem Ausatmen alle Nervosität, Spannung, Müdigkeit und Schmerz aus dem Körper herausfließen. Mit dem Einatmen strömen Kraft und Lebensenergie in jede Faser ihres Körpers und auch zum Baby hin.

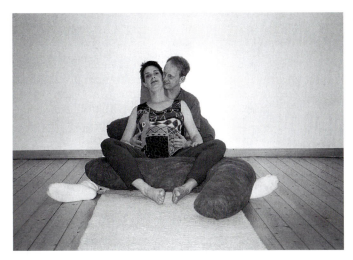

Abb. 10.3

Übung 8

Ausgangsposition: Die Schwangere steht aufrecht mit hüftbreit gespreizten Füßen und weichen Knien. Der Mann steht neben ihr und legt seine rechte Hand auf den Unterbauch und die linke Hand auf das Kreuzbein.

- Wenn die Frau vollständig durch die Nase einatmet, kann ihr Partner spüren, wie sich ihr Bauch und Sakralbereich weiten.
- Während die Frau ausatmet, kann der Mann die Ausatmung unterstützen, indem er mit den Händen den Unterbauch und die Kreuzbeinpartie seiner Frau leicht zusammen drückt.
- Wiederholung dieser Übung 12–32-mal.
- **Variante:** Allein im Stehen: Tief durch beide Nasenlöcher einatmen und gleichzeitig beide Schultern hochziehen. Vollständig ausatmen und die Schultern und Arme wieder sinken lassen. Wiederholung: 12–32-mal.

Übung 9: *Wahrnehmen der Atemrhythmen*

Ausgangsposition: im Liegen oder Sitzen, so wie es angenehm ist.

- Konzentrieren Sie sich auf Ihren Atem.
- Spüren Sie Ihren Atemfluss.
- Folgen Sie den Bewegungen Ihres Körpers beim Ein- und ausatmen.
- Entsteht eine Pause nach der Ein- oder nach der Ausatmung?
- Experimentieren Sie ein wenig mit Ihrem Atem.
- Lassen Sie Pausen entstehen, probieren Sie verschieden lange Pausen aus.
- Halten Sie mal die Luft an, atmen Sie mal schneller, mal langsamer, mal tiefer, mal flacher.
- Und dann versuchen Sie herauszufinden, wie langsam, wie schnell, wie leicht, wie tief Sie Ihren Atem brauchen.
- Versuchen Sie Ihren eigenen Atemrhythmus herauszufinden.
- Zum Abschluss wieder 3-mal tief durchatmen, langsam bewegen, räkeln, recken, gähnen, stöhnen, seufzen.

Übung 10

Ausgangsposition: Gehen Sie im Kreis und beobachten Sie Ihren eigenen Atemrhythmus.

- Gehen Sie auf den Außenkanten der Fußsohlen. Nehmen Sie die Veränderung Ihres Atems und Ihrer Körperhaltung wahr.
- Gehen Sie auf den Innenkanten der Fußsohlen. Nehmen Sie die Veränderung Ihres Atems und Ihrer Körperhaltung wahr.
- Gehen Sie auf den Fersen. Nehmen Sie die Veränderung Ihres Atems und Ihrer Körperhaltung wahr.
- Gehen Sie auf den Zehenspitzen. Nehmen Sie die Veränderung Ihres Atems und Ihrer Körperhaltung wahr.
- Gehen Sie in der Hocke umher. Nehmen Sie die Veränderung Ihres Atems und Ihrer Körperhaltung wahr.

Übung 11: *Progressive Muskelrelaxation zur Atemwahrnehmung*

Diese Übung eignet sich zur Wahrnehmung des eigenen Atemrhythmus und dessen Veränderung durch Anstrengung und Anspannung. Unter Anspannung wird der Rhythmus zumeist schneller und flacher und in der Entspannungsphase vertieft er sich und wird langsamer. Während dieser Übung können wir die Muskelanspannung und -entspannung willentlich steuern. Unter der Geburt wird die Anspannung der Gebärmuttermuskulatur durch den Geburtsverlauf und die Ausschüttung des Oxytocins aus der Hypophyse gesteuert. Unser Ziel in der Geburtsvorbereitung ist es, trotz Muskelanspannung und trotz körperlicher Anstrengung einen langsamen, tiefen Atemrhythmus zu erreichen mit Betonung, d. h. mit Verlängerung der Ausatmung.

> Diese Anleitung eignet sich nur für den Beginn eines Kurses, solange die Paare noch nicht mit der progressiven Muskelentspannung vertraut sind. Anhand dieser Übung kann die Parallelität zwischen einer Muskelanspannung, die willentlich herbeigeführt wird, und der Muskelanspannung der Gebärmutter, also der Wehe, aufgezeigt werden.

Ausgangsposition: eine entspannende liegende Haltung. Für die Männer ist dies häufig die Rückenlage mit einer Knierolle und für die Frauen die Seitenlage mit Lagerungskissen unter dem Kopf und unter dem oben liegenden Bein, während das untere Bein dabei fast gestreckt ist.

- Liegen Sie ruhig und entspannt auf dem Boden und spüren Sie Ihren Körper ganz bewusst und intensiv.
- Ihre Füße und Beine sind schwer und entspannt.
- Ihre Hände und Arme sind schwer und entspannt.
- Die Schwere und Entspanntheit geht von den Beinen und Armen auf den Rumpf über.
- Ihre Schultern und Ihr Nacken sind locker und entspannt.
- Ihr Kopf ruht schwer und entspannt auf der Unterlage.
- Die Stirn und Kopfhaut sind ganz glatt, weiten sich, gehen nach außen. Die kleinen Muskeln um die Augen herum sind entspannt, ebenso die Wangen, der Unterkiefer ist gelöst.
- Nun gehen Sie mit Ihrer Aufmerksamkeit zu Ihrem Atem und nehmen wahr, wie die Einatemluft durch die Nase einströmt und die Ausatemluft den Körper durch die Nase wieder verlässt.
- Sie müssen nichts verändern, nichts manipulieren, nur wahrnehmen wie Sie atmen.
- Nun spannen Sie Ihre Füße an und ziehen Sie sie im Sprunggelenk ganz weit hoch, halten Sie sie einen Moment in dieser Position.
- Wie atmen Sie?
- Nun entspannen Sie Ihre Füße wieder und nehmen wahr, wie Sie jetzt atmen.
- Dann spannen Sie Ihre Füße und die Waden an.
- Bleiben Sie mit Ihrer Aufmerksamkeit bei Ihrem Atem und entspannen Sie wieder.
- Dann spannen Sie Ihre Füße, Ihre Waden und Ihre Oberschenkel an, halten Sie diese Spannung.
- Wie atmen Sie? Und wie atmen Sie, wenn Sie wieder loslassen?
- Nun spannen Sie Ihren Beckenboden an, ziehen Ihre Körperöffnungen ganz fest zusammen, bewegen Ihre Sitzbeinhöcker aufeinander zu und ziehen Ihr Steißbein in Richtung Schambein.
- Atmen Sie noch? Und wie atmen Sie bei der Ausatmung?
- Nun schließen Sie Ihre Hände zu Fäusten und öffnen sie wieder. Ballen Sie Ihre Hände zu Fäusten und spannen Sie Ihre gesamte Armmuskulatur an.
- Hat dieses einen Einfluss auf Ihren Atem? Und wie atmen Sie, wenn Sie wieder loslassen?
- Nun ballen Sie Ihre Hände zu Fäusten, spannen Ihre Arme an und ziehen die Schultern ganz weit hoch.
- Wie reagiert Ihr Atem?
- Nun entspannen Sie wieder.
- Dann beißen Sie einmal kräftig die Zähne zusammen. Verschließen Sie Ihre Augen und legen Ihre Stirn in Falten. Dann lösen Sie erneut die Anspannung Ihrer Gesichtsmuskeln.
- Wiederholen Sie dies noch einmal: Zähne zusammenbeißen, Augen fest verschließen, die Stirn in Falten legen und bleiben mit Ihrer Aufmerksamkeit bei Ihrem Atem.
- Dann lassen Sie auch die Spannung aus Ihrem Gesicht wieder gehen.

Nach dieser Übung folgt der Erfahrungsaustausch unter den Teilnehmerinnen und Teilnehmern.

10.2 Atemwahrnehmung zu zweit

Übung 1: *Das Atemlocken*

Ausgangsposition: Der Mann legt sich in die entspannte Rückenlage und die Frau setzt sich daneben. Sie beobachtet den Atemrhythmus ihres Partners und versucht herauszufinden, wo sich sein Körper am meisten mit der Atmung hebt und senkt.

- Auf diese Stelle legt sie dann ganz leicht eine Hand und wartet solange, bis ihre Hand und der Atemrhythmus des Mannes guten Kontakt aufgenommen haben, so dass sich ihre Hand mit der Einatmung ihres Partners hebt und mit seiner Ausatmung senkt.
- Nun geht sie mit der Hand ca. 1–2 cm tiefer in Richtung Unterbauch und wartet, bis auch die Atmung des Partners sich vertieft und bis erneut ein guter Kontakt besteht, zwischen ihrer Hand und seinem Atem.
- Auf diese Art und Weise lockt sie den Atem bis tief in den Unterbauch des Mannes.
- Dann wechselt das Paar und die Frau begibt sich in die Seitenlage. Bevor der Mann die Hände auf den Bauch der Frau legt, beobachtet er für die nächsten Minuten die Atmung seiner Partnerin. Wieviele Atemzüge macht sie? Betont sie ihren Aus- oder Einatem? Atmet sie hauptsächlich durch den Mund oder durch die Nase? Welche Körperteile bewegen sich bei der Ein- und Ausatmung?
- Nach diesen Beobachtungen vollzieht der Mann nun die gleiche Übung mit seiner Frau.

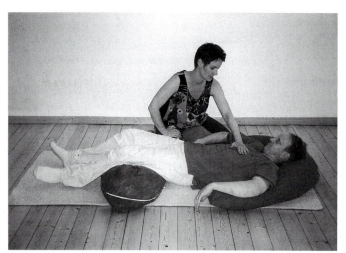

Abb. 10.**4**

10.2 Atemwahrnehmung zu Zweit

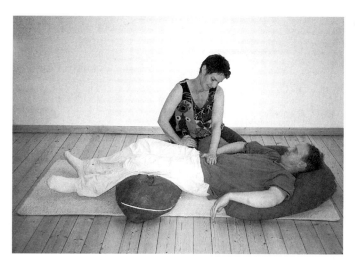

Abb. 10.5

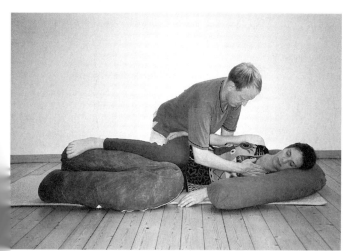

Abb. 10.6

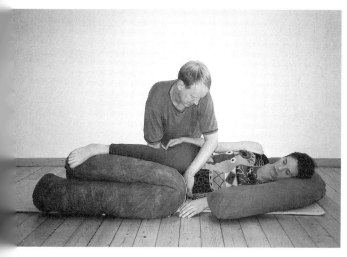

Abb. 10.7

Übung 2: *Das Atemlocken zur Förderung der Wehenatmung*

- Sobald die Hand des Mannes unterhalb des Bauchnabels der Frau liegt, wird die Schwangere aufgefordert über den Mund auszuatmen. „Lasse die Ausatemluft lange und langsam über den leicht geöffneten Mund hörbar ausströmen."

- **Variante:** Atemlocken im Sitzen. Der Mann sitzt im Langsitz mit gegrätschten Beinen an eine Wand gelehnt. Die Frau setzt sich in seinen Schoß, sie kann ihre Knie locker auf die Beine ihres Partners fallen lassen oder ihre Knie mit einer Sitzrolle unterstützen. Der Mann legt die Hände an den Bauch der Frau „zum Baby". Nun kann er mit seinen Händen wieder versuchen den Atem von der Brust-Zwerchfellatmung zur tiefen Bauchatmung zu locken.

Übung 3: *Vertiefung der Atmung durch Zählen der Atemzüge*

Ausgangsposition: Der Mann sitzt im Langsitz mit gegrätschten Beinen an eine Wand gelehnt. Die Frau setzt sich in seinen Schoß und kann ihre Knie locker auf die Beine ihres Partners fallen lassen oder ihre Knie mit einer Sitzrolle unterstützen.

- Der Mann legt die Hände auf den Unterbauch der Frau, dort wo das Köpfchen des Babys sein sollte. Nun zählt er die Atemzüge der Frau, wenn diese ganz normal durch die Nase ein und ausatmet.
- Dann zählt er erneut die Atemzüge, wenn die Frau lange und langsam durch den leicht geöffneten Mund ausatmet. Dabei kann er spüren, wie der Atem seiner Frau sich durch die verlängerte Ausatmung vertieft und ihr Atemvolumen zunimmt.

Übung 4: *Atemübung mit Beckenschaukel*

Ausgangsposition: in Seitenlage, sitzend auf einem Hocker oder im Einfachen Sitz

- Lassen Sie einatmend die Luft in sich hineinströmen und gehen Sie dabei leicht ins Hohlkreuz, so dass Ihr Becken nach hinten kippt wird.
- Ausatmend richten Sie Ihr Becken auf und spüren, wie sich der Rücken leicht rundet. Die Schultern und der Kopf bleiben bei dieser Übung unbewegt.
- Führen Sie diese Übung für 3–5 Minuten durch.

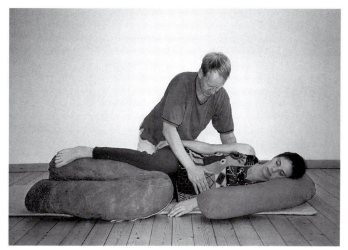

Abb. 10.**8**

Übung 5: *Beobachtung der Atemräume*

Ausgangsposition: Die Frau sitzt entweder auf einem Hocker, einem Ball, im Reitersitz auf einem Lagerungskissen oder rittlings auf einem Stuhl. Der Mann sitzt hinter ihr. Er legt beide Hände rechts und links von der Wirbelsäule:

- auf die Schulterblätter,
- auf die Flanken,
- in die Taille,
- zum Lendenwirbelbereich,
- auf das Kreuzbein,
- auf das Brustbein und den Raum zwischen den Schulterblättern,
- leicht auf das Zwerchfell,
- auf den Oberbauch und unterhalb des Bauchnabels zum Köpfchen oder Steiß des Babys.

Die Frau wird aufgefordert, jeweils zu den Händen des Partners hin zu atmen. Der Mann kann ihr Rückmeldung geben, ob er Atembewegung mit seinen Händen spüren kann.

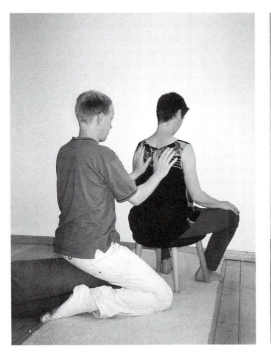

Abb. 10.9

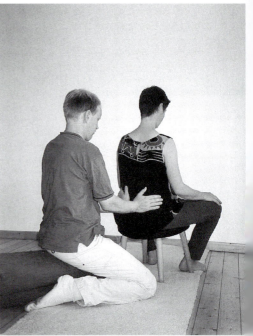

Abb. 10.10

10.3 Wehenatmung

10.3.1 Atemmuster für die Wehe während der Eröffnungsperiode

Übung 1

- Die Wehe beginnt, wir atmen aus.
- Atmen Sie nun durch die Nase ein, vollständig zum Baby hin. Dann atmen Sie lange und langsam durch den leicht geöffneten Mund hörbar wieder aus.
- Nach 1–1½ Minuten, wenn „die Wehe geht", machen Sie einen tiefen Erfrischungsatemzug. Wehenpause.

Übung 2: „Atmen und Singen nach Leboyer"

Das Wehensingen wird bevorzugt im Sitzen geübt mit Bewegung des Beckens. Gesungen werden einzelne Töne: „Sa", „Ni", „Da", „Pa", „Ma", „Ga", „Re", „Sa", „Ü", „Ö", „Ä", „U", „I", „O", „E", „A" in jeweils verschiedenen Höhen.

Durch diese Singen verlagert sich das Atemzentrum in den Bauch- und Beckenraum und Energie beginnt zu strömen. Das Atmen und Singen ist ein Weg zur Quelle unserer Lebensenergie.

10.3.2 Atemmuster für die Übergangsperiode

Übung 1: *Die Kerzenatmung*

- Vorbereitend bitte ausatmen
- Einatmen mit der Vollatmung
- Dann ausatmen mit der Vorstellung, mit kleinen Atemzügen 12–18 Kerzen auszupusten oder auszuhauchen.

Dieser Atemtyp eignet sich besonders für das Veratmen kräftiger Wehen und in der Übergangsperiode der Geburt.

Übung 2: *Die Vokal-Atmung*

Das Sprechen und Singen von Vokalen ist eine weitere Möglichkeit, die Ausatmung zu verlängern. Gleichzeitig entstehen Vibrationen mit einer entspannenden Wirkung in den unterschiedlichen Körperregionen.

- das „U" schwingt im Beckenraum
- das „O" in der Leibmitte
- das „A" im Brustraum
- das „E" im Hals- und Nackenbereich
- das „I" im Kopf

- Atmen Sie wieder vorbereitend aus
- Einatmen mit der Vollatmung
- Ausatmend einen Vokalton lange sprechen. So entspannen sich die Atemräume vom Becken bis zum Kopf.

Übung 3: *Gehauchtes „Haaa"*

Variante zum Tönen:

- Einatmen durch die Nase
- und über ein gehauchtes „Haaa" lange und langsam ausatmen.

Wirkung: Rundung der Wirbelsäule, sanftes Aufrichten des Beckens, sanftes Nachgeben des Pressdrangs, sanftes Herausschieben der Beckenbodenmuskulatur. Durch das vollständige ausatmen auf „Haaa" erfolgt eine gute Sauerstoffversorgung für Mutter und Kind.

Übung 4: *Hecheln*

Das Hecheln ist eine oberflächliche, hochfrequente Atmung (Totraumventilation bei entspannter Bauchdecke). Diese Übung sollte nur durchgeführt werden, wenn die geburtsbegleitende Hebamme dazu anleitet. Das Hecheln ist nur sinnvoll, wenn es für einen kurzen Zeitraum angewendet wird, z. B. in Situationen, in denen nicht aktiv mitgepresst werden soll.

- Die Zunge an den Gaumen legen, kurz einatmen und die Luft im Mund hin und herschieben.

Übung 5: *Lu-Mi-Na-Atmung*

- Auf „Lu" und „Mi" durch die Nase einatmen, diese Silben dabei aussprechen.
- Auf ein „Na" so lange wie möglich durch den Mund ausatmen.
- Diese Atmung ist besonders geeignet für Frauen, die mutlos sind, in eine körperliche Abwehrhaltung gehen, ins Hohlkreuz fallen und in ihren Äußerungen „das I" bevorzugen. „Ich will nicht mehr, nein, nein, nein!"

10.3.3 Das Atemmuster für die Austreibungsperiode

Übung 1: *Das Herausschieben des Babys*

- Die Wehe kommt, wir atmen aus.
- Ein wenig Luft holen, den Rücken runden und mit wenig angehaltener Luft nach unten schieben, in die Scheide schieben. In die Scheide drücken.
- Nicht länger als 6–7 Minuten mitschieben, dann erneut Luft holen.
- **Variante:** Während des Pressdrangs mit der Ausatmung mitschieben.

Übung 2: *„Powerpressen"*

- Durch den Mund einatmen, Luft anhalten, Kopf auf die Brust nehmen, Augen schließen und fest nach unten in die Scheide drücken. 3 mal pro Wehe pressen.

Diese Art des Pressens ist *nur* geeignet, in Rückenlage oder in halb aufrecht sitzender Position. In liegender Gebärhaltung sollte immer mit einem Keilkissen gearbeitet werden, damit die Geburtsachse für das Kind waagerecht ist!

Das Powerpressen arbeitet ohne die Kraft der Frau. Das Kind wird mit Hilfe der Bauchpresse und der Wehenkraft gegen einen maximal angespannten Beckenboden und einen hochgezogenen Damm gedrückt. (Im Geburtsvorbereitungskurs sollte das „Powerpressen" nur aus dem Grund vorgestellt werden, weil es noch in vielen Kliniken praktiziert wird.)

10.4 Wehensimulationsübungen

Übung 1: *Die geführte Atemeinstimmung oder Atemmeditation*

Ausgangsposition: einfacher Sitz oder Reitersitz. Die Arme sind mit gerade aufgerichtetem Oberkörper in Schulterhöhe seitlich ausgestreckt. Die Finger sind geschlossen, die Handflächen weisen zum Boden.

- Sitzen Sie bequem im einfachen Sitz oder Reitersitz und achten Sie darauf, dass Ihre Knie den Boden berühren, erhöhen Sie hierfür eventuell Ihre Sitzfläche für das Gesäß nach Bedarf.
- Wenn Sie mögen, schließen Sie die Augen und gehen Sie mit Ihrem inneren Auge, mit Ihrem Gefühl, Ihrer Vorstellungskraft zu Ihrem Steißbein.
- Senkrecht über dem Steißbein befindet sich das Kreuzbein. Eine breite, feste Knochenplatte, die das Becken nach hinten hin abschließt. Versuchen Sie dieses Kreuzbein senkrecht in Ihrem Organismus aufzurichten, so dass Ihr Becken sich mit aufrichtet und Ihr Unterbauch und das Baby gut gehalten werden.
- Über dem Kreuzbein folgen fünf große kräftige Lendenwirbelkörper. Versuchen Sie diese Lendenwirbelkörper senkrecht übereinander zu stapeln, wie Bauklötze und dann spüren Sie, wie Sie im Taillenbereich ein klein wenig wachsen können.
- Über der Lendenwirbelsäule folgen 12 Brustwirbelkörper. Versuchen Sie auch diese senkrecht übereinander zu stapeln, wie Perlen an einer Schnur. Vielleicht können Sie wahrnehmen, dass Sie ganz viel Platz, ganz viel Raum bekommen für Ihren Atem, wie die Lungen sich vollständig füllen können und das Zwerchfell in Ihrem Organismus auf- und abschwingen kann.
- Damit nun auch Ihre Halswirbelsäule gerade wird, ziehen Sie Ihr Kinn ein klein wenig in Richtung Brust, ohne den Kopf zu senken. Sie machen ein „dezentes" Doppelkinn.
- Nacken und Schultern sind ganz entspannt, Ihre Hände ruhen locker im Schoß oder liegen geöffnet auf den Oberschenkeln.
- Dann richten Sie Ihren Kopf ganz senkrecht aus und entspannen Ihre Kopfhaut, Ihre Stirn glättet sich.
- Stirn und Kopfhaut weiten sich, gehen nach außen.
- Die kleinen Muskeln um die Augen herum sind ganz entspannt.
- Die Wangen hängen lassen.
- Den Unterkiefer lösen.
- Nun konzentrieren Sie sich mit offenen oder geschlossenen Augen auf den Punkt zwischen den Augenbrauen und auf Ihren Atem. Sie nehmen wahr, wie die Einatemluft durch die Nase einströmt und die Ausatemluft den Körper durch die Nase wieder verlässt. Sie spüren und fühlen, wie sich Ihr Körper mit dem Rhythmus der Atmung bewegt, wie er sich mit der Einatmung ausdehnt, weit wird und mit der Ausatmung senkt.

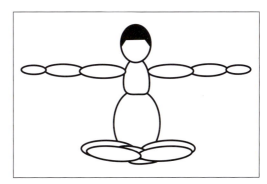

Abb. 10.**11**

- Denken Sie mit jeder Einatmung „Sat" und mit jeder Ausatmung „Nam". Sat Nam, *Ihr wahres Selbst.*
- Breiten Sie nun Ihre Arme parallel zum Boden in Schulterhöhe zu den Seiten hin aus, halten Sie Ihre Finger geschlossen, Ihre Handflächen weisen zum Boden:
- Bleiben Sie mit Ihrer Aufmerksamkeit bei Ihrem Atem. Nehmen Sie wahr, wie die Einatemluft durch die Nase einströmt und die Ausatemluft den Körper durch die Nase wieder verlässt.
- Nehmen Sie wahr, wie Sie sich mit jeder Einatmung ganz viel Kraft und Energie, Prana, Lebensenergie, holen und mit der Ausatmung alles wegatmen, was Sie nicht gebrauchen können, verbrauchte Energie, sauerstoffarme Luft, die Anspannung, Schmerz, Negativität, schlechte Gedanken.
- Versuchen Sie mit jeder Einatmung neue Kraft und Energie zu holen und mit jeder Ausatmung Anspannung und Schmerz wegzuatmen.
- Versorgen Sie sich und Ihr Kind mit viel Kraft und Sauerstoff und versuchen Sie Gedanken wie „die Übung ist doof, ich will das nicht mehr, es ist zu anstrengend, mir tun die Schultern weh, mein Nacken verspannt sich u.s.w." wegzuatmen.
- Halten Sie die Augen weiterhin geschlossen und bleiben Sie mit der Konzentration bei sich.
- Atmen Sie ein und versuchen Sie allen Schmerz, alle Anspannung, alle Negativität wegzuatmen.

Versuchen Sie als Kursleiterin während der Übungsdauer von 3–7 Minuten immer wieder zu sprechen, um die Paare zum Durchhalten der Übung zu ermuntern.

Variante: Fordern Sie die Paare auf, Bewegungs- und Atemmuster zu entwickeln, die das Ertragen des Spannungsschmerzes in den Armen und Schultern erleichtern:

- auf „Haaa",
- Kerzen auspusten,
- Tönen,
- Schaukeln,
- Wiegen, usw.

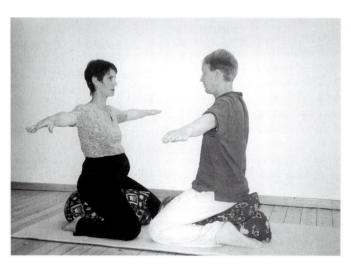

Abb. 10.**12**

Übung 2

Ausgangsposition: Fersensitz, die Hände sind auf die Hüfte gestützt

- Kommen Sie ausatmend hoch in den Kniestand.
- Setzen Sie sich einatmend wieder ab auf Ihre Fersen.
- Schneller Rhythmus mit Betonung der Ausatmung.
- 1 Minute (Diese Übung symbolisiert den Energieverbrauch einer starken Wehe.)

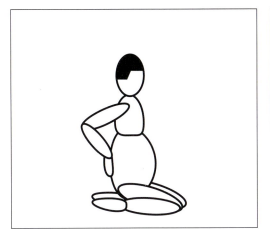

Abb. 10.13   Abb. 10.14

Übung 3

Ausgangsposition: Das Paar sitzt sich im Reitersitz auf Lagerungskissen gegenüber. Sie halten die Hände auf Schulterhöhe. Die Fingerkuppen berühren sich.

- Das Paar atmet in der Intention, dem anderen Kraft und Energie zum Durchhalten zu geben.

Übung 4

Ausgangsposition: Reiterstand: Das Paar steht Rücken an Rücken, die Arme und Handflächen sind eng aneinander gelegt.

- Für 1–3 Minuten die Beine stark beugen und die Arme und Handflächen kräftig gegeneinander drücken.
- Versuchen, in dieser anstrengenden Körperposition ruhig und vollständig ein- und auszuatmen.
- **Variante:** Reiterstand im Kreis

Übung 5

Ausgangsposition: Reiterstand, das Paar steht Rücken an Rücken. Die Arme in eine U-Form nach oben ausstrecken, d. h. Ober- und Unterarm sind im rechten Winkel. Die Handrücken liegen aneinander.

- Leicht in die Knie gehen, Arme und Hände zusammendrücken und versuchen in dieser anstrengenden Körperposition ruhig und vollständig ein und auszuatmen.

Übung 6

Ausgangsposition: Reiterstand an der Wand

- Die Füße ca. 30 cm von der Wand entfernt aufstellen, den Rücken an die Wand lehnen und dann mit dem Rücken soweit in Richtung Boden rutschen, bis Oberschenkel und Unterschenkel im rechten Winkel sind.

- In dieser Haltung 1 Minute verharren, atmen, stöhnen, singen, schreien.

Übung 7

Ausgangsposition: Das Paar steht sich gegenüber, beide geben sich mit angewinkelten Armen (45°-Winkel am Ellenbogen) die Hände. Dann gehen sie gemeinsam mit leicht gegrätschten Knien in die halbe Hocke (Ober- und Unterschenkel im 90°-Winkel). Sie halten diese Position für 1–1 1/2 Minuten und vollziehen die Wehenatmung:

- Übungsbeginn mit dem Ausatmen.
- Vollständiges Einatmen durch die Nase.
- Ausatmend die Luft lange und langsam durch den leicht geöffneten Mund entweichen lassen.
- Nach der Übung folgt ein tiefer Erfrischungsatemzug.

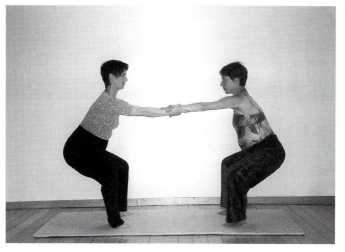

Abb. 10.**15**

Übung 8

Ausgangsposition: Auf dem Fersen sitzend, die Knie weit grätschen, so dass der Bauch Platz hat.

- Lehnen Sie Ihren Oberkörper nach vorn und senken Sie langsam den Kopf auf den Boden.
- Legen Sie für 20–30 Sekunden das linke Ohr auf den Boden und dann legen Sie für 20–30 Sekunden das rechte Ohr auf den Boden.
- Versuchen Sie die Spannung und eventuell den Schmerz wahrzunehmen und „beatmen" Sie diesen Schmerz.
- Am Ende der Übung, heben Sie Ihren Kopf an, stützen sich mit den Armen und Ellenbogen auf und recken und strecken und beugen und dehnen sich wie eine Katze.
- **Variante:** Spreizübung zu zweit.

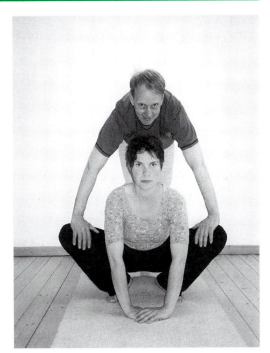

Abb. 10.**16**

Übung 9

Ausgangsposition: Legen Sie sich mit dem Po direkt an die Wand flach auf den Rücken, die Beine sind nach oben ausgestreckt.

- Ziehen Sie Ihre Fußspitzen an und strecken Sie die Fersen nach oben.
- Lassen Sie die Beine locker auseinanderfallen, so dass die gestreckten Beine an der Wand bleiben. Die Zehen zeigen weiterhin zu Ihnen.
- Versuchen Sie die Spannung Ihrer Oberschenkelinnenseiten zuzulassen und finden Sie einen Atemrhythmus, der Ihnen am meisten hilft, mit dieser Spannung klar zu kommen.
- Übungsdauer: 10 Sekunden–1 1/2 Minuten.
- Dieser Übung sollte die Schwangere immer in Embryonalstellung ausklingen lassen und sich von der Anstrengung erholen.

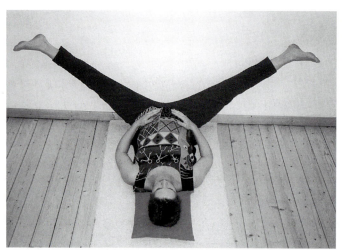

Abb. 10.**17**

11 Wehen- und Gebärpositionen

11.1 Die Vorteile der aktiven Geburt

> „Jede Frau soll frei entscheiden können, welche Position sie während der Geburt einnimmt".
> WHO 1985

Die meisten Frauen in Deutschland bringen ihre Kinder nach wie vor liegend zur Welt. Dabei wurde die Geburt in Rückenlage erst vor ca. 200 Jahren in Europa eingeführt. Bis dahin war auch im europäischen Raum die aufrechte Gebärhaltung üblich. Dieser Wandel bezüglich der Gebärhaltung vollzog sich, als in Europa zunehmend eine medizinisch-ärztliche Geburtsbegleitung eingeführt wurde. Die Präferenz einer horizontalen Lage wurde mit einer besseren Kontrolle des Geburtsvorganges und einer einfachen Handhabung durch den Geburtshelfer begründet. Eine wissenschaftliche Überprüfung dieser Zusammenhänge existiert jedoch nicht. Die Gebärenden können hingegen in der liegenden Position den Geburtsvorgang sehr viel weniger aktiv gestalten. Deshalb gewinnt, begründet durch den Wunsch vieler Frauen, eine selbstbestimmte Geburt zu erleben und bei der Geburt selbständig und aktiv zu sein, die aufrechte Gebärhaltung wieder stärker an Bedeutung.

Als **aufrechte Gebärhaltung** gelten:

- Gehen
- Stehen
- Sitzen
- Hocken
- Knien
- Vierfüßlerstand
- Knie-Ellenbogenlagen

Als **Rückenlage** gelten:

- flach auf dem Rücken liegend
- halb liegend auf dem Rücken

Studien zeigen, dass die aufrechte Gebärhaltung während aller Geburtsphasen Vorteile für den Geburtsverlauf bringt. Fast alle Untersuchungen belegen die durchweg positiven Erfahrungen der Gebärenden mit einer aufrechten Gebärhaltung. Die Mehrzahl der Frauen würde für weitere Geburten wieder eine aufrechte Haltung bevorzugen. (Kuntner 1994, Eukin et al. 1998).

11.1.1 Aufrechte Gebärhaltungen in der Eröffnungsphase

Besonders in der Eröffnungsphase ist es für die Gebärende sinnvoll, die Haltung häufiger zu wechseln. Die Hebamme bietet der Gebärenden dazu entsprechende Hilfsmittel zum Abstützen, Anlehnen oder Festhalten an. In der Wehenpause kann sich die Gebärende selbstverständlich auch im Liegen ausruhen.

Die Vorteile einer aktiven aufrechten Gebärhaltung in der Eröffnungsphase sind:

- Verkürzung der Eröffnungsphase
- Geringerer Einsatz von Wehenmitteln
- Die Wehen werden weniger schmerzhaft erlebt.
- Die Atmung der Gebärenden wird günstig beeinflusst.
- Die Gebärende braucht weniger Schmerzmittel.
- Das Becken der Gebärenden und das Köpfchen des Kindes passen sich besser aneinander an.
- Die Frau nimmt sich selbst und ihre Umgebung bewusster wahr.

11.1.2 Aufrechte Gebärhaltungen während der Austreibungsperiode

In der Geburtsphase ist es wichtig, dass die Gebärende die Haltung einnehmen kann, in der sie selbst spürt, wie sie am besten mitschieben kann.

Die **Vorteile einer aktiven aufrechten Gebärhaltung in der Geburtsphase** sind:

- ein positives Geburtserlebnis,
- Erleichterung des Mitschiebens,
- Die Schwerkraft unterstützt die Geburt.
- Die Atmung der Gebärenden wird günstig beeinflusst.
- Der Pressdrang wird weniger schmerzhaft erlebt und wirkt effektiver.
- Die Plazenta wird besser durchblutet.
- Das Vena-cava-Syndrom (Abdrücken der Gebärmuttergefäße) wird verhindert und die Sauerstoffversorgung des Kindes nicht gefährdet.
- Der Einsatz einer Saugglocke oder Zange ist seltener erforderlich.
- Die Frau kann ihr Kind sofort sehen und es selbst in den Arm nehmen („Bonding").
- weniger Dammschnitte und weniger mittelschwere und schwere Geburtsverletzungen (Dammriss III. und Dammriss IV. Grades), stattdessen mehr leichte Geburtsverletzungen (Labienriss, Scheidenriss, Dammriss I. Grades),
- weniger Wundinfektionen.

Untersuchungen der Neugeborenen, die in aufrechter Gebärhaltung geboren wurden, ergaben keinen signifikanten Unterschied bei den Apgarwerten und dem Nabelschnur-pH-Wert.

Einschränkungen bei aufrechter Gebärhaltung

- **Erhöhter mütterlicher Blutverlust:** Einige der Untersuchungen weisen auf einen höheren Blutverlust (> 500 ml bis 800 ml) bei aufrechten Gebärhaltungen hin. Als mögliche Ursache kommen bei längerem Sitzen auf einem Gebärstuhl das Vulvaödem und eine Behinderung des venösen Rückflusses in Verbindung mit einer Geburtsverletzung in Frage. Die Gebärende sollte, falls sie auf einem Gebärstuhl sitzen möchte, über die erhöhte Blutungsneigung aufgeklärt werden. Bis auf eine Ausnahme ergaben die Untersuchen kein erhöhtes Transfusionsrisiko.
- **Vulvaödem:** Durch ausschließliches oder langes Sitzen auf dem Gebärstuhl kann ein Vulvaödem entstehen. Es werden deshalb wiederholte Haltungswechsel zwischen den Wehen empfohlen, um einem Ödem vorzubeugen.

11.1.3 Praktische Übungen im Geburtsvorbereitungskurs

Mein Ziel in der Geburtsvorbereitung ist es, die Frauen und Paare in der Körperwahrnehmung zu schulen, so dass jede Person für sich selbst spürt, welche Position zu welcher Zeit angenehm ist und sich richtig anfühlt. Es kann nicht darum gehen, neue Normen zu entwickeln. Wenn eine Frau sich flach liegend am wohlsten fühlt und dabei am besten entspannen kann, so ist diese Entspannung für den Geburtsprozess wichtiger als eine physikalisch günstigere Position, in der die Frau jedoch verspannt und den Geburtsprozess blockiert. Ansonsten gilt es, dass aufrechte Geburtspositionen aber auch die Wassergeburt wesentlich günstiger für Mutter und Kind zu bewerten sind, als die Rückenlage.

> Zur aktiven Geburt gehört die Betonung der Ausatmung und die körperliche Bewegung als Reaktion auf Schmerz und Druck.

Folgende **aufrechte Geburtspositionen** können im Kurs ausprobiert werden:

- Im Stehen an eine Wand gelehnt, vom Partner gehalten.
- Im Vierfüßlerstand.
- In der Knie-Ellenbogenlage, mit Hilfe des Partners.
- Hockend auf dem Gebärhocker.
- Frei hockend, jeweils mit Hilfe des Partners.
- In der Seitenlage.
- In der halb aufrechten Position.
- Im Querbett.

Einfache Demonstrationen, die verdeutlichen, wie ein großer Gegenstand eine kleine, enge Öffnung passiert:

- Formen Sie mit zwei Händen ein Becken. Die Öffnung ist queroval. Eine zur Faust geballte Hand möchte durch diese Beckenöffnung. Die Hände sind ganz starr. Die Person, die die Faust durch die Hände-Öffnung hindurch bringen will, muss sehr viel Kraft aufwenden, um ganz starr durch die starre Öffnung zu gelangen.
- Anschließend wird das Paar aufgefordert, sowohl die Hand-Öffnung als auch die Faust zu bewegen und es wird deutlich, wie die gleich große Faust durch die kleine Öffnung viel müheloser passt, wenn beides in Bewegung ist.
- **Demonstration:** Einen festen Korken aus einer Flasche ziehen, mit Kipp- und Drehbewegungen, einen engen Ring vom Finger ziehen, mit Kipp- und Drehbewegungen.

Damit die praktischen Übungen zu Positionen während der Wehen und der Geburt effektiv sind, sollten die Eltern folgendes wissen:

Die Nachteile liegender Geburtspositionen

Nachdem die Paare das Herausschieben mit wenig angehaltener Luft in den verschiedenen Positionen geübt haben, sollen sie auch das so genannte **Powerpressen** üben:

- Dazu legt sich die Frau in Rückenlage und stellt beide Beine an die Wand an, so dass Ober- und Unterschenkel im rechten Winkel stehen. Die Anleitung erfolgt „wie zu guten alten Zeiten im Kreißsaal": Tief Luft holen, Mund zu, Augen zu, Kopf auf die Brust und kräftig nach unten schieben.
- Der Partner kann in dieser Position neben der Frau sitzen und ihren Oberkörper und Kopf halten.

Die Frauen machen die Erfahrung, dass sie ihren Beckenboden in dieser Position nicht entspannen können und dass der Druck nicht in die Scheide geht, also nicht dorthin, wo das Kind herausgedrückt werden soll, sondern komplett in den Kopf. Desweiteren verlieren sie mit ihren Füßen den Bodenkontakt, büßen also sehr viel Kraft ein und müssen ihr Kind bergan schieben.

Außerdem wird in dieser Position der Damm weit hochgezogen, so dass der Beckenausgang sich zusätzlich verengt.

Information der Eltern

- Durch den Druck des vorangehenden kindlichen Teils auf den Muttermund wird die Ausschüttung des Wehenhormons Oxitocin aus der Hypophyse verstärkt.
- Die Gebärmutter stellt sich während der Wehe im Organismus der Frau auf und dies gelingt viel leichter, wenn die Frau sich in der Vertikalen befindet und sich leicht nach vorne beugt. (Die Zervix, der Gebärmutterhals, wird auf vielen Zeichnungen zentriert im Geburtskanal dargestellt. Dies entspricht nicht der Realität!)
- Die Beckenräume bieten mehr Platz für das Kind, wenn die Frau steht, kniet oder umherläuft.
- Des Weiteren unterstützt das Prinzip der Asymmetrie das Tiefertreten des Kindes im Geburtskanal.
- Das ungeborene Kind ist kein statischer Empfänger der Uterinkräfte, denn es trägt in seinen Genen das Wissen, wie es auf die Welt kommt und setzt vermutlich den Geburtsprozess in Gang.
Es initiiert Veränderungen der Hormonspiegel, der Sensibilität der Muskeln, der Anspannung der glatten Muskulatur und der mütterlichen Emotionen. Des Weiteren löst das Kind durch seine Bewegungen Braxton-Hicks-Kontraktionen (Senk- oder Übungswehen) aus, sobald es versucht, in den Beckeneingang einzutreten.
- Die Fehlhaltungen des kindlichen Kopfes im mütterlichen Becken können außerdem bereits schon vor der Geburt zu Problemen führen (Übertragung), aber auch während der Eröffnungs- und Austreibungsphase (eine verzögerte Geburt mit Rückenschmerzen erfordert oft Schmerzmittel, was wiederum die Chance einer geburtshilflichen Operation erhöht). Auch im Wochenbett wird der Prozess des Bondings und des Stillens oft erschwert, wenn Mutter und Baby sich von der Geburt erholen müssen. (Sutton, J., Scott, P. 2001)

11.2 Wehenpositionen

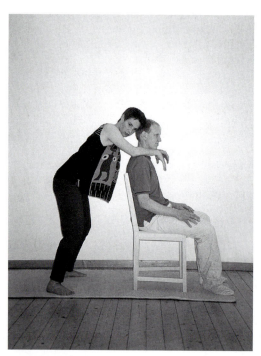

> Während der Wehentätigkeit ist es günstig für die Frauen, häufig die Positionen zu wechseln und insgesamt in Bewegung zu bleiben.

In der frühen Phase der Geburt ist es sehr günstig

- einige Treppen zu steigen
- seitliches Hüftschaukeln (Abb. 11.1)
- auf der Stelle treten
- in asymmetrische Positionen zu gehen, d. h. ein Fuß wird mit Hilfe einer Fußbank oder eines Kissens höher gestellt, als der andere Fuß (Abb. 11.2).

Abb. 11.1

Abb. 11.2

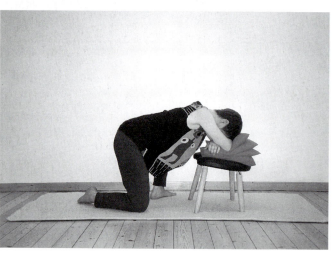

- Das Aufrichten und Kippen des Beckens während der Wehe, z. B.:
  - in Knie-Ellenbogen-Lage (Abb. 11.3)
  - im Vierfüßlerstand,
  - im Kniestand (Abb. 11.4)
  - im Stehen,
  - in Seitenlage,
  - auf dem Pezziball (Abb. 11.5)
  - Beckenkreisen im vornüber gebeugten Stehen (Abb. 11.6)

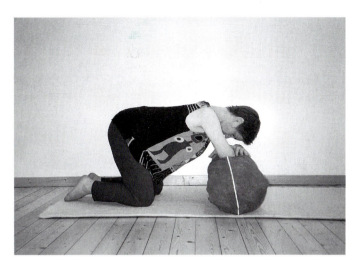

Abb. 11.3

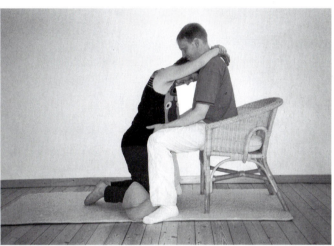

Abb. 11.4

11 Wehen- und Gebärpositionen

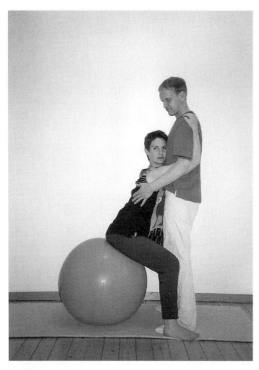

Abb. 11.5

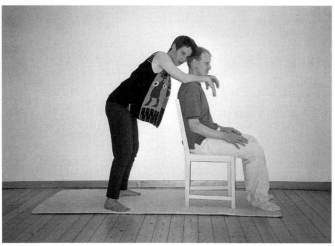

Abb. 11.6

Mag die Frau keine Bewegungen während der Wehe, so kann es sehr hilfreich sein, wenn die Frau in den Wehenpausen versucht, **asymmetrische Beckenbewegungen** auszuführen, d. h. eine Hüfte tiefer zu bringen als die andere (Abb. 11.7).

> Alle asymmetrischen Positionen helfen dem kindlichen Köpfchen die Interspinalebene zu überwinden.

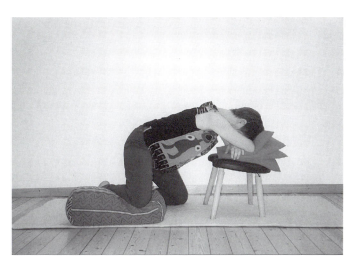

Abb. 11.7

11.2.1 Der Wehenparcour: Positionen zum Veratmen der Wehen:

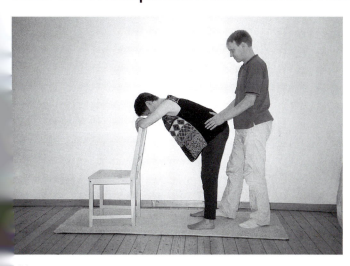

Abb. 11.8

Stehende Positionen:

- Abgestützt auf eine Stuhllehne (Abb. 11.8)
- Abgestützt auf eine Fensterbank
- Abgestützt auf die Schultern des Partners (Abb. 11.9)
- Hängend an den Unterarmen des Partners
- Die Frau hängt sich an ein Seil, der Partner greift unter die Achseln der Frau. (Abb. 11.10)
- Die Frau steht mit dem Kreuzbein an der Wand und sie stützt sich an dem vor ihr stehenden Partner ab

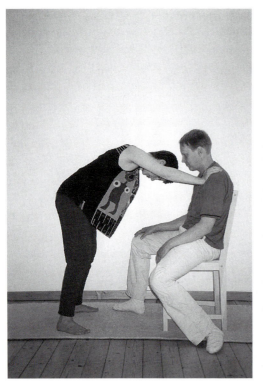

Abb. 11.**9**

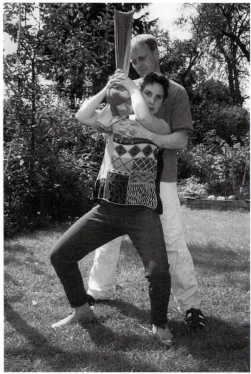

Abb. 11.**10**

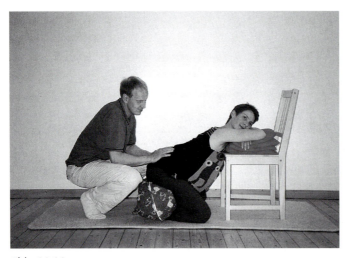

Abb. 11.**11**

Kniende Positionen:

- Kniend vor der Sitzfläche eines Stuhls (Abb. 11.**11**)
- Kniend über einem Petziball (Abb. 11.**12**)
- Kniend über dem Partner, der sich im Vierfüßlerstand befindet (Abb. 11.**13**)
- Kniend auf den Oberschenkeln des vor ihr sitzenden Partners (Abb. 11.**14**)
- Kniend im Vierfüßlerstand
- Kniend in Knie-Ellenbogen-Lage (Abb. 11.**15**)
- Kniend hängend (Abb. 11.**16**)

11.2 Wehenpositionen 203

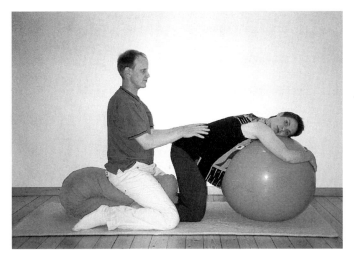

Abb. 11.12

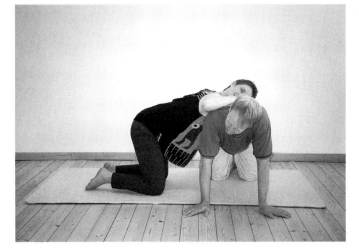

Abb. 11.13

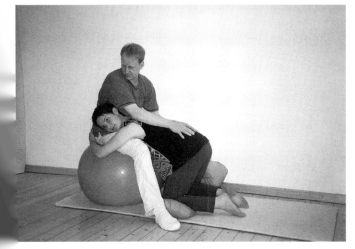

Abb. 11.14

204 11 Wehen- und Gebärpositionen

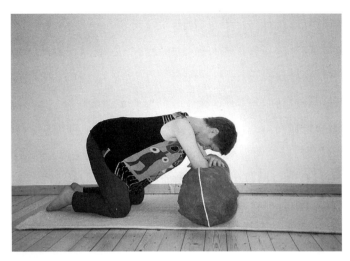

Abb. 11.15

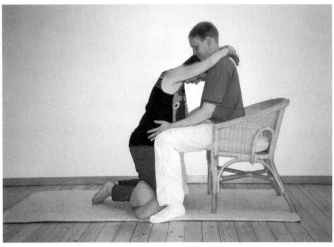

Abb. 11.16

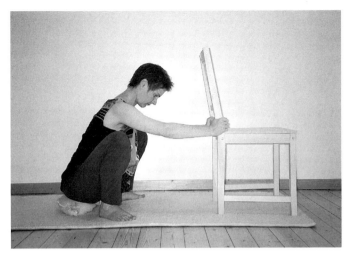

Hockende Positionen:

- Hockend vor einer Sprossenwand (Abb. 11.17)
- Hockend gehalten vom Partner (Abb. 11.18)
- Hockend zwischen den Beinen des Partners (Abb. 11.19)
- Hockend mit Hilfe eines Seils oder Ringen zum Festhalten (Abb. 11.20)

Abb. 11.17

Abb. 11.18

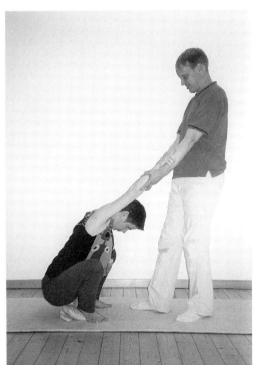

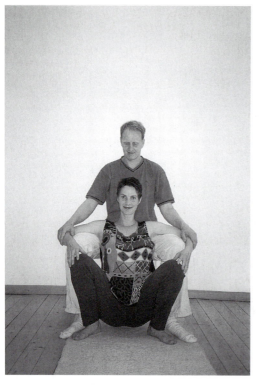

Abb. 11.19

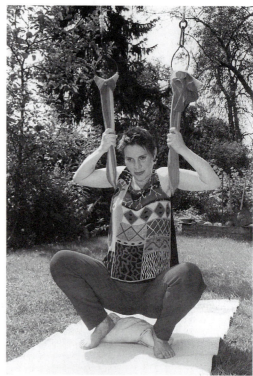

Abb. 11.20

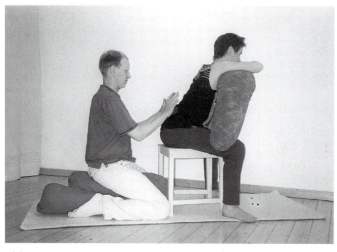

Abb. 11.21

Sitzende Positionen:

- Sitzend rittlings auf einem Stuhl (Abb. 11.21)
- Sitzend auf dem Petziball (Abb. 11.22)
- Sitzend auf dem Gebärhocker (Abb. 11.23)
- Sitzend auf einem bequemen Sessel mit erhöhten Füßen, z. B. auf einer Fußbank (Abb. 11.24)
- Sitzend in halb aufrechter Position mit Rückenlehne
- Sitzend in halb aufrechter Position mit dem Partner im Rücken (Abb. 11.25)
- Sitzend Rücken an Rücken mit dem Partner

11.2 Wehenpositionen

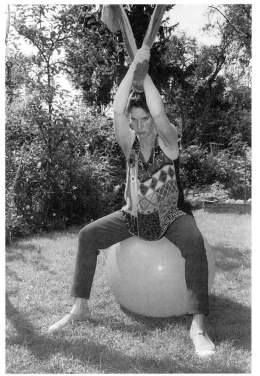

Abb. 11.22

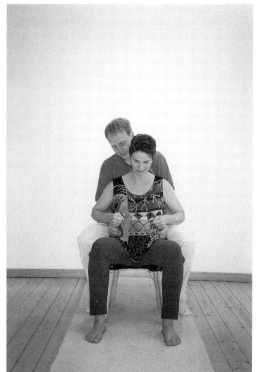

Abb. 11.23

Abb. 11.24

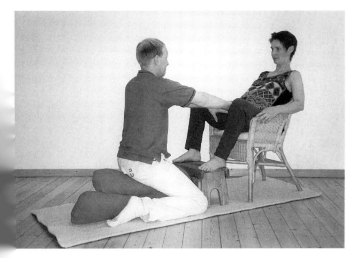

11 Wehen- und Gebärpositionen

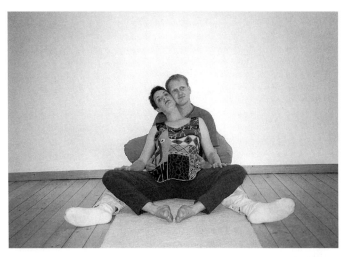

Abb. 11.25

Liegende Positionen:

- Liegend in Seitenlage mit Lagerungskissen, der Partner hält das oben liegende Bein (Abb. 11.26)
- Liegend in abgestützter Seitenlage (Abb. 11.27)

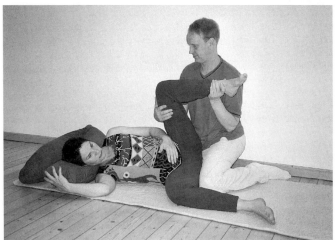

Abb. 11.26

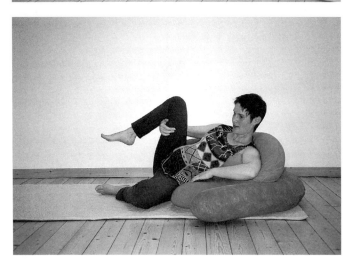

Abb. 11.27

11.3 Gebärpositionen

Vorübung für das Herausschieben des Babys

- Beckenbodenerfahrung: Mit den Füßen an der Wand und einer Hand vor dem Beckenboden.

- Beckenbodenerfahrung: Sitzend im Schoß des Partners mit einer Hand vor dem Beckenboden.

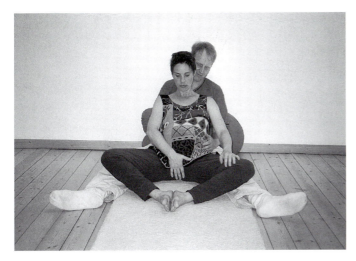

Abb. 11.28

- **Vorübung:** Mit dem Beckenboden blinzeln. Die Körperöffnungen verschließen und wieder locker lassen. Ausprobieren, wieviel Luft man braucht, um die Beckenbodenmuskulatur nach außen wölben zu können oder wieviel Luft man braucht, um die Scheide sanft aufzuschieben, so dass die Schamlippen sich leicht voneinander lösen.

Wichtig ist es im Kurs den Hinweis zu geben, dass die Frauen nicht stärker drücken sollen, als Zuhause auf der Toilette.

Die gestützte Hocke

- Die Frau sollte im Hocken ihre Füße flach aufstellen, den Rücken gerade halten, so dass sich ihr Gesäß mindestens 45 cm über dem Boden befindet. „Der Winkel zwischen Wirbelsäule und Schambein beträgt dabei 90°. Auf diese Weise kann die Frau in der Hocke ihr Becken kippen, d. h. sie kann ins Hohlkreuz gehen, wenn das Köpfchen des Kindes die Geburtswege ausdehnt und dabei das Kreuz- und Steißbein (die Michaelissche Raute) aus dem Weg heben." (Sutton, J., Scott, P. 2001)

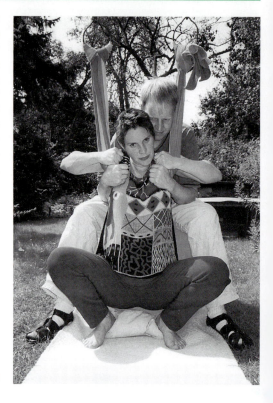

Abb. 11.29

Der Vierfüßlerstand

Der Vierfüßlerstand vergrößert den inneren Querdurchmesser des Beckens, der Winkel zwischen der Wirbelsäule und dem Schambein bleibt offen. Die Spinae ischiadicae sind nicht länger auf einer Ebene. Der Vierfüßlerstand wird noch geburtsgünstiger, wenn die Frau es schafft, ihr Becken zu kippen und so das Kreuzbein und das Steißbein gegenüber dem Schambein zu erhöhen.

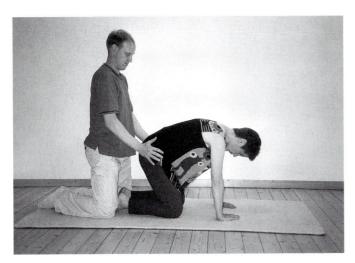

Abb. 11.**30**

Kniende Position

Besonders öffnend für das Becken ist jede kniende Position, in der sich die Frau mit ihren Händen an etwas festhält, was höher liegt als ihre Taille. Dies kann z. B. ein aufgehängtes Seil oder ein Tragetuch sein, eine Sprossenwand, ein Bettrand, die Hände des Partners, der Hals oder die Schultern des Partners, welchen sie mit ihren Armen umschlingt.

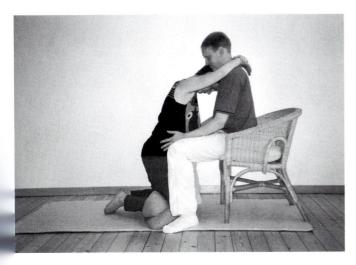

Abb. 11.**31**

Der Gebärhocker

Der Gebärhocker darf nur so hoch sein, z. B. 45 cm, dass das Knieniveau der Frau sich über ihrem Hüftniveau befindet. Dies ermöglicht der Gebärenden in der Austreibungsperiode ihren Rücken beweglich zu halten.

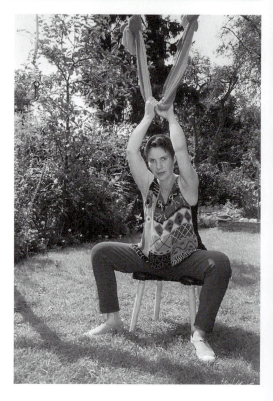

Abb. 11.**32**

11.3 Gebärpositionen

Hockende Position

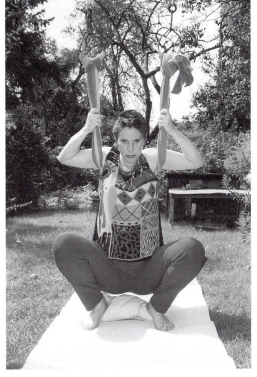

Abb. 11.33

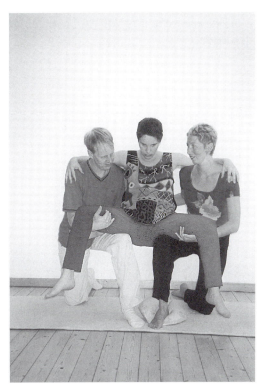

Abb. 11.34

Stehende Position

Stehend sollte sich die Gebährende soviel Gewicht abgeben wie möglich, damit sie in die Knie gehen kann.

Oder die Frau hält sich in einer nach oben gestreckten Position, welche ihr Becken und ihren Beckenboden besonders gut lockert und weitet.

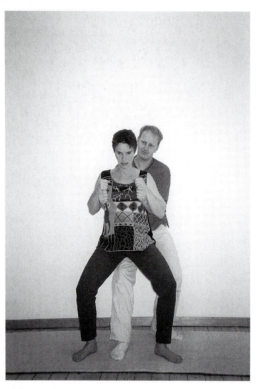

Abb. 11.35

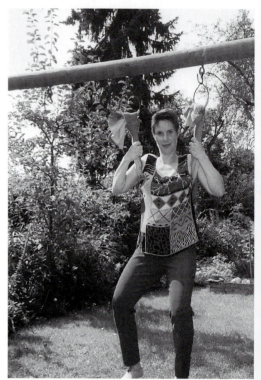

Abb. 11.36

11.3.1 Ungünstige Gebärpositionen

Positionen, die während der Geburt vermieden werden sollten:

- Liegen (außer auf der Seite)
- Sich-Zurücklehnen
- Sitzen.

(Sutton, J., Scott, P. 2001)

Sobald die Frau auf ihrem Steiß- und Kreuzbein sitzt, z. B. bei der halb sitzenden Rückenlage, verkleinert sich der Beckenraum (ihr inneres Becken wird gekrümmt und ihr Schambein und ihre Wirbelsäule rücken näher zusammen.) Die Frau sitzt auf ihrem Steißbein und auf ihrem Kreuzbein. Dies alles verkleinert den Raum, der dem Köpfchen zur Verfügung steht.

Die am häufigsten angewandte Gebärhaltung, die **Rückenlage** mit rundem Rücken und angezogenen Beinen ist physiologisch verfehlt, ebenso das Anstellen des Fußes gegen die Hüfte der Hebamme. Diese beiden Positionen vergrößern das so genannte „Geburtshilfliche Knie" und bewirken, dass der Austrittswinkel für das Kind bergauf verläuft.

Ein weiterer Fehler in dieser Position ist das **Powerpressen**, weil die Beckenbodenstrukturen stark angespannt sind, der Beckenboden hochgezogen ist, die Scheide verkleinert ist und die Frau keine physiologische Möglichkeit hat, ihre Beckenbodenmuskulatur locker zu lassen oder zu öffnen. Das Kind wird gegen eine maximal angespannte Muskelplatte gepresst.

Ein weiterer Fehler, welcher in liegender oder halb sitzender Gebärposition häufig zum Tragen kommt ist, dass die Frauen es unterlassen sollen, ihr **Gesäß anzuheben**. Die Gebärenden werden immer noch dazu aufgefordert „ihren Po auf dem Bett zu lassen", dabei entsteht aber gerade durch das Anheben des Gesäßes der korrekte Winkel, der den Beckenausgang vergrößert. Wenn sich die Frau schon in einer liegenden Position befindet, sollte zumindest mit dem Keilkissen unter dem Gesäß gearbeitet werden, so wie es früher auf den schmalen Kreißbetten Usus war.

12 Entspannungsübungen

12.1 Die progressive Muskelrelaxation nach Jacobson

12.1.1 Die klassische Methode der Entspannung

Prinzip: Spannung in dem jeweiligen Körperteil aufbauen, versuchen ruhig weiterzuatmen, dann die Spannung ruckartig lösen. Der Effekt der fortschreitenden Entspannung eines Muskels ist mit dem plötzlichen Nachlassen der Muskelspannung gekoppelt. Lässt die Spannung im Muskel dagegen nur langsam nach, wird in der Regel keine Lockerung des Muskels und auch keine Gesamtentspannung erreicht.

Anleitung

Ausgangsposition: in Seitenlage und für die Männer in Rückenlage. Als Einstimmung legen Sie eine Hand auf Ihren Bauch, die Daumen etwa in Höhe des Bauchnabels. Schließen Sie Ihre Augen und atmen Sie tief durch die Nase ein und aus.

Die Füße entspannen:

- Die Zehen stark krümmen – Zehenfaust. Die Spannung für 2–4 Sekunden halten. Lösen Sie die Spannung plötzlich, spüren Sie 2 Minuten nach und wiederholen Sie die Übung.
- Die Zehen spreizen. Die Spannung für 2–4 Sekunden halten. Lösen Sie die Spannung plötzlich, spüren Sie 2 Minuten nach und wiederholen Sie die Übung.
- Die Füße spitzen. Die Spannung für 2–4 Sekunden halten. Lösen Sie die Spannung plötzlich, spüren Sie 2 Minuten nach und wiederholen Sie die Übung.
- Die Zehen hochziehen. Die Spannung für 2–4 Sekunden halten. Lösen Sie die Spannung plötzlich, spüren Sie 2 Minuten nach und wiederholen Sie die Übung.

Die Beine entspannen:

- Das Schienbein anspannen, dafür drücken Sie Ihre Knie durch und heben Sie die Unterschenkel von der Unterlage ab. Die Spannung für 2–4 Sekunden halten. Lösen Sie die Spannung plötzlich, spüren Sie 2 Minuten nach und wiederholen Sie die Übung.
- Die Waden spannen. Drücken Sie Ihre Fersen mit aller Kraft gegen die Unterlage. Die Spannung für 2–4 Sekunden halten. Lösen Sie die Spannung plötzlich, spüren Sie 2 Minuten nach und wiederholen Sie die Übung.
- Zur Anspannung der Oberschenkeloberseite drücken Sie Ihre Knie durch und heben Sie das Bein etwa eine Handbreit vom Boden ab. Wiederholung mit dem anderen Bein. Lösen Sie die Spannung plötzlich, spüren Sie 2 Minuten nach und wiederholen Sie die Übung.
- Zur Anspannung der Oberschenkelunterseite drücken Sie Ihre Knie durch und pressen Sie die Waden gegen die Unterlage. Lösen Sie die Spannung plötzlich, spüren Sie 2 Minuten nach und wiederholen Sie die Übung.

Das Becken entspannen:

- Anspannung des großen Gesäßmuskels und der Beckenbodenmuskulatur. Die Ringmuskulatur um Scheide und Anus anspannen und das Steißbein in Richtung Schambein ziehen. Lösen Sie die Spannung plötzlich, spüren Sie 2 Minuten nach und wiederholen Sie die Übung.

Die Bauchdecke entspannen:

- Zur Entspannung der Bauchdecke können die Männer den Bauch wie ein Bodybuilder beim Posing nach innen ziehen. Die Frauen bitte nur ganz leicht, um die Bauchdeckenmuskulatur wahrzunehmen. Lösen Sie die Spannung plötzlich, spüren Sie 2 Minuten nach und wiederholen Sie die Übung.

Die Rückenmuskulatur entspannen:

- Zur Entspannung der Rückenmuskulatur kann die Schwangere in Seitenlage den Rücken ganz extrem runden. Die Männer in Rückenlage drücken die Mitte Ihres Rückens fest gegen die Unterlage. Das Becken und die Schultern dürfen dabei vom Boden abheben. Gehen Sie mit Ihrem Rücken ins Hohlkreuz. Lösen Sie die Spannung plötzlich, spüren Sie 2 Minuten nach und wiederholen Sie die Übung.

Den Brustraum entspannen

- Mit der Einatmung den Oberkörper weiten, die Schultern nach vorn anspannen (nicht hochziehen zu den Ohren). Die Schultern nach hinten anspannen. Durch diese Bewegung hebt sich der Oberkörper leicht von der Unterlage ab. Die Schultern zu den Ohren hochziehen. Lösen Sie die Spannung plötzlich, spüren Sie 2 Minuten nach und wiederholen Sie die Übung.

Die Arme entspannen:

- Um die Oberarme anzuspannen, ballen Sie Ihre Hände zu Fäusten. Winkeln Sie Ihre Arme an und spannen Sie Ihre Oberarmmuskeln. Zur Entspannung lassen Sie die Arme dann wieder auf die Unterlage fallen. Lösen Sie die Spannung plötzlich, spüren Sie 2 Minuten nach und wiederholen Sie die Übung.

Die Unterarme entspannen:

- Um die Unterarme anzuspannen, ballen Sie Ihre Hände zu Fäusten. Winkeln Sie Ihre Arme an und spannen Sie Ihre Unterarmmuskeln. Zur Entspannung lassen Sie die Arme dann wieder auf die Unterlage fallen. Lösen Sie die Spannung plötzlich, spüren Sie 2 Minuten nach und wiederholen Sie die Übung.

Das Gesicht entspannen:

- Die Nase krausen, die Stirn in Falten legen, die Zähne blecken, Augen und Mund weit aufreißen. Alle Gesichtsmuskeln zusammenziehen, Augen schließen, Zähne aufeinander beißen, Stirn in Falten legen.

Den ganzen Körper entspannen:

- Spannen Sie nun alle Muskelgruppen gleichzeitig an, wobei der ganze Körper vibriert. Halten Sie diese Spannung 2–4 Sekunden. Lösen Sie die Spannung dann wieder abrupt. Nach 2 Minuten zum Nachspüren beginnen sich zu räkeln und zu recken und zu strecken und zu gähnen und zu stöhnen.

Mit zunehmender Praxis kann man die Zeit des Nachspürens von 2 Minuten bis auf 30 Sekunden verkürzen. Je öfter man übt, desto sensibler wird man für die Abläufe in seinem Körper.

12.1.2 Die Progressive Muskelentspannung zur Körperwahrnehmung/Atemwahrnehmung

Diese Übung eignet sich zur Wahrnehmung des eigenen Atemrhythmus und wie er sich durch Anstrengung und Anspannung verändern kann. Unter Anspannung wird er zumeist schneller und flacher und in der Entspannungsphase vertieft er sich und wird von der Atemfrequenz her langsamer. Während dieser Übung können wir die Muskelanspannung und -entspannung willentlich steuern. Unter der Geburt wird die Anspannung des Gebärmuttermuskels durch den Geburtsverlauf und die Ausschüttung des Oxytocins aus der Hypophyse gesteuert. Unser Ziel in der Geburtsvorbereitung ist es, trotz Muskelanspannung und trotz körperlicher Anstrengung einen langsamen, tiefen Atemrhythmus zu erreichen mit Betonung, d. h. Verlängerung der Ausatmung.

Diese Anleitung eignet sich nur für den Beginn eines Kurses, solange die Paare noch nicht mit der progressiven Muskelentspannung vertraut sind. Anhand dieser Übung kann die Parallelität von Muskelanspannung die willentlich herbeigeführt wird und Muskelanspannung der Gebärmutter, also der Wehe, aufgezeigt werden. Die Paare werden aufgefordert, sich in Rückenlage oder in Seitenlage zu begeben.

- Die Männer begeben sich meistens in die Rückenlage mit einer Knierolle und für die Frauen die Seitenlage mit Hilfe von Lagerungskissen unter dem Kopf und unter dem oben liegenden Bein, während das untere Bein dabei fast gestreckt ist.
- Liegen Sie ruhig und entspannt auf dem Boden und spüren Sie ihren Körper ganz bewusst und intensiv.
- Ihre Füße und Beine sind schwer und entspannt.
- Ihre Hände und Arme sind schwer und entspannt.
- Die Schwere und Entspanntheit geht von Beinen und Armen auf deinen Rumpf über.
- Ihre Schultern und Ihr Nacken sind locker und entspannt.
- Ihr Kopf ruht schwer und entspannt auf der Unterlage.
- Die Stirn und Kopfhaut sind ganz glatt, weiten sich, gehen nach außen. Die kleinen Muskeln um die Augen herum sind entspannt, die Wangen hängen lassen und den Unterkiefer lösen.
- Nun gehen Sie mit Ihrer Aufmerksamkeit zu Ihrem Atem und nehmen Sie wahr, wie die Einatemluft durch die Nase in Sie einströmt und die Ausatemluft Sie durch die Nase wieder verlässt.
- Sie müssen nichts verändern, nichts manipulieren, nur wahrnehmen wie Sie atmest.
- Nun spannen Sie Füße an und ziehen sie im Sprunggelenk ganz weit hoch, halten sie einen Moment in dieser Position.
- Wie atmen Sie?
- Nun entspannen Sie Ihre Füße wieder und nehmen Sie wahr, wie Sie jetzt atmen.
- Dann spannen Sie Ihre Füße und die Waden an.
- Bleiben Sie Ihre Aufmerksamkeit bei Ihrem Atem und entspannen Sie wieder.
- Dann spannen Sie Ihre Füße, Ihre Waden und Ihre Oberschenkel an, halten diese Spannung.
- Wie atmen Sie? Und wie atmen Sie, wenn Sie wieder loslassen?
- Nun spannen Sie Ihren Beckenboden an, ziehe Ihre Körperöffnungen ganz fest zusammen, bewegen Sie Sitzbeinhöcker aufeinander zu und ziehen Ihr Steißbein in Richtung Schambein.
- Atmen Sie noch? Und wie atmen Sie, wenn Sie wieder ausatmen?
- Nun machen Sie Ihre Hände zu Fäusten und öffne sie wieder. Ballen Sie Ihre Hände zu Fäusten und spannen Sie Ihre gesamte Armmuskulatur an.
- Hat dieses einen Einfluss auf Ihren Atem? Und wie atmen Sie, wenn Sie wieder loslassen?
- Nun ballen Sie Hände zu Fäusten, spannen Sie Ihre Arme an und ziehe die Schultern ganz weit hoch.
- Wie reagiert Ihr Atem?
- Nun entspannen Sie wieder.
- Dann beißen Sie einmal kräftig die Zähne zusammen. Verschließen Sie die Augen und lege Sie Ihre Stirn in Falten und dann lösen Sie den Gesichtsmuskeln wieder.
- Wiederholen Sie noch einmal: Zähne zusammenbeißen, Augen fest verschließen, die Stirn in Falten legen und bleiben Sie mit Ihrer Aufmerksamkeit bei Ihrem Atem.
- Dann lassen auch die Spannung aus Ihrem Gesicht wieder gehen.

Nach dieser Übung folgt der Erfahrungsaustausch unter den Teilnehmerinnen und Teilnehmern.

12.2 Autogenes Training

Vor allen Tagtraumübungen, Visualisierungen, Phantasiereisen und Meditationen sollte immer eine kleine Vorübung zur körperlichen Entspannung angeleitet werden.

Vorübung vor der ersten Entspannungsübung

Die Paare werden aufgefordert, sich bequem hinzusetzen.

- Schließen Sie die Augen oder lassen Sie sie offen, so wie es angenehm ist. Versuchen Sie in sich hineinzufühlen.
- Verändern Sie Ihre Haltung bitte nicht. Bleiben Sie einfach in dieser Haltung sitzen, die Sie jetzt eingenommen haben. Nun spüren Sie dem nach.
- Wie fühlt sich diese Haltung an? Wollen Sie wirklich so sitzen? Ist es angenehm oder unangenehm? Welche Körperteile sind verspannt? Welche Körperteile sind entspannt? Wo tut vielleicht sogar etwas weh oder ist unangenehm?
- Dann atmen Sie jetzt tief durch und erlauben Sie sich, in eine Haltung zu gehen, die Ihnen angenehm ist.
- Nehmen Sie wahr, wie Sie jetzt sitzen. Wo sind Sie angespannt? Wo sind Sie entspannt?
- Nun beobachten Sie Ihren Atem. Versuchen Sie nicht, daran etwas zu ändern. Versuchen Sie einmal, einfach so weiterzuatmen.
- Wie fließt Ihr Atem? Durch die Nase oder durch den Mund? Liegt die Betonung auf der Ausatmung oder auf der Einatmung? Atmen Sie schnell oder atmen Sie langsam?
- Wo in Ihrem Körper spüren Sie die Bewegung Ihres Atems? Legen Sie eine Hand an diese Stelle. Am Brustkorb oder auf dem Zwerchfell, an den Flanken oder am Bauch? Nehmen Sie wahr, ob Sie tief oder ob Sie flach atmen.
- Nun atmen Sie ganz tief durch, dehnen Sie sich oder strecken Sie sich, beginnen Sie sich zu räkeln oder zu recken, zu gähnen oder zu stöhnen

Entspannungsanleitungen

Einstiegstext I

- Sie liegen ganz ruhig und entspannt auf dem Boden.
- Sie fühlen Ihren Körper ganz bewusst und intensiv.
- Sie sind ganz schwer, gelöst und ruhig.
- Ihre Füße und Beine sind ganz schwer.
- Ihre Hände und Arme sind ganz schwer.
- Die Schwere der Arme und Beine geht auf Ihren Rumpf über.
- Ihr Gesicht ist ganz entspannt und gelöst.
- Sie lassen los, Sie geben alle Spannung ab.
- Sie sind ganz ruhig und entspannt.

Einstiegstext II

- Nun möchte ich Sie in Gedanken auf eine kleine Reise mitnehmen, Sie brauchen nichts zu erzwingen, nichts entstehen zu lassen.
- Lassen Sie Ihre Gedanken dabei wandern wohin sie wollen.
- Ich gebe Ihnen nur etwas Führung und Sie beobachten einfach, was vor Ihrem inneren Auge auftaucht.

Eine Reise durch den Körper I

Entweder wird nur jeder einzelne Körperteil angesprochen oder es wird aufgefordert, den jeweiligen Körperteil leicht zu bewegen oder es wird dazu aufgefordert, den jeweils angesprochenen Körperteil sanft in die Unterlage einsinken zu lassen, schwer werden zu lassen.

Ausgangsposition: Seitenlage oder Rückenlage.

Die Reihenfolge der Wahrnehmung:

- Linkes Bein: Zehen, Fußsohle, Wade, Knie, Kniekehle, Oberschenkelinnen- und Außenseite.
- Rechtes Bein: ebenso.
- Gesäßbacken, Afterschließmuskel, Scheidenschließmuskel anspannen, entspannen.
- Den Bauch mit dem Atem weit dehnen und ruhen lassen.
- Den Rücken, Wirbel für Wirbel, am Boden spüren, vom Steißbein bis zu den Halswirbeln.
- Den Brustkorb mit der Atmung weit dehnen und ruhen lassen.
- Linker Arm: Finger, Hand, Handgelenk, Arm, Ellenbogen, Oberarm, Schulter.
- Rechter Arm: ebenso.
- Nacken: Den Kopf leicht hin und her rollen lassen.
- Die Kopfhaut anspannen, bewegen, die Haare spüren.
- Die Stirn anspannen, in Falten ziehen, glatt werden lassen.
- Die Augenlider: Lider auf den Augen spüren.
- Die Augäpfel unter den Lidern hin und her rollen lassen.
- Die Nasenflügel: Die Atembewegung an den Nasenflügeln versuchen wahrzunehmen.
- Wangen, Kiefer: Den Kontakt der Zähne miteinander eventuell wahrnehmen und durch eine leichte Bewegung versuchen zu lockern.
- Mund, Zunge: Den Speichel fließen lassen.
- Atem: Bewusst tief ein- und ausatmen und mit jedem Ausatmen eventuelle Verspannungen lösen, loslassen, weicher werden.
- Zurücknahme: 3-mal tief durchatmen, langsam bewegen, räkeln, recken, gähnen, stöhnen, seufzen und zum Abschluss auf die Seite drehen in die Babyposition und einkuscheln. Nach einiger Zeit blinzeln, die Augen öffnen und langsam im Raum wieder ankommen.

Diese Übung dient der Körperselbstwahrnehmung.

Eine Reise durch den Körper II

- Sich hinlegen in Rückenlage oder Seitenlage, so wie es angenehm ist.
- Die Augen schließen oder offen lassen, so wie es Ihnen angenehm ist.
- Schauen Sie, dass Sie bequem liegen. Vielleicht möchten Sie Ihr Becken noch einmal hin und herräkeln, das Becken ganz breit hinlegen.
- Und wenn Sie das Bedürfnis haben zu stöhnen oder zu seufzen, dem nachgeben.
- Die Füße locker lassen, sie einfach liegen lassen. Sie müssen jetzt nichts mehr tragen, nicht mehr gehen.
- Die Beine locker lassen. Die Oberschenkel auseinanderfallen lassen, ganz weich werden lassen.
- Den Beckenboden lösen. After, Scheide, Blase ganz weich und weit werden lassen.
- Mit Ihrem inneren Auge, mit Ihrem Gefühl, Ihrem Tastsinn spüren, sich vorstellen, wie der Muttermund sich öffnet, weit wird, die Scheide sich entfaltet, sich öffnet, eine Höhle bildet für das Kind.
- Ihre Scheide entfaltet sich wie eine Blume.
- Alles fließen lassen. Wärme durchströmt deinen Beckenboden, angenehme Gefühle haben.
- Der Bauch liegt auf der Unterlage. Der Bauch muss nicht mehr gehalten werden, Sie können ihn einfach heraushängen lassen, gehen lassen.

- Die Bauchdecke ist ganz weich, ganz leicht. Stellen Sie sich die Bauchdecke vor wie eine zarte Seidendecke über dem Kind.
- **Visualisation:** Vor Ihrem inneren Auge, Ihrem Gefühl, Ihrem Tastsinn, stellen Sie sich die Farbe und Form Ihrer Gebärmutter vor. Vielleicht können Sie sehen, wie Ihr Kind dort drinnen liegt, wohlig warm, behaglich. Ganz eng und beschützt. Dann breiten Sie nach einiger Zeit wieder die Seidendecke über das Kind.
- Jetzt lassen Sie die Hände locker. Sie einfach liegen lassen. Sie müssen nichts mehr greifen oder begreifen.
- Die Arme locker lassen. Arme und Schultern sind ganz locker und entspannt.
- Die Schultern hängen lassen, sie müssen nichts mehr tragen, nichts halten.
- Den Unterkiefer lösen, dabei hängt der Unterkiefer leicht herunter, der Mund ist geöffnet, die Unterlippe dick werden lassen. Den Speichel fließen lassen.
- Die Augen sind ganz entspannt, geschlossen oder offen, so wie es Ihnen angenehm ist.
- Die Stirn wird ganz glatt, fließt auseinander. Das Gefühl, die Stirn und Kopfhaut weiten sich, gehen nach außen.
- Sich fallenlassen in der Entspannung. Die Entspannung zulassen.
- Gedanken, die Ihnen jetzt noch durch den Kopf wehen, wieder gehen lassen. Die können Sie alle nachher noch denken. Tun können Sie jetzt sowieso nichts.
- Den Kopf ganz leicht, ganz wolkig, wattig werden lassen und Ihre Gedanken verwehen wie Wolken am Himmel.

Ihre Trauminsel

Einstimmung:

- Sie liegen ganz schwer und entspannt auf dem Boden.
- Sie fühlen Ihren Körper ganz bewusst und intensiv.
- Sie sind ganz schwer, gelöst und ruhig.
- Ihre Füße und Beine sind ganz schwer.
- Ihre Hände und Arme sind ganz schwer.
- Die Schwere der Arme und Beine geht auf Ihren Rumpf über.
- Ihr Gesicht ist ganz entspannt und gelöst.
- Sie lassen los, Sie geben alle Spannung ab.
- Sie sind ganz ruhig und entspannt.

Die Traumreise:

- Sie sind auf einer Insel mitten im Ozean, Sie sind auf Ihrer Trauminsel.
- Stille umgibt Sie, Ruhe.
- Sie spüren die Sonne auf Ihrer Haut, auf Ihrem Körper, überall.
- Die Wärme strömt durch Ihren ganzen Körper.
- Sie laufen mit nackten Füßen am Strand entlang.
- Sie spüren den Sand, warm an Ihren bloßen Füßen.
- Die Wärme strömt durch Ihren ganzen Körper.
- Ruhe, Wärme, Ruhe, Wärme fühlen Sie.
- Vor Ihnen liegt das Meer.
- Stellen Sie sich das Glitzern der Sonne auf der Wasseroberfläche vor.
- Stellen Sie sich die Wellenbewegung des Wassers vor.
- Die Wellen bewegen sich auf und ab, auf und ab.
- Ihr Atem gleicht sich dieser Bewegung an, auf und ab, ein und aus.
- Auf und ab gleich ein und aus.
- Wellenberg und Wellental gleich Atemberg und Atemtal.
- Auf und ab, ein und aus.
- Ihr Atem geht ruhig und gleichmäßig.
- Ihr Atem geschieht.

Entspannungsübung zum Einstieg in den Kursabend

- Einstiegstext I (s. S. 219)

Jetzt denken Sie sich zurück an den heutigen Morgen

- Wie sind Sie aufgestanden?
- Wie waren Ihre Erwartungen an den Tag?
- Was haben Sie heute gemacht?
  - Arbeit
  - Essen
  - Begegnungen
- Welche Gefühle bestimmten diesen Tag?
- Wie war heute Ihre Einstellung zu diesem Kurs?
  - in freudiger Erwartung?
  - genervt
  - noch ein Termin!
- Mit welchen Gefühlen sind Sie angekommen?
- Wie geht es Ihnen jetzt?
- Welche konkreten Fragen und Anliegen beschäftigen Sie?
- Kurze Pause von 1–2 Minuten
- Dann rekeln und recken, strecken und stöhnen, langsam wieder ankommen in den Räumlichkeiten und in der Gruppe

12.3 Kontaktaufnahme zum Kind

Eine Reise durch die Schwangerschaft

Diese Übung eignet sich besonders gut als Gesprächseinstieg zum Thema Schwangerschaft, Schwangerschaftsveränderungen und Schwangerschaftsbeschwerden.

- Einstiegstext II (s. S. 219)
- Vielleicht können Sie sich an den Tag erinnern, an dem Sie das erste Mal vermuteten, dass Sie schwanger sind.
- Dann kam der endgültige Beweis durch den Test, Zuhause, beim Arzt
- Welche Gefühle stellten sich bei der Vorstellung ein, Mutter/Vater zu werden?
- Wie erlebten Sie die körperlichen Veränderungen?
  - den wachsenden Bauch
  - die ersten Bewegungen
- Wie geht es Ihnen jetzt?

Austausch entweder in der Gesamtgruppe oder in nach Geschlecht getrennten Gruppen.

Tagtraumübung zum bisherigen Verlauf der Schwangerschaft

Diese Übung eignet sich besonders gut als Gesprächseinstieg zum Thema Schwangerschaft, Schwangerschaftsveränderungen und Schwangerschaftsbeschwerden.

Einstimmung:

- Sie liegen ganz schwer und entspannt auf dem Boden.
- Sie fühlen Ihren Körper ganz bewusst und intensiv.
- Sie sind ganz schwer, gelöst und ruhig.
- Ihre Füße und Beine sind ganz schwer.
- Ihre Hände und Arme sind ganz schwer.
- Die Schwere der Arme und Beine geht auf Ihren Rumpf über.
- Ihr Gesicht ist ganz entspannt und gelöst.
- Sie lassen los, Sie geben alle Spannung ab.
- Sie sind ganz ruhig und entspannt.

Ich erinnere mich an:

- den Tag, an dem ich das erste Mal vermutete, dass ich schwanger bin (dass meine Partnerin schwanger ist).
- den positiven Schwangerschaftstest.

- die Gefühle bei der Vorstellung, Mutter bzw. Vater zu werden.
- die ersten körperlichen Veränderungen.
- den wachsenden Bauch.
- die ersten Kindsbewegungen.
- Wie geht es mir jetzt?

Die Reise zum Baby

Vorausgehen sollte dieser Übung eine kurze Körperreise und eine Atemeinstimmung.

- Gehen Sie mit Ihrem inneren Auge, mit Ihrer Vorstellungskraft zu Ihrer Gebärmutter. Stellen Sie sich ihre Form vor, ihre Farbe, die Dicke des Muskels. Wie fühlt sie sich an? Ist sie weich, ist sie hart? Ist sie starr, ist sie beweglich?
- Dann gehen Sie mit Ihrem inneren Auge zu Ihrem Baby. Vielleicht können Sie sich vorstellen, wie es in der Gebärmutter liegt. Welche Körperhaltung hat es eingenommen? Schläft es? Ist es wach? Bewegt es sich? Was macht es?
- Nehmen Sie einen inneren Kontakt auf zu Ihrem Kind. Spüren Sie das Wesen Ihres Kindes. Den Geist, die Energie Ihres Kindes.
- Fragen Sie Ihr Kind, was es braucht und was Sie für es tun können. Sprechen Sie innerlich mit Ihrem Kind.
- Seien Sie ganz offen für die Antworten. Nehmen Sie alles an, was kommt.
- Vielleicht mögen Sie noch eine weiter Frage an Ihr Kind richten. Formulieren Sie Ihre Frage ganz genau und lassen Sie sich viel Zeit, auf eine Antwort zu lauschen.
- Jetzt bedanken Sie sich bei Ihrem Kind für dieses Zwiegespräch, legen Sie Ihre Hände auf Ihren schwangeren Bauch, atmen Sie ganz bewusst zu Ihrem Kind und spüren Sie diese Atembewegung mit Ihren Händen.
- Kommen Sie langsam wieder zurück in die äußere Wirklichkeit, in diesen Raum und bewahren Sie dieses kleine Gespräch mit Ihrem Baby wie einen kleinen Schatz in Ihrem Herzen.

Im Anschluss eventuell Zeit geben für einen Austausch zwischen den Paaren.

12.4 Kreatives Visualisieren

Beim kreativen Visualisieren geht es nicht nur darum, sich zu entspannen und innere Bilder oder Phantasien rezeptiv „kommen zu lassen", sondern es geht auch darum, die eigene Phantasie und Vorstellungskraft bewusst einzusetzen und eine Idee oder ein Bild vor dem geistigen Auge entstehen zu lassen. Man versucht, mit der Vorstellungskraft, einen Wunsch, eine Idee oder auch eine Traumvorstellung zu erzeugen, dessen Verwirklichung man sich wünscht.

Es gibt zwei Formen des kreativen Visualisierens, die **rezeptive** Form und die **aktive Form**. Bei der rezeptiven Form entspannen wir uns einfach und lassen Bilder oder Eindrücke auf uns zukommen. Bei der **aktiven Form** treffen wir ganz bewusst eine Wahl und setzen unsere positive Energie ein, um das vor unserem geistigen Auge zu erschaffen, was wir sehen oder uns vorstellen wollen.

Des Weiteren ist die **Affirmation** ein wichtiger Bestandteil des kreativen Visualisierens. Affirmation (lat. firmus = fest, stark, kräftig) bedeutet Bejahung, Bekräftigung, Bestätigung, Zustimmung, Versicherung. Jede positive Aussage kann eine Affirmation sein. Zum Beispiel:

- Mir geht es gut.
- Alles kommt leicht und mühelos zu mir.
- Mein Baby wächst und gedeiht.
- Ich genieße mein Hier und Jetzt und alles, was ich dazu brauche, ist schon da.

- Alles, was ich brauche, ist schon in mir.
- Ich mag und liebe mich so, wie ich bin.
- Ich nehme all meine Gefühle als Teil von mir selbst an.
- Ich liebe es zu lieben und geliebt zu werden.
- Ich gebe und empfange Liebe mit offenem Herzen.
- Ich strotze vor Gesundheit und bin strahlend schön.
- Ich freue mich auf das Wunder der Geburt.
- Ich freue mich auf mein wunderbares Baby.
- Die Schwangerschaft ist anstrengend und schön.
- Meine Frau ist rund und schön usw.

> Shakti Gawain empfiehlt vier entscheidende Schritte zum erfolgreichen Visualisieren:
> 1. Setzen Sie sich ein Ziel.
> 2. Machen Sie sich ein genaues Bild davon.
> 3. Konzentrieren Sie sich immer wieder darauf.
> 4. Geben Sie Ihrem Ziel positive Energie.
> 5. Seien Sie positiv und guten Mutes, wenn Sie sich auf Ihr Ziel konzentrieren und glauben Sie daran, dass das, was Sie begehren, möglich ist.

Eine einfache Übung

- Nehmen Sie eine bequeme Haltung ein. Sie können sitzen oder liegen, an einem ruhigen Ort, an dem Sie nicht gestört werden.
- Entspannen Sie sich körperlich, gehen Sie Ihren ganzen Körper durch, von den Zehenspitzen bis zur Kopfhaut.
- Atmen Sie tief und langsam und vollständig ein und aus. Fühlen Sie, wie Sie mit der Zeit entspannter werden.
- Nun beginnen Sie damit, Ihren Wunsch möglichst genau zu visualisieren.
- Ist es ein Gegenstand, so stellen Sie ihn sich genau vor, wie Sie ihn gebrauchen, bewundern, genießen, wie er Ihnen nützlich sein kann.
- Ist es eine Situation oder ein Ereignis, dann stellen Sie sich vor, dass alles genauso geschieht, wie es in Ihren Wünschen vorkommt. Malen Sie sich dieses Ereignis aus: die Örtlichkeit, welche Menschen dabei sind, wie Sie sich verhalten, was Ihnen Freude bereitet, was Sie glücklich macht, was Sie positiv bewältigen.
- Dann bleiben Sie noch ein wenig in Ihrer Vorstellung und sagen Sie am Ende innerlich bewusst, laut oder still „Ja" dazu.

Das kreative Visualisieren können wir für alle Lebenssituationen einsetzten. Im Bereich der Geburtsvorbereitung bietet sich die Welt des Ungeborenen an, als Kontaktaufnahme zum Baby, die Wunschvorstellung von Schwangerschaft und Geburt, die Wunschvorstellung vom Stillen, die Wunschvorstellung von einer glücklichen, von gegenseitigem Respekt und von Rücksichtnahme geprägter Beziehung zum Partner oder zur Partnerin, zum Visualisieren der Geburtsumgebung usw.

12.5 Berührungsentspannung

Bei der **Arbeit mit Paaren** ist Toleranz eine der wichtigsten Prämissen. Als Kursleiterinnen müssen wir uns davor hüten, die eigenen Erwartungen an unseren Partner oder an eine liebevolle, respektvolle und feinfühlige Partnerschaft auf die Paare im Kurs zu übertragen. Jede Beziehung hat ihre eigenen Muster. Und was mir als Kursleiterin grob und unsensibel erscheinen mag, ist vielleicht für das eine Paar das Maximale, was sie sich gegenseitig geben können und von einander möchten.

Bei der Anleitung der Paarübungen kann es von Vorteil sein, dass sich zuerst der Mann hinlegen oder entspannen kann und die hoffentlich wohltuenden Übungen zunächst an ihm durchgeführt werden, z. B. Atemlocken, Berührungsentspannung, passives Durchbewegen u.s.w. Auf diese Art und Weise kann der Mann wahrnehmen, worauf es bei dieser Übung ankommt und wie sensibel, feinfühlig und zart oder mit wieviel Druck und Halt er eine Übung durchführen kann.

Übung 1: *Partnersensibilisierung*

- Die Frau bettet ihren Mann in eine bequeme Liegeposition mit Kopfkissen, Knierolle und Positionsveränderungen, bis er das Gefühl hat, dass er sich richtig wohlfühlt.
- Anschließend bettet der Mann die Frau in Seitenlage.

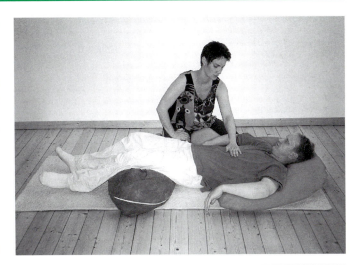

Abb. 12.**1**

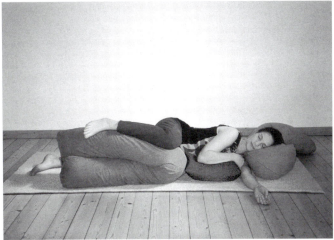

Abb. 12.**2**

Übung 2: *Passives Durchbewegen*

Diese Übung ist besonders geeignet für die Paararbeit, als Entspannungsübung für den Mann.

Ausgangsposition: Rückenlage. Die Frau setzt sich neben die linke Körperseite des Mannes und erfasst die Hand und das Handgelenk.

- Mit leichtem Zug hebt sie Hand und Arm knapp über den Boden an und führt eine locker, schüttelnde Bewegung aus. Dadurch löst sich die Schultermuskulatur, die Oberarm- und Unterarmmuskulatur.
- Anschließend nimmt sie nur die Hand und bewegt jeden einzelnen Finger und den Daumen.
- Dann geht sie weiter zum linken Bein, ergreift den linken Fuß und das linke Fußgelenk und vollzieht wieder eine sanft schüttelnde Bewegung am Bein. Dies dient zur Lockerung der Hüfte, des Ober- und Unterschenkels.
- Durchbewegen der Zehen.
- Wiederholung mit dem rechten Arm und dem rechten Bein.
- Abschließend setzt sich die Frau hinter den Kopf ihres Partners. Sie hebt den Kopf mit beiden Händen leicht an und bringt ihn sanft in die Streckung. Der Kopf sollte so lange gehalten werden, bis der Mann ihn schwer in die Hände der Partnerin sinken lassen kann. Nur bei einem wirklich entspannten Kopf kann die Frau ihn ganz sanft nach links und nach rechts dehnen sowie ganz winzige Nick- oder Streckbewegungen durchführen.

12.5 Berührungsentspannung 227

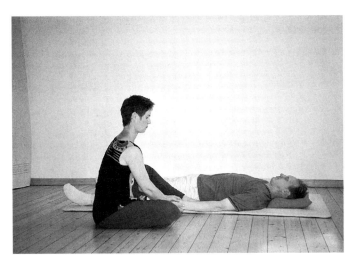

Abb. 12.3

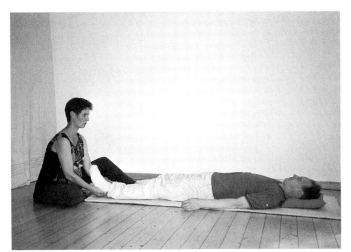

Abb. 12.4

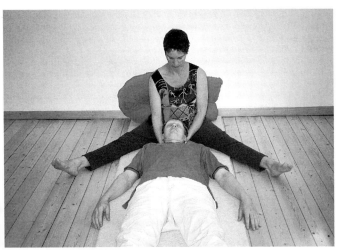

Abb. 12.5

Übung 3

Ausgangsposition: Der Mann oder die Frau liegen am Boden. Die Partnerin/der Partner setzt sich dazu. Die Kursleiterin leitet die Anspannung einzelner Körperteile an, der Partner/die Partnerin legt die warme und vertraute Hand auf dieses Körperteil und der/die Liegende versucht, vollständig zu entspannen.

- Stirnrunzeln, Fingerspitzen auf Augenbrauen legen
- Kiefer fest aufeinanderpressen/zusammenbeißen, die Hände an beide Seiten des Kiefers legen.
- Augenbrauen anheben und die Kopfmuskeln anspannen, die Hände an beide Seiten des Kopfes legen.
- Schulterblätter zusammendrücken, die Schultern fest auf die Unterlage drücken. Je eine Hand auf die Vorderseite jeder Schulter legen.
- Bauchdecke einziehen, die Hände auf den Unterbauch legen.
- Oberschenkel zusammenpressen, die Hände auf die Oberschenkelaußenseiten legen.
- Den Abschluss dieser Übung kann die Entlastungshaltung für die Füße bilden. Die aktive Person ergreift die Fersen der/des Liegenden und hält sie über 2–3 Minuten mit sanftem Zug knapp über dem Boden fest.

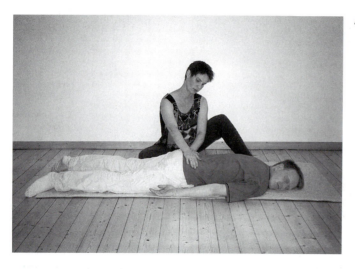

Abb. 12.**6**

Übung 4

Bei der Berührungsentspannung können wir einfach **nur die Hand auflegen** und zur Hand hin entspannen. Desweiteren können wir versuchen, zur Hand hinzuatmen und die Körperstelle bewusst loszulassen.

Es ist auch möglich, mit der Hand einen **leichten Druck** auszuüben und zu diesem Druck hin zu entspannen oder mit der Hand den Atemrhythmus mitzumachen. Beim Einatmen leicht drücken, mit dem Ausatmen leicht abheben. Dabei nie den Hautkontakt ganz verlieren.

Eine weitere Form der Berührungsentspannung ist das **Ausstreichen mit dem Ausatmen**:

- Ausgangsposition: Seitenlage. Mit der Ausatmung ausstreichen über die Schulter, den Rücken, den Po, die Schenkelaußenseiten, die Füße.

12.5 Berührungsentspannung

- Ausgangsposition: im Sitzen. Mit der Ausatmung ausstreichen über die Stirn, die Schläfen, die Kiefer, die Schultern, den Bauch und das Schambein.
- Ausgangsposition: Vierfüßlerstand. Mit der Ausatmung ausstreichen über die Arme, die Schultern, den Rücken, den Po, die Schenkelaußenseiten, die Waden und die Füße.
- Ausgangsposition: Rückenlage. Mit der Ausatmung ausstreichen über die Schultern, die Arme, die Hände, sanft am seitlichen Bauch, an den Schenkelaußenseiten, den Schenkelinnenseiten bis zu den Füßen.

Übung 5: *Das entspannte Abklopfen*

Das Abklopfen zu Zweit eignet sich sehr gut am Ende einer Entspannungsübung, um geistig und körperlich wieder wach zu werden.

Ausgangsposition: Die eine Person steht stabil mit hüftbreit auseinander gestellten Füßen, weichen Knien und leicht hängendem runden Oberkörper.

- Die Partnerin/der Partner beginnt mit weich fallenden Fäusten oder Handflächen an den Schultern und klopft rechts und links neben der Wirbelsäule über den gesamten Rücken.
- Dann über das Gesäß, die Innen- und Außenseiten der Beine, die Vor- und Rückseiten der Beine.
- Auch die Füße kräftig ausklopfen.
- Wiederholung am rechten Bein.
- Anschließend mit dem linken Arm und dem rechten Arm.
- Zum Schluss sanft die Kopfhaut kraulen und den gesamten Körper noch einmal ausstreichen.

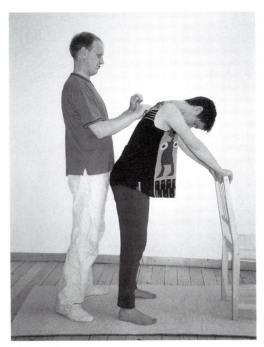

Abb. 12.7

Übung 6: *Rückentanz*

- Beginn dieser Übung ist das Venus-Kriya aus dem Kundalini-Yoga, in dem das Paar mit angestellten Füßen Rücken an Rücken sitzt. Hier geht es darum, dass dieses Paar sein Gewicht in der Weise ausbalanciert, dass sich beide Partner gestützt und getragen fühlen.
- Dann können sie die Augen schließen und sich ganz auf ihren eigenen Atemrhythmus konzentrieren. Nach einiger Zeit kann die Frau eventuell wahrnehmen, wie ihr Mann atmet und der Mann wahrnehmen, wie seine Frau atmet.
- Nach weiteren 1–2 Minuten können die Paare anfangen, sanft ihren Rücken gegeneinander zu bewegen und so alle Stellen durchzubewegen.
- Eventuell schaffen sie es, Rücken an Rücken in eine stehende Position zu gelangen, um dann größere und intensivere Bewegungen Rücken an Rücken auszuführen. Hierfür eignet sich eine flotte Musik, so dass es ein echter „Rückentanz" werden kann.

13 Massagen

Dammmassage

Die Dammmassage dient während der Schwangerschaft der Vorbereitung des Gewebes zwischen Scheide und Anus, welches durch das Steigen des Köpfchen und durch die Dehnung während der Geburt des Kindes extrem belastet wird. Die Dammmassage ermöglicht der Frau eine bessere Körperwahrnehmung ihres Beckenbodens. Sie fördert die Durchblutung des Gewebes und führt somit zu einer besseren Dehnbarkeit.

- Die Massage kann die Schwangere selbst mit ihrem Zeige- und Mittelfinger ausführen oder sie kann die Massage von ihrem Partner ausführen lassen. Die Massagerichtung verläuft wie ein „U", vom unteren Ansatz der Schamlippen über den Damm.

Mit dieser Massage kann in der Mitte der Schwangerschaft begonnen werden. Es ist ratsam, sie mit einem guten Öl durchzuführen, z. B. mit süßem Mandelöl, welches die Scheidenflora günstig beeinflusst, mit Oleum cuprum (Kupferöl) von Weleda oder dem Dammmassageöl nach Ingeborg Stadelmann.

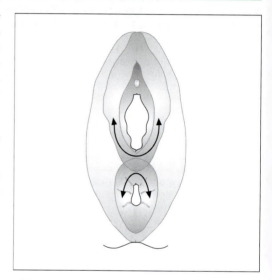

Abb. 13.1

Massage mit Hilfsmitteln: *Igelball, Tennisball, Holzkralle, Sensiball*

- Die **Igelball-Massage** wird in kleinen, kreisenden Bewegungen neben der Wirbelsäule durchgeführt. Am besten beginnt man oben auf den Schultern, massierst um die Schulterblätter herum und dann neben der Wirbelsäule langsam tiefer tretend bis zum Gesäß.

> Niemals auf der Wirbelsäule massieren und auch nicht auf den Schulterblättern, da hier sehr wenig Unterhautfettgewebe ist, welches die Nervenbahnen schützen kann.

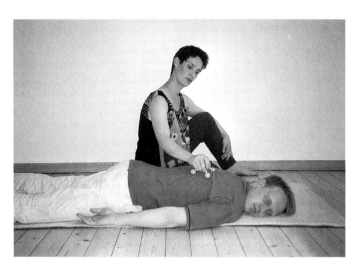

Abb. 13.**2**

- **Kopfmassagen mit kleinen Holzkrallen:** Mit kleinen, kreisenden Bewegungen überall dort massieren, wo Kopfhaar wächst.

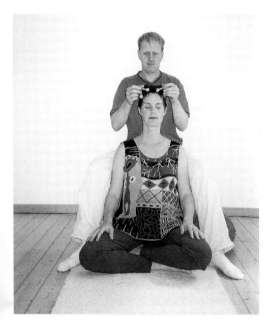

Abb. 13.**3**

Fußmassage

- Mit kleinen, kreisenden Bewegungen werden die Fußsohlen massiert.
- Jeder einzelne Zeh und die Zehenzwischenräume, das Fußgelenk, die untere Hälfte der Waden, mit kreisenden Daumen und Fingerbewegungen.
- Am Fußrücken können mit den Daumen ausstreichende Bewegungen zwischen den Mittelfußknochen in Richtung Zehen ausgeführt werden.

Gesichtsmassage

Ausgangsposition: Die eine Person sitzt mit dem Rücken bequem an eine Wand gelehnt, die andere liegt am Boden mit einer Kissenrolle unter den Knien, ihr Oberkörper ruht zwischen den Beinen des sitzenden Partners/Partnerin.

- Zuerst wird die liegende Person „gerade ausgerichtet", indem wir vom Brustbein zu den Schultern, auf und unter den Schultern sowie auf und unter den Unterarmen entlangstreichen.
- Dann strecken wir die Halswirbelsäule des Partners/der Partnerin, indem der Kopf mit einer Hand gehalten wird. Die andere Hand massiert die Nackenmuskulatur mit den Daumen und den Fingerkuppen von Mittel- und Zeigefinger rechts und links neben der Halswirbelsäule. Dies geschieht entweder in kleinen kreisenden Bewegungen oder ausstreichend. (Nicht auf der Wirbelsäule massieren!)
- Dann ruhen die Fingerkuppen beider Hände an der Schädelbasis, am hinteren Haaransatz, und wir massieren mit kleinen kräftig kreisenden Bewegungen das Hinterhaupt. Der Kopf ruht dabei in beiden Handflächen.
- Bevor wir den Kopf wieder ablegen, wird abwechselnd mit beiden Händen der gesamte Halsbereich und das Hinterhaupt ausgestrichen.
- Im Gesicht beginnen wir dann an der Stirn. Wir legen beide Daumen großflächig in die Mitte der Stirn und streichen zu den Schläfen hin aus. An den Schläfen jeweils den Druck vermindern.
- Jetzt liegen die Daumen oder die Fingerkuppen von Zeige- und Mittelfinger in der Mitte der Stirn am vorderen Haaransatz und massieren in kleinen kreisenden Bewegungen von der Mitte der Stirn zu den Schläfen. Dies geschieht jetzt in mehreren Schritten zwischen dem Haaransatz und den Augenbrauen.
- Dann massieren wir mit ganz sanften Bewegungen mit den Fingerkuppen der Zeigefinger die obere Knochenleiste der Augenhöhle, d. h. knapp unter den Augenbrauen, mit kleinen kreisenden Bewegungen von der Mitte nach außen.
- Anschließend massieren wir mit den Daumenkuppen oder mit den Fingerkuppen der Mittelfinger von der Nasenwurzel ausgehend kräftig ausstreichend über die Augenbrauen und von der Nasenwurzel ausgehend abstreichend über die Wangen bis zum Unterkiefer.
- Im Anschluss kneten wir den gesamten Wangen- und Kieferbereich zwischen Daumen und Zeigefinger.
- Danach streichen wir mit Zeige- und Mittelfinger den Bereich der Oberlippe und Unterlippe, bzw. die Struktur zwischen Lippen und Nase sowie Lippen und Kinn mit kleinen kreisenden Bewegungen, bei denen wir das Zahnfleisch mit massieren.
- Anschließend zupfen und kneten wir die gesamten Kinnstrukturen, also Kinn und eventuelle Kinnfalten.
- Nun massieren wir zwischen Daumen und Zeigefingern die gesamten Ohrmuscheln kräftig und „ziehen die Ohren lang", indem wir mit dem Daumen in die Ohrmuschel hineinfühlen und das Ohr mit Daumen und Zeigefinger in alle Richtungen ausstreichen.

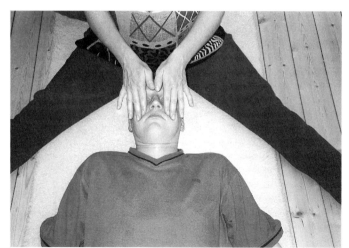

Abb. 13.4

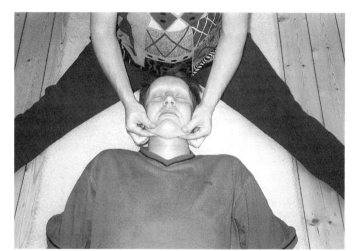

Abb. 13.5

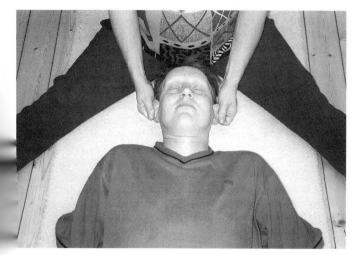

Abb. 13.6

- Mit kleinen kreisenden Bewegungen können wir dann noch vor und hinter den Ohren massieren, unter den Ohrläppchen bitte besonders vorsichtig sein, weil in diesem Bereich viele Speicheldrüsen und Lymphbahnen verlaufen.
- Zum Schluss widmen wir uns dann der gesamten Kopfhaut, die wir mit allen Fingerkuppen kräftig durchmassieren und kraulen.
- Wir richten dann noch einmal die Halswirbelsäule des Partners/der Partnerin aus und massieren abschließend noch einmal über Brust, Schultern und Arme.

Meridianmassage

Die Meridianmassage dient der Lösung des Beckenbodens und des Muttermundes. Sie sollte deshalb erst ab der 38. SSW durchgeführt werden.

Ausgangsposition: Das Paar setzt sich auf Stühlen oder Sesseln gegenüber. Die Frau legt ein Bein leicht angewinkelt auf den Oberschenkel ihres Partners.

- Der Partner stabilisiert mit einer Hand die Ferse und das Fußgelenk und massiert mit der anderen Hand die untere Wade hinter dem Wadenbein und dem Schienbein. Die Massage beginnt dort, wo der Wadenmuskel endet und die Fessel beginnt. Die Massage verläuft innen entlang dem Milz- und Pankreasmeridian sowie außen entlang dem Blasenmeridian.
- Der Strich wird ausgeführt in kleinen, kreisenden, druckstarken Bewegungen mit den Finger- und Daumenkuppen.
- **Variante:** Akkupressur des MP6 (Milzpankras 6).

Wirkung: Anregung und/oder Koordination der Wehentätigkeit. Diese Massage ist auch im Wochenbett geeignet zur Unterstützung des Wochenflusses und der Rückbildung der Gebärmutter.

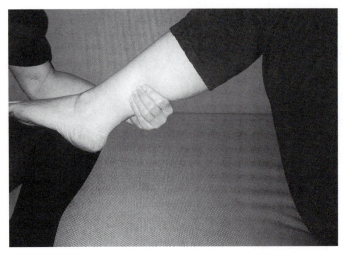

Abb. 13.7

Ischiasmassage

Ausgangsposition: Die Frau befindet sich in der Babyposition (eingerolltes Blatt). Sie sitzt auf ihren Fersen, grätscht ihre Knie und legt ihren Oberkörper nach vorne ab, entweder auf den Boden, auf ein dickes Kissen, auf einen Petziball oder auf die Sitzfläche eines Stuhles.

- Der Mann kniet hinter ihr und drückt mit seinen Daumen auf die Iliosakralgelenke der Frau, während diese ausatmet. Während der Einatmung den Druck stark vermindern oder ganz wegnehmen.
- Von den Iliosakralgelenken aus wandern die Daumen rechts und links von der Wirbelsäule in vier Schritten tiefer in Richtung Steißbein. Jeder Punkt wird während der Ausatmung der Frau 7-mal gedrückt.

> Die Ischiasmassage eignet sich **nicht** während der Schwangerschaft, sondern nur während der Geburt. Durch das Stimulieren der Iliosakralgelenke können Wehen ausgelöst werden.

Druckmassage innerhalb der Michaelis-Raute

Die Michaelis-Raute ist begrenzt durch die Grube unter dem Dornfortsatz des 3. oder 4. Lendenwirbels. Der unter Eckpunkt ist der Beginn der Analfurche, bedingt durch die schrägen Ansatzlinien der Gesäßmuskulatur. Die seitlichen Eckpunkte sind die Spinae iliacae posteriores superiores. Sie erscheinen als zwei meist gut zu sehende Grübchen. Wenn diese Kreuzbeinmassage während des Geburtsvorbereitungskurses erlernt wird, müssen die Männer darauf hingewiesen werden, dass sie nur mit wenig Druck arbeiten und nur kurz auf den seitlichen Grübchen massieren.

Ausgangsposition: Die Frau sitzt mit gerundetem Rücken auf einem Hocker mit einem dicken Kissen unter den angewinkelten Unterarmen oder rittlings auf einem Stuhl oder im Reitersitz auf einem Lagerungskissen, wobei sie sich mit dem Oberkörper auf die Sitzfläche eines Stuhles lehnen kann. Der Mann hockt hinter der Frau.

- Beide Handballen liegen in der Mitte der Michaelis-Raute, dann streichen beide Hände mit kräftigem Druck seitlich über die Hüftschaufeln aus.
- 3–7 Wiederholungen.
- Mit diesem Griff kann der Massierende den gesamten Rücken bis hoch zu den Schulterblättern ausstreichen.

Abb. 13.**8**

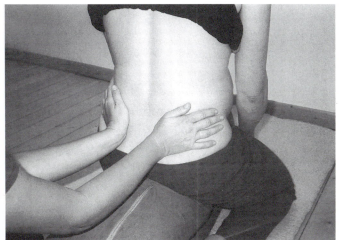

- Mit dem Handballen eine Acht um die Grübchen streichen.
- Mit der flachen Hand, welche durch die zweite Hand Unterstützung findet, Druckmassage innerhalb der Michaelis-Raute.
- Wenn die Frau ausatmet, Druck ausüben, wenn die Frau einatmet, Druck zurücknehmen.
- Mit der flachen Hand oder der flachen Faust mit Öl innerhalb der Michaelis-Raute kreisende Bewegungen ausführen.

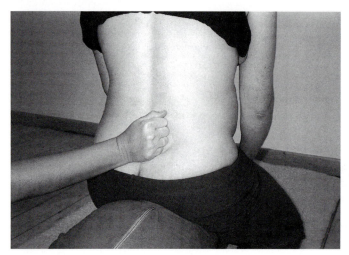

Abb. 13.**9**

- Mit den Daumen um die seitlichen Grübchen herumstreichen.

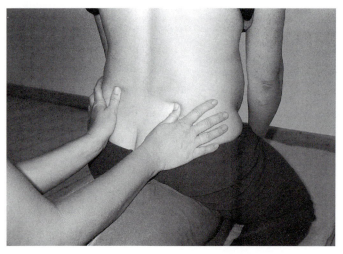

Abb. 13.**10**

- Mit den Daumen eine auf der Stelle kreisende Druckmassage innerhalb der Grübchen ausüben.

Die Druckmassage innerhalb der Michaelis-Raute ist besonders geeignet **unter der Geburt** bei so genannten **Rückenwehen**. Immer wenn die Gebärmutter sich während der Wehe zusammenzieht, verkürzen sich die Muskelfasern. Dadurch ergibt sich ein innerer Zug am Ligamentum latum, dem breiten Mutterband. Dieses wiederum ist verankert am Kreuzbein, so dass auch auf diese Knochenstruktur ein Zug ausgeübt wird. Indem wir diesen inneren Zug mit Druck von außen verstärken, also ein Paradoxon schaffen, können wir versuchen, einen Teil des Schmerzes zu nehmen. Dieser Gegendruck von außen ist manchmal unter der Geburt stundenlang notwendig.

> Die Druckmassage innerhalb der Michaelis-Raute eignet sich **nicht** während der Schwangerschaft, sondern nur während der Geburt. Durch das Stimulieren der Iliosakralgelenke können Wehen ausgelöst werden.

Massage zur Beckenbodenwahrnehmung und -entspannung

Ausgangsposition: Die Frau sitzt in halb aufrechter Position mit dem Rücken an der Wand und Lagerungskissen unter den locker auseinander fallenden Knien. Der Partner hockt zwischen den Füßen der Frau.

- Wenn die Frau einatmet, streicht der Mann mit beiden Händen an ihren Oberschenkelinnenseiten entlang, vom Knie zum Beckenboden. Dabei soll die Frau versuchen, ihren Beckenboden bewusst anzuspannen.
- Wenn die Frau ausatmet, streicht ihr Partner vom Beckenboden zurück zu den Knien. Dabei soll die Frau versuchen, bewusst ihren Beckenboden zu entspannen.
- 2–3 Minuten.

Innenbeinmassage

Ausgangsposition: Die Frau sitzt in halb aufrechter Position mit dem Rücken an der Wand mit Lagerungskissen unter den locker auseinanderfallenden Knien. Der Mann achtet auf den Atemrhythmus seiner Frau.

- Sobald sie ausatmet, lange und langsam über den leicht geöffneten Mund, beginnt er mit beiden Händen die Oberschenkelinnenseiten und die Unterschenkelinnenseiten von der Leiste zu den Füßen hin mit Druck auszustreichen.
- Während sie einatmet, aktiviert der Partner mit dem Daumen den Drainagepunkt am rechten und am linken Fuß, um die Gewebeflüssigkeit „zurückzupumpen". Den Drainagepunkt können wir finden, indem wir mit unserem Daumen an der Innenkante der Ferse entlang streichen. Dort, wo die Hornhaut endet, gehen wir mit dem Daumen eine Daumenbreite in Richtung Fußrücken.

Wenn diese Massage unter der Geburt über einen längeren Zeitraum durchgeführt wird, zur Entspannung des Beckenbodens und des Muttermundes, welcher im reflektorischen Zusammenhang mit der Adduktorenspannung (Anspannung der Oberschenkelinnenseiten) steht, kann es dazu kommen, dass das Gewebewasser der Beine in die Füße massiert wird. Damit die Frau also keine dicken Füße bekommt, aktivieren wir einen Drainagepunkt an der Fußinnenkante.

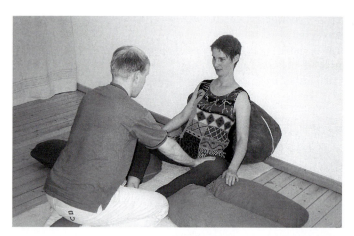

Abb. 13.**11**

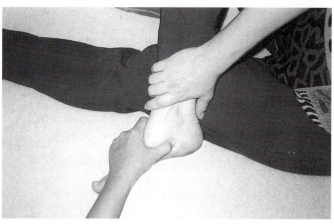

Abb. 13.**12**

Wehenstimulierende Bauchmassage für die Eröffnungsperiode

Kreisende Bewegungen auf dem schwangeren Bauch sind wehenstimulierend. Entspannend sind Massagen, wenn die Kreisbewegung im Uhrzeigersinn unterbrochen wird, z. B. Massage in Halbkreisen auf jeweils einer Bauchhälfte.

- Wenn der Partner auf der rechten Seite der Frau sitzt, kann seine linke Hand im Uhrzeigersinn um den Bauchnabel kreisen und die rechte Hand im Halbkreis unterhalb des Bauchnabels von der linken Beckenschaufel zur rechten.
- Mit der flachen Hand kreisende Bewegung im Uhrzeigersinn um den Bauchnabel herum.
- Mit der flachen Hand einen Halbkreis unterhalb des Bauchnabels.

Variante:

- Mit beiden Händen von den Hüftschaufeln über den Unterbauch zum Schamhügel streichen und dann weiter abwärts über die Oberschenkelinnenseiten bis zum Knie.
- Halbkreise auf der rechten bzw. linken Bauchhälfte beginnend am Rippenbogen, absteigend auf der Hüftseite bis zum Schamhügel und aufsteigend an der Mittellinie des Bauches.

Kursplanung

14 Themenkatalog für die geburtsvorbereitenden Kurse

Der **Themenkatalog mit medizinischen Informationen und Beratungsinhalten** für die Geburtsvorbereitung entspricht dem Ausbildungs- und Praxiswissen einer Hebamme. Wie ich nach langer Praxis feststellen konnte, haben sich die Inhalte und Schwerpunkte in meinen Kursen stets auch meinen eigenen Lebensverhältnissen, biographischen Wechseln und Meinungen angepasst.

Als junge Hebamme kämpfte ich für die Veränderung der Kreißsaalrealität und für eine größere Selbstbestimmung der Frauen und Paare. Also legte ich sehr großen Wert auf aufrechte Gebärpositionen und alle emanzipatorischen Inhalte eines Geburtsvorbereitungskurses. Nach meiner ersten Geburt wusste ich wie hilfreich Atmung ist, also mussten „meine" Paare in den Kursen atmen wie die Weltmeister. Nachdem meine erste Tochter eine Milcheiweißallergie entwickelte, trotz 9-monatigem Stillen, wurden für mich die Themen Ernährung der Schwangeren, Stillen und Allergieprophylaxe besonders wichtig. Mit der Geburt unserer zweiten Tochter und der großen Aufgabe, die Familie neu zu organisieren, entwickelte ich Kurse für Eltern, die schon Kinder haben. Durch die eigene Konfrontation mit den Themen Krankheit und Sterben verlor ich dann ein Stück weit die Scheu vor dem Umgang mit trauernden Eltern.

Als Kursleiterin müssen Sie nicht alle aufgeführten Themen in einem Geburtsvorbereitungskurs „bringen". Dort, wo Sie bislang über wenig Fachkenntnisse verfügen, wo es noch keine Bezüge zu Ihrem eigenen Leben oder zu Ihrer beruflichen Praxis gibt, haben Sie zwei Möglichkeiten:

1. Sie sollten sich fortbilden, sofern Sie das Thema reizt oder Sie Ihr Unwissen ärgert.
2. Themen, die Sie noch nicht interessieren oder die Sie sich noch nicht zutrauen zu unterrichten, verschieben Sie getrost auf später.

Irgendwann empfinden Sie Ihr eigenes Kurskonzept als langweilig oder überholt und dann stürzen Sie sich von ganz allein auf neue Themen oder Anregungen!

Fachliteratur

Bei inhaltlichen Lücken, die es zu stopfen gilt, oder „längere Kreißsaalabstinenz" möchte ich folgende Fachbücher empfehlen:

Geburtshilfe und Schwangerenbetreuung

– Das Hebammenbuch – Lehrbuch der praktischen Geburtshilfe, Mändle, Christine et al., ISBN: 379451940X
– Hebammenkunde. Lehrbuch, Geist, Christine et al., ISBN: 3110156989
– Effektive Betreuung während Schwangerschaft und Geburt, Enkin et al., ISBN: 386126627X
– Praktische Geburtshilfe, Pschyrembel Dudenhausen, ISBN: 3110074737
– Die Optimierung der Kindslage, Sutton, J., Scott, P., ISBN: 3777314781
– Die Hebammensprechstunde, Stadelmann, I., ISBN: 3980376001
– Schwangerenvorsorge, de Wall, S., ISBN: 3777314196

Stillen

– Stillen und Stillprobleme, AFS, ISBN: 3432254938
– Handbuch für die Stillberatung, Mohrbacher, N., ISBN: 3932022114

Das Neugeborene

– Bausteine der kindlichen Entwicklung, Ayres, A.J., ISBN: 3540637419
– Auf die Welt gekommen, Harms, Th., ISBN: 3934391079
– Die ungestörte Entwicklung Ihres Babys, Zukunft-Huber, B., ISBN: 3893734589

Soziale Hilfen

– Mutterschutz, Erziehungsgeld, Elternzeit, Ebener, J., ISBN: 3766333410

Die wichtigsten Inhalte eines Geburtsvorbereitungskurses sind:

- die physische und psychische Anpassung an die Schwangerschaft, Ernährung, schwangerschaftsbedingte Beschwerden, Körperhaltung, Umgang mit Genussmitteln und Medikamenten, sowie mögliche Belastungen für die Partnerschaft,
- die Physiologie und Anatomie der Fortpflanzungsorgane, sowie die Gefühle, Vorstellungen und Einstellungen der schwangeren Frauen in Bezug auf ihren Körper und auf Schmerzen,
- die vorgeburtliche Entwicklung des Kindes, Ängste und Befürchtungen in Bezug auf das Ungeborene, Ammenmärchen,
- die Physiologie des Geburtsverlaufs, Erklärungen zum Geburtsbeginn und den Geburtsphasen, die Erstversorgung des Neugeborenen,
- Medikamente, geburtshilfliche Maßnahmen, Einrichtungen und Instrumente, mit denen die Frau während der Geburt konfrontiert werden kann,
- körperliche und emotionale Anforderungen während der Geburt an die Frau und den Mann,
- mögliche Regelwidrigkeiten unter der Geburt, schwierige Phasen während des Geburtsverlaufs, Aufarbeitung der Probleme, die Kursteilnehmerinnen bei vorangegangenen Geburten hatten,
- Atemwahrnehmung und deren Beeinflussung durch Techniken der progressiven Entspannung,
- das Erlernen verschiedener Entspannungsmethoden, Entspannung durch Berührung und gemäß dem Autogenen Training, Muskelentspannung
- Atemtechniken,
- Atem- und Entspannungsübungen in Anpassung an die unterschiedlichen Geburtsphasen,
- wirksames Herausschieben und Atmen während der Austreibungsperiode,
- Massagen und unterstützende Haltungen und Bewegungsabläufe für die Geburt,
- Partnerhilfen während der Schwangerschaft und der Geburt,
- „Probegeburt" zur Entwicklung eines Reaktionsmusters auf die Wehen und Geburtsphasen,
- physische und psychische Anpassung an die Zeit nach der Geburt,
- die Beziehung der Eltern untereinander und zum Kind.

Zu einem umfassenden Geburtsvorbereitungskurs gehören auch die Probleme und Fragen zu dem Leben mit einem Neugeborenen.

- Umgang mit schlaflosen Nächten nach der Geburt
- Verstehen, warum das Kind schreit
- Zeit für sich selbst
- Zeit zu zweit mit dem Partner haben
- Aufteilung der Pflichten zwischen den Partnern/Arbeitsteilung
- Finanzieller Aufwand für ein Neugeborenes
- Veränderungen in zwischenmenschlichen Beziehungen
- Rückkehr in den Beruf
- Sexualität nach der Geburt
- Physische und psychische Gesundheit der Mutter nach der Geburt
- Babypflege
- Die Einstellung der Familie zu Krankheit und Gesundheit
- Stillen und Ernährung

Der Geburtsvorbereitungskurs im Überblick

Tab. 14.1

Kursinhalte	Kurspraxis	Kursziele
Schwangerschaftsverlauf, Kontaktaufnahme zum ungeborenen Kind	• Weibliche Anatomie • Entwicklung des Kindes • Phantasiereisen • Lagebestimmung mit den Händen • Herztöne hören • Einsatz von Demonstrationsmaterialien, Fotos und eventuell Geburtsfilmen • Informationen über die veschiedenen Geburtsorte wie Kliniken, Geburtshaus, Hausgeburt, stationäre und ambulante Geburt	• Körpervertrauen fördern • Wahrnehmung des Kindes • Kontaktaufnahme zum Kind • Eigenverantwortlichkeit für das Wohlergehen des Kindes fördern • Schwangerschaftsbegleitung • Bewusstmachung der kindlichenKompetenz und Bedürfnisse
Physiologische Schwangerschaftsveränderungen	• Information und Austausch in der Gruppe über die körperlichen, psychischen und sozialen Veränderungen in der Schwangerschaft • Traumreisen durch die Schwangerschaft	• Positive Einstellung zur Schwangerschaft und den damit einhergehenden körperlichen Veränderungen • Besserer Gedanken- und Gefühlsaustausch zwischen Mann und Frau
Schwangerschaftsbeschwerden	• Ernährung in der Schwangerschaft • Information über Gestose, vorzeitige Wehen, Muttermundinsuffizienz, Eisenmangel, Verstopfung etc. • Tipps zur Gestosediät • Tees, Salben, Tinkturen, Homöopathie • Gymnastik zur Linderung von Schwangerschaftsbeschwerden	• Annahme der „normalen" hormonell bedingten Schwangerschaftsbeschwerden und eigenverantwortliches Handeln • Erkennen von echter Pathologie und Behandlungsmöglichkeiten • das Vermitteln konkreter Handlungsanweisungen für die Schwangere • Förderung der Eigenverantwortlichkeit und Handlungskompetenz
Schwangerschaft und Sexualität	• Information über die körperlichen Veränderungen in der Schwangerschaft • Lust und Frust, neue Praktiken • Anregung der Phantasie	• Schwangerschaft als persönliche Entwicklungschance • Veränderungen in der Paarbeziehung aufzeigen • Problembewusstsein schaffen • Förderung der Kommunikation des Paares über eigene Bedürfnisse und Wünsche
Notfallsituationen in der Schwangerschaft, (z. B. Vorzeitiger Blasensprung, Blutungen)	• Größtmögliche Handlungskompetenz für werdende Eltern • Die besonderen Bedürfnisse von Mutter und Kind aufzeigen, • Konkrete Empfehlungen geben	• Mehr Selbstbestimmung, Selbstsicherheit und Handlungskompetenz • Aufräumen mit tradierten Falschinformationen (z. B. viel Milch trinken, nur 12 kg zunehmen usw.) • Allergieprophylaxe für Mutter und Kind
Geburtsverlauf (theoretisches Grundwissen)	• Vorbereitende Gymnastik und Körperwahrnehmungsübungen • Atemarbeit • Paararbeit • Entspannungsmethoden • Geburtspositionen	• Angstreduktion durch Information • Körperliches Selbstbewusstsein fördern • Bewusstsein für Eigenverantwortung schaffen • Die Frauen sollen eigenständig herausfinden, was ihnen gut tut. • Entscheidungshilfe für die Auswahl des Geburtsortes

Tab. 14.1

Kursinhalte	Kurspraxis	Kursziele
Geburtshilfliche Interventionen	• CTG/Telemetrie • Schmerzmittel • PDA • Vakuumextraktion • Forceps • MBU • Sectio • Wunschsectio	• Kooperationsbereitschaft zum medizinischen Team fördern • Medizinische Interventionen in Notfallsituationen verstehen und als medizinische Hilfe akzeptieren • Entscheidungsfähigkeit des Paares fördern • Positive Einstellungen zu den Wehen und den Anstrengungen der Geburt fördern • Aktivität und Handlungskompetenz des Paares fördern
Angstbesetzte Themen	Auseinandersetzung mit den Themen • Angst • Schmerz • Schicksal	• Die Realität nicht aus dem Auge verlieren • Keine Schönfärberei • Ängste ernst nehmen • Gemeinsame Verarbeitungsstrategien entwickeln
Einbeziehung des Partners in den Geburtsprozess	• Theoretische Auseinandersetzung mit der Rolle des werdenden Vaters während Schwangerschaft und Geburt • Praktisches Üben der Gebärpositionen • Partnerhilfen und Massagen • Auseinandersetzung mit den Aufgaben des Partners als Begleiter • Praktische Anleitungen zu Paarübungen • Sorgen, Nöte und Empathie des werdenden Vaters • Auseinandersetzung in einer reinen Männergruppe	• Die Paarbeziehung stärken • Das gegenseitige Vertrauen stärken • Die Schwangerschaft als Entwicklungschance für die Partnerschaft nutzen • Sensibilisierung des Partners für die Bedürfnisse der Frau • Geburtsarbeit für die Frau erleichtern • Der Mann als Hilfe im Kreißsaal • Der Anpassungsprozess des Mannes an seine neue Rolle als Vater fördern • Nur wenn der Mann sich am Austausch beteiligt, kann die Partner- und Elternschaft funktionieren!
Erstes Anlegen im Kreißsaal	• Anlegepraxis und Technik • Theoretisches Wissen über die Bedeutung und gesundheitsprophylaktische Wirkung des Stillens • Allergieprophylaxe • Bester Anfang für eine erfolgreiche Stillbeziehung • Kompetenzstärkung der Mutter • Bonding • Theoretisches Grundwissen über die psychologische Bedeutung des ersten Kontaktes zwischen Kind und Eltern • Phantasiereisen zur ersten Begegnung mit dem Kind	• Zeit für Freude, • Schmerz und andere intensive Gefühle zum Kind • Anfang der Familienbildung • Psychische und physische Gesundheit des Kindes
Prophylaxen und Entwicklung des Neugeborenen	• Informationen über: • Neugeborenengelbsucht • Vitamin D-Gabe • Vitamin K-Gabe • Augenprophylaxe • Guthry-Test • Vorsorgeuntersuchungen • Glukosegabe	• Gesundheitserziehung • Eigenverantwortlichkeit der Eltern für das Kind aufzeigen und fördern • Kompetenzstärkung für die Eltern • Entscheidungshilfe für den Einkauf der Babyausstattung

Tab. 14.1

Kursinhalte	Kurspraxis	Kursziele
Prophylaxen und Entwicklung des Neugeborenen	• Plötzlicher Kindstod • Säuglingspflege • Schlafrhythmen und Schlafverhalten, • Das Thema „Verwöhnen"	
Stillen	Umfangreiche Stillinformationen • Angebot, Nachfrage-Regel • Wie oft, wieviel, wie lange? • Anlegepraxis • Demonstrationsmaterial: • Brustmodel, Stillatlas, Fotos, Film • Anschauungsmaterial, wie z. B. Stilleinlagen, Milchpumpe etc.	• Die bestmögliche Ernährung des Kindes • Allergieprophylaxe • Stillbewusstsein der Eltern fördern • Stillen geht nur mit Unterstützung des Partners und des sozialen Umfeldes,
Künstliche Milchnahrung	Information und Anschauungsmaterial	• Keinen Stillzwang vermitteln • Eltern über Industriewerbung und falsche Altersangaben auf den Packungen der Säuglingsnahrung informieren • Ernährungsfehler vermeiden • Bestmögliche Allergieprophylaxe, trotz der Gabe von Fremdeiweiß
Das Wochenbett	• Stressvermeidung im Wochenbett • Frühzeitige Organisation von Hilfe und Unterstützung • Hinweis auf die körperlichen und psychischen Anstrengungen für Mutter und Vater • Zum besseren Verstehen der kindlichen Bedürfnisse beitragen • Heilungsprozesse und Hygiene • Informationen über Antragsverfahren zu Haushaltshilfe, Erziehungsgeld, Kindergeld und Sondermittel für SozialhilfeempfängerInnen	• Die Besonderheiten des Wochenbetts verstehen • Psychoprophylaxe
Sexualität nach der Geburt und Verhütung	• Bedürfnisse von Frauen und Männern nach der Geburt • Informationen über stillverträgliche Verhütungsmethoden • Anschauungsmaterial z. B. Diaphragma, Kondome, Minipille • Anregungen geben für die Organisation der Hausarbeit und Betreuungsaufgaben, bevor es zu Konflikten kommt • Notwendigkeit aufzeigen, zur Beziehungsklärung zu Eltern und Schwiegereltern • Auseinandersetzung mit den unterschiedlichen Rollen als Vater, Mutter; Mann, Frau, Geliebter, Geliebte	• Problembewusstsein schaffen für die unterschiedlichen Bedürfnisse von Männern und Frauen • Gesprächsbereitschaft des Paares fördern • Vorbereitung auf die Elternschaft • Information über Anforderung, Aufgaben und Zeiteinteilung • Gesprächsanregungen durch konkrete Fragestellungen • Auf häufige Probleme junger Eltern hinweisen • Verständnis darüber vermitteln, dass Beziehungsprobleme in den ersten Lebensjahren des Kindes kein Einzelschicksal sind • Problembewusstsein schaffen hinsichtlich der Traditionalisierung der Geschlechterrollen nach der Geburt

Tab. 14.1

Kursinhalte	Kurspraxis	Kursziele
Information über nachgeburtliche Kursangebote	• Kurse vorstellen: z. B. Babymassage, Rückbildungsgymnastik, Impfveranstaltungen, erste Hilfe fürs Kind, PEKiP • Terminliche Absprachen initiieren • evtl. Babytreffen organisieren	• Der Geburtsvorbereitungskurs als Unterstützungsgruppe für die Zeit nach der Geburt

Im Folgenden sollen einige ausgewählte Themen ausführlicher besprochen werden.

14.1 Die Entwicklung des Kindes im Mutterleib

Die Kursleiterin kann den Eltern helfen, ein Bild von ihrem Kind als einem eigenständigen Individuum zu entwickeln, das bereits während der Schwangerschaft eine intensive Beziehung zu ihnen aufbaut. Die werdenden Eltern sollen über die Entwicklungsstufen und die Fähigkeiten ihrer Kinder informiert werden. Wenn den Eltern bewusst gemacht wird, dass ungeborene Kinder bereits über Erinnerungsvermögen und Lernfähigkeit verfügen, kann dies ihre Einstellung gegenüber dem Ungeborenen stark verändern, den Respekt vor dem Kind steigern und die Beziehung zu ihm intensivieren.

Bei der leidigen Diskussion um den Wunschkaiserschnitt können auch Informationen hinsichtlich des Saugreflexes, welcher sich erst nach der 36. Schwangerschaftswoche entwickelt, und den Fettreserven, die sich ebenfalls erst in den letzten Schwangerschaftswochen aufbauen, die Eltern mit beeinflussen. Möglicherweise fällt es ihnen dann leichter zu akzeptieren, dass jedes Kind seine eigene Zeit hat und braucht, bis es auf die Welt kommt.

Geburtsvorbereitung darf nicht nur auf den Zeitpunkt des eigentlichen Geburtsvorgangs ausgerichtet sein, denn Geburt ist nur ein Teil des Kontinuums, das spätestens mit der Zeugung beginnt, die Schwangerschaft andauert, die Geburt beinhaltet, das Wochenbett, die früheste Kindheit und somit auch die weitere Persönlichkeitsentwicklung des Menschen ausmacht!

Die **neueren Erkenntnisse der prä- und perinatalen Psychologie und Medizin** erfordern den Blick verstärkt auf das Kind im Mutterleib zu richten. Die Wahrnehmungen des ungeborenen Kindes beginnen um 6. Schwangerschaftsmonat: es hört, sieht, schmeckt und ist tastempfindlich. Wir können also den Embryo als einen frühen Menschen betrachten, der bereits voll funktioniert. Zwischen der pränatalen kindlichen Entwicklung und der mütterlichen Psyche steht ein enger Zusammenhang. „Da bereits im vorgeburtlichen Stadium die einzelnen Sinnesmodalitäten zu funktionieren beginnen (...), ist die Vorbedingung für Lernvorgänge beim Feten wegen des Inputs durch die Sinnesorgane gegeben. Jede Mutter stellt für ihr Kind eine unterschiedliche Umgebung dar (Körpergeräusche, taktile Reize, Tonus, Körperbewegung, Körperrhythmus), Feten sind somit unterschiedlichen Erfahrungen ausgesetzt und es ist daher nicht unplausibel anzunehmen, dass ein Teil der „angeborenen" Unterschiede zwischen den Neugeborenen auf unterschiedliche pränatale Erfahrungen und Sinnesreizungen zurückgehen (...)." (Lukesch, Helmut, Schwangerschaftseinstellung und Geburtsverlauf. Die Bedeutung psychischer Faktoren für Schwangerschaftsverlauf, Geburt und Kindesentwicklung, in: Schindler, S., (Hrsg.), Geburt, Eintritt in eine neue Welt, Göttingen, 1982)

Die emotionalen Zustände bei einer schwangeren Frau, seien dies nun Emotionen wie

Freude und Glück oder negative Erlebnisse und Stresszustände, bewirken eine Aktivitätsveränderung im motorischen, im nervalen und endokrinen System des Organismus. Emotionale Konflikte der Mutter wirken über die Hypophyse und das periphere endokrine System auf die Kontraktibilität der Gebärmutter. Sie können somit vorzeitige Wehen auslösen und eine Behinderung der Nahrungs- und Sauerstoffversorgung des Feten verursachen.

Angst, Stress und Furcht der Mutter können durch ein Ansteigen des Adrenalinspiegels ebenfalls vorzeitige Wehen auslösen. Stress- und Angstzustände sind auch mit einer Veränderung des Histaminhaushalts verbunden. Dieser kann Frühaborte, fetale Fehlbildungen, Eklampsien verursachen und den Geburtsverlauf in Hinblick auf Länge und Effektivität der Wehen beeinflussen. Auch das Gewebshormon Serotonin spielt beim Ablauf psychischer Prozesse eine Rolle. Ein hoher Serotoninspiegel im Blut kann Toxämien, einen hohen Blutdruck und Blutungen während der Schwangerschaft verursachen. Ein rascher Wechsel und plötzliche Änderungen in den Puls- und Atemrhythmen der Mutter, wie dies bei gesteigerter Reizbarkeit, emotionaler Labilität und Aggressivität auftritt, bedeuten für den Feten eine Störung seiner Umwelt und werden von ihm unlustbetont erlebt.

Des Weiteren besteht ein enger Zusammenhang zwischen dem individuellen Schwangerschaftsverlauf und der postnatalen Mutter-Kind-Interaktion. Die Schwangerschaft ist ein kreativer **Dialog zwischen der Mutter und ihrem Kind**. In diesem Dialog, der auf der psychologischen, der emotionalen, instinktiven, der endokrinologischen und der biochemischen Ebene abläuft, entwickeln sich drei Persönlichkeiten: das Kind, die Mutter und der Vater. Dieser Dialog besteht beim ungeborenen Kind von Anfang an und beginnt bei der Mutter und dem Vater individuell unterschiedlich. Die Bindung an das ungeborene Kind beginnt mit der Aufnahme des Dialogs.

Das Kind in der Gebärmutter ist für die Mutter ein sozialer Partner, seine Gegenwart wird registriert und provoziert neue Aktionen der Mutter, die mit dem Kind im Dialog steht. Dieser Dialog ist einer der Grundsteine der frühesten Ich-Du-Beziehung im menschlichen Leben und wird alle späteren Begegnungen und Beziehungen im postnatalen Leben des Menschen beeinflussen und prägen. Das Kind ist nicht nur ein lebendes, biologisches und psychologisches Individuum, sondern auch ein soziales.

14.2 Sexualität in der Schwangerschaft und nach der Geburt

Sexualität in der Schwangerschaft

Das deutlich sichtbare Zeichen der letzten Schwangerschaftsmonate ist der dicke Bauch! Einfache Bewegungen wie das Aufstehen aus dem Bett, das Drehen vom Rücken auf die Seite oder das Heben der Beine werden zu einer mühseligen Aktion und einer ungewöhnlichen Anstrengung. Viele Frauen empfinden in diesem Stadium ihren Körper als dick und unförmig und bilden sich ein, ihr Partner fände sie unattraktiv und hässlich, obwohl viele Männer ihre schwangeren Frauen besonders anziehend finden und die körperlichen Veränderungen als erotisch und schön erleben. Andere Frauen wiederum genießen ihren Körper. Sie empfinden sich als unglaublich sexy und möchten diesen Zustand am liebsten für immer beibehalten.

Die „Technik" beim Geschlechtsverkehr wird sich in jedem Fall der fortgeschrittenen Schwangerschaft und den damit verbundenen körperlichen Gegebenheiten anpassen müssen. Die so genannte „Missionarsstellung" ist sicher in dieser Zeit die unbequemste Form, miteinander zu schlafen. Die Rückenlage der Frau führt bei ihr manchmal zu Übelkeit und Sodbrennen. Es ist jedoch nicht ohne Reiz, aus diesem Grunde andere Positionen auszuprobieren.

Das klingt ein bisschen nach Gymnastik im Bett, aber warum eigentlich nicht?! Vielleicht finden die Partner auch Spaß daran, Experimente zu machen und ihrer Phantasie freien Lauf zu lassen.

Häufig beeinflusst im letzten Drittel der Schwangerschaft die Angst, dem Kind durch den Geschlechtsverkehr Schäden zuzufügen, die sexuelle Beziehung mancher Paare. Die gefüllte Fruchtblase, die das Kind umgibt, ist jedoch ein ausgezeichneter Schutz. Natürlich kommt es vor, dass das Baby auf Bewegungen reagiert und seinerseits anfängt zu strampeln.

> Vorsicht geboten ist allerdings bei vorzeitiger Wehentätigkeit und wenn der Muttermund schon geöffnet ist.

Im Geburtsvorbereitungskurs können wir erreichen, dass die Paare miteinander ins Gespräch kommen. Wir können sie anregen und dazu befähigen, ihre Bedürfnisse wahr- und wichtigzunehmen und mitzuteilen. Die Kurserfahrung kann für das Paar die Erkenntnis bringen, dass ihre Schwierigkeiten keine individuelle Problematik ist, sondern dass es anderen Paaren genauso ergeht. So lange ein Paar miteinander redet, verändert es zwar nicht die erlebte Frustration, aber es verhindert die Verhärtung von Fronten und eröffnet die Möglichkeit zur Veränderung der Situation und der Gefühle.

Mögliche Probleme:

- Das sexuelle Desinteresse während der Schwangerschaft, die Scheu vor neuen Sexualpraktiken, da die „Missionarsstellung" aus körperlichen Gründen nicht mehr möglich ist.
- Medizinische „Falschinformationen", dass Geschlechtsverkehr der Schwangerschaft schadet.
- Die irrationale Angst des Partners, durch Sex dem Kind zu schaden.
- Die Schwierigkeit der Frau, sich selbst im schwangeren Zustand als sexy zu erleben.
- Die Schwierigkeit des Mannes, mit den körperlichen Veränderungen der Frau (Omnipotent, mächtig oder weniger selbstbewusst, kindlich) umzugehen.

Sexualität und Geburt haben vieles gemeinsam: „Empfangen – sich öffnen – sich hingeben". Es gibt Parallelen in der Intensität des Atems, des Stöhnens, des Erlebens. Des Weiteren sind dieselben Organe beteiligt am Gebären und beim Erfüllen unserer sexuellen Lust.

Sexualität nach der Geburt

Sexualität nach der Geburt ist häufig noch ein Tabuthema. Wenn es Veröffentlichungen darüber gibt, reduziert sich das Thema auf Verhütung und darauf, ab wann das Paar „wieder darf". Die meisten Männer und Frauen müssen aber die Erfahrung machen, dass die Lust der Frau zum „Miteinander schlafen" länger auf sich warten lässt, als es vom medizinischen Standpunkt her post partal (p. p.) nötig wäre. Ursachen für die oft lang anhaltende **sexuelle Abstinenz nach einer Geburt** – nicht selten sind es 6 bis 8 Monate – sind die hormonelle Umstellung p. p., die Erschöpfung und Müdigkeit, psychische Nachwirkungen des Geburtsschmerzes, Unzufriedenheit mit dem eigenen Körper, die intensive Mutter-Kind-Beziehung, Angst vor einer erneuten Schwangerschaft, Schwierigkeiten mit der Umstellung auf die Mutterrolle und der Zeitmangel zu ungestörter Zweisamkeit durch die Anforderungen des Kindes.

Die Sexualität der Partner wird oft auch durch **das Stillen** verändert. Die weibliche Brust wird sexuelles Tabu wegen ihrer Unempfindlichkeit oder ihrer Überempfindlichkeit oder weil es für die Frau oft schwer ist zu vereinbaren, dass ihr Busen sowohl das Kind ernährt als auch sexuell besetzt ist. Wenn die Frau stillt, verliert die weibliche Brust häufig die sexuelle Symbolfunktion für den Mann. Je länger die sexuelle Enthaltsamkeit für ein Paar andauert, um so mehr Spannungen treten auf. Viele Frauen, die keinen Geschlechtsverkehr wollen, haben zur gleichen Zeit ein ausgeprägtes Bedürfnis nach Zärtlichkeit. Die Erschöpfung der Frau, ihr Alltagsstress und ihre intensive Beziehung zum Kind bewirken, dass sie selbst ein großes Bedürfnis nach mütterlicher Zuwendung entwickelt.

Als **Einleitung in dieses Thema** eignen sich Informationen über die Rückbildungsvorgänge des weiblichen Körpers nach der Geburt, Informationen zum Wochenfluss, zur Empfindlichkeit der Brustwarzen, zur Heilung der eventuellen Episiotomie und zu der Tatsache, dass es mehrere Monate dauern wird, bis die Frau nach der Geburt wieder ihr Ausgangsgewicht erreicht, auch wenn sie stillt.

Ein Geburtsvorbereitungskurs, der den Eltern beim Übergang zu einer emotional erfüllten Elternschaft unterstützen will, muss die Bedeutung von Sexualität im Leben der Menschen anerkennen. In diesem Zusammenhang lassen sich außerdem die Themen Beckenboden, Beckenbodenübungen und Sexualität vor und nach der Geburt sehr gut kombinieren.

Mögliche Probleme

- Das Desinteresse der Frau an Sexualität, da ihr Zärtlichkeitsbedürfnis vom Kind gedeckt wird, vor allem wenn sie stillt.
- Die Eifersucht des Mannes auf die Zuwendung, die das Kind erhält.
- Die Ablehnung des Mannes als Sexualpartner, wenn er in anderen Lebensbereichen, wie Kinderbetreuung, Haushalt usw., kein Partner ist.
- Die Angst vor einer erneuten Schwangerschaft.
- Die Unfähigkeit des Mannes, die Frau als Sexualpartnerin zu erleben, nachdem er sie als Gebärende gesehen hat.
- Die Geliebte hat als Mutter ihre Anziehungskraft verloren (Inzesttabu).
- Mangelnde Flexibilität, vielleicht sind die Abendstunden nicht mehr die bevorzugten Zeiten für den Austausch von Zärtlichkeiten und Sex.
- Die Schwierigkeit der Frau, sich nach der Geburt des Kindes selbst als sexy zu erleben, aufgrund ihrer körperlichen Veränderungen.
- Schmerzhafte Beeinträchtigungen der Frau durch den Dammschnitt, wunde Brustwarzen, die Druckempfindlichkeit ihrer Brüste oder eine trockene Scheide aufgrund des Östrogenmangels während des Stillens.

Es ist bekannt, dass junge Väter eine gewisse Zeit brauchen, um das neue Bild der Partnerin als Mutter mit ihrem Bild von der Geliebten zu vereinbaren. Die veränderten Verhältnisse können gerade auf der Ebene des körperlichen Kontaktes, der Zugewandtheit, Körperlichkeit, Sexualität und Sinnlichkeit dazu führen, dass die Beziehung zum Partner/zur Partnerin nicht mehr so befriedigend wahrgenommen wird, wie zu der Zeit ohne Kind. Viele junge Väter verstehen, dass ihre Partnerin in den Monaten nach der Geburt wenig Lust auf Sex hat. Aber es fällt ihnen trotzdem schwer, dies zu akzeptieren.

Beim Thema Sexualität sollte auch das Thema **Gleitmittel und Verhütung** besprochen werden. Die Vor- und Nachteile der Minipille, der Spirale, das Verwenden der Kondome und das Verwenden von Gleitmitteln auf Wasserbasis (z. B. Femilind® der Firma Johnson & Johnson).

14.3 Die Anwesenheit des Mannes bei der Geburt

Die Anwesenheit des Mannes bei der Geburt ist ein gesellschaftliches Novum. In allen traditionellen Gesellschaften werden die Frauen von anderen Frauen, die in der Regel selbst geboren haben, bei der Geburt begleitet und unterstützt.

Die Schwangeren haben die unterschiedlichsten Erwartungen an ihre Partner:

- Ein eher männliches, väterliches Verhalten: Der Mann beschützt, er kontrolliert, er schirmt Eingriffe ab, er hilft atmen, gibt Rückhalt und Unterstützung bei den Wehen und Gebärpositionen. Er gibt seiner Partnerin das Gefühl: Ich bin bei dir, aber du musst mitarbeiten, sonst bin ich enttäuscht, hilflos und kann dir auch nicht mehr helfen.
- Ein eher weibliches, mütterliches Verhalten: Der Mann umarmt, streichelt, ist ganz da, gibt sich ganz in die Situation hinein, er gibt seiner Partnerin das Gefühl: egal wie du dich verhältst, ich bin bei dir und unterstütze dich, was immer auch geschieht.

Die Vorteile der Anwesenheit des werdenden Vaters:

- Wenn von beiden Partnern die Anwesenheit des Mannes bei der Geburt gewünscht wird, kann die gemeinsame Geburtserfahrung ein Grundstein für die zukünftige Familie sein.
- Eine gemeinsame Geburtserfahrung intensiviert die Beziehung zum Kind (Bonding).
- Eine gemeinsame Geburtserfahrung fördert das Verständnis für die Frau im Wochenbett.
- Eine gemeinsame Geburtserfahrung fördert das Dazugehörigkeitsgefühl des Mannes.
- Wenn der Mann die Frau zur Geburt begleitet, kann er für sie eine emotionale Unterstützung sein, eine vertraute Person. Er kann durch seine Anwesenheit als Zeuge grobes Verhalten oder unnötige Interventionen verhindern.
- Die Anwesenheit des Partners ist für viele Frauen hilfreich, indem sie sich mehr gehen lassen können, weil sie wissen, mein Partner passt auf.
- Der Mann kann den Kontakt zum geburtshilflichen Team halten und die Frau sich ganz auf sich selbst konzentrieren.
- Der Mann kann zum Wohlergehen der Frau beitragen, z. B. durch das Bereitstellen von Lagerungskissen, Erfrischungen usw. Er kann massieren, streicheln, umarmen, stützen, kann die Atmung begleiten, kann Positionsveränderungen vorschlagen und unterstützen.

Der Mann kann aber auch störend wirken:

- Insbesondere wenn er sehr dominant ist und die Frau oder die Hebamme bevormunden möchte, der Frau Atemmuster aufzwingt, die Frau kritisiert oder entmutigt.
- Er kann seine eigenen Ängste und Spannungen auf die Gebärende übertragen.
- Des Weiteren gibt es Männer, die mehr an der Technik im Kreißsaal interessiert sind als am Geburtsprozess oder am Wohlergehen ihrer Partnerin.

Der Geburtsvorbereitungskurs kann als **Entscheidungshilfe für die Paare** dienen, ob der Mann die Geburt begleiten möchte oder nicht bzw. ob die Frau von ihrem Mann begleitet werden möchte oder nicht. Eine Methode zur Gesprächsanregung kann das Erstellen einer Positiv-Negativ-Liste sein. Männer und Frauen bereiten diese Listen getrennt vor und treffen sich anschließend zum Gedankenaustausch.

Die **Paararbeit in der Geburtsvorbereitung** findet sowohl auf der körperlichen Ebene als auch auf der thematischen Informationsebene statt. In der Körperarbeit stehen die Atemübungen und die Sensibilisierungsübungen für den Atemrhythmus des Partners oder der Partnerin, die körperlichen Möglichkeiten sowie die körperlichen Grenzen im Mittelpunkt. Die Anwesenheit und das Mitwirken des Partners im Geburtsvorbereitungskurs und später auch während der Geburt bedeuten Sicherheit, Geborgenheit in fremder Umgebung, Zuversicht und Stärke auch in schwierigen Situationen, konkrete Hilfestellungen und Stütze. Desweiteren ist der Partner für fast jede Frau der erste Ansprechpartner. Nicht selten wird er zum Vermittler zwischen der Frau und dem geburtshilflichen Team. Der Mann kann die Wünsche und Bedürfnisse der Frau weitergeben. Im Falle eines Kaiserschnitts kann der Mann die Erlebnislücken der Frau schließen. Dies gilt unter anderem auch in den anstrengenden Geburtsphasen beispielsweise am Ende der Eröffnung oder während der Übergangsphase.

Die wohl wichtigste Aufgabe des Mannes ist es jedoch, einfach da zu sein. „Da sein" meint sowohl die physische als auch die psychische Anwesenheit. Beides zusammen vermittelt Zuversicht und Stärke auch in schwierigen und zehrenden Situationen.

Des Weiteren kann der Mann im Geburtsvorbereitungskurs zur **Unterstützung der Geburtsarbeit** angeleitet werden. Im Vordergrund steht hier das Mitatmen, das Eingehen auf körperliche Bedürfnisse, z. B. Stirnbefeuchtung, Kühlen, Lippen einfetten, Massagen, unterstützende Haltungen, das Herausfinden, was guttut, beim Positionswechsel unterstützen, beim Lagern helfen, die kraftvolle Unterstützung aufrechter Positionen beim Veratmen der Wehen und auch beim Herausschieben des Babys.

14.4 Bonding

Erlebnisse im Mutterleib werden als elektrochemische Engramme (Gedächtnisspuren) gespeichert, bis zu unserem Tod.

> Die Synchronisation zwischen Mutter und Kind, ein „Bonding" findet also schon vor der Geburt des Babys statt. Das Bonding nach der Geburt ist nicht ein einzelnes, isoliertes Phänomen, sondern die Fortsetzung eines Bindungsprozesses, der schon lange davor, in der Schwangerschaft begonnen hat.

Für den Vater gilt das Gleiche, je früher er Kontakt zu seinem ungeborenen und neugeborenen Kind aufnimmt, desto engagierter und interessierter ist er, um so begieriger drauf, sein Kind zu berühren, es in den Arm zu nehmen und mit ihm zu spielen.

Das Kind wird vom Gefühlsleben und vom Tagesrhythmus seiner Eltern und den Umständen seiner Geburt beeinflusst. Deshalb ist es wichtig, dass in der Geburtsvorbereitung eine Auseinandersetzung mit dem ungeborenen Kind stattfindet, ein so genanntes **„pränatales Bindungsritual"**, damit die Eltern den Übergang zur Familie ganz allmählich vollziehen können, anstatt nach der Geburt plötzlich damit konfrontiert zu sein. Dazu bieten sich Übungen mit den Paaren an, bei denen es um die Wahrnehmung des Ungeborenen, des Dritten in der Beziehung geht, damit diese dritte Person in das alltägliche Leben des Paares aufgenommen werden kann. Zu diesem Zweck eignen z. B. sehr die Psychophonie nach Odent und Aucher und das Atmen und Singen nach Leboyer sehr.

„Bonding", das Verbinden zwischen Mutter und Kind oder besser zwischen Eltern und Kind, findet schon während der gesamten Schwangerschaft statt und nicht nur in den ersten sechs Lebensstunden, der „sensiblen Phase" des Kindes (Marshall und Kennell, 1983). Bonding findet zum einen auf dem physiologischen Weg statt, d. h. Botschaften werden durch Hormone und andere Blutinhaltsstoffe zum Kind transportiert. Bonding geschieht ebenso auf dem physikalischen, anatomischen Weg, d. h. das Kind empfängt Botschaften durch Sinneseindrücke wie Wärme, Kälte, Musik, Sprache, Licht, Bewegung und Berührung, sowie auf dem empathischen Weg, dem Weg des Gefühls, der Intuition und des Erspürens.

14.5 Krisen im Wochenbett

Die besonderen Belastungen nach der Geburt sollten ebenfalls im Geburtsvorbereitungskurs thematisiert werden. Im Wochenbett erfolgt ein Bruch mit dem vorher etablierten Alltagsleben. Die ersten Wochen post partum sind eine Krisensituation, in der die Eltern aufgefordert sind, das Kind in ihre Paarbeziehung zu integrieren, sie müssen die neue Dreiersituation kennenlernen und die deutlich engere Symbiose von Mutter und Kind.

Krisensymptome bei Müttern sind:

„1. Müdigkeit und Erschöpfung
2. Schlafmangel, vor allem in den ersten 6–8 Wochen
3. das Gefühl, den Ehemann zu vernachlässigen
4. das Gefühl der Inadäquatheit und Unsicherheit, die Mutterrolle auszufüllen
5. die Unfähigkeit, die Hausarbeit zu erfüllen
6. die Gebundenheit an das Haus"
(Schmidt-Denker, 1983)

Krisensymptome bei Vätern sind:

„1. Schlafmangel
2. Anpassung an die neue Verantwortung und an neue Gewohnheiten
3. Veränderungen im Tagesablauf
4. die Aufwendung an Zeit und Arbeit für das Baby
5. Finanzielle Schwierigkeiten"
(Schmidt-Denker, 1983)

Im Wochenbett erfährt die Frau wieder eine grundlegende, anatomische, physiologische und hormonelle Umstellung ihres Körpers. Die physiologische Erschöpfung nach der Geburt, die Rückbildung des Uterus und die Veränderung der Brust in Hinblick auf das Stillen stellen eine hohe körperliche und psychische Beanspruchung dar, die häufig nicht ohne emotionale Verunsicherung verarbeitet wird.

Die totale Einstellung auf die Bedürfnisse des Neugeborenen schafft für beide Eltern eine völlig neue, ungewohnte Situation, die sie zunächst physisch und psychisch überwältigt. In dieser Zeit findet eine **grundlegende Umstrukturierung der Paarbeziehung** statt, was zu einem veränderten Geschlechtsrollenverständnis, zu einer Differenzierung der Arbeitsteilung und zu einer weitgehenden Traditionalisierung der Beziehung führt. Die größere Rollendifferenzierung in häusliche und kindbezogene Tätigkeiten versus außerhäusliche Erwerbstätigkeit hat vor allem für die Frauen negative emotionale Befindlichkeiten zur Folge. Je mehr die Männer im Haus beteiligt sind, um eine höhere Zufriedenheit geben die Frauen an.

Die Forschung hat gezeigt, dass Eltern in den ersten Wochen nach der Geburt vor allem praktische **Unterstützung bei der Betreuung und Pflege ihres Neugeborenen**, im Haushalt, beim Einkauf und Kochen benötigen. Die werdenden Eltern sollten sich im Verlauf des Kurses darüber Gedanken machen, von wem sie nach der Geburt Unterstützung erwarten können. Die Bedeutung sozialer und praktischer Unterstützung darf nicht unterschätzt werden.

Wenn kein positiver Anpassungsprozess an die neue Lebenssituation stattfindet, reagieren die Frauen nach der Entbindung häufig mit **depressiven Verstimmungen**. Auf der biochemischen Ebene ist der Körper der Frau nach der Geburt eines Kindes massiven Veränderungen und Belastungen ausgesetzt, die einen zeitweiligen Zusammenbruch der normalen Prozesse im Gehirn verursachen können, welche für das emotionale Gleichgewicht mit verantwortlich sind. Die Persönlichkeitsstruktur, die die Frau bislang an sich kannte, scheint sich über Nacht aufgelöst zu haben. Länger dauernde post-partale depressive Verstimmungen werden als postnatale Depression (PND) bezeichnet. Die postnatale Depression ist eine hormonelle und biochemische Reaktion des weiblichen Körpers auf den alles umwälzenden Prozess der Geburt.

Längsschnittstudien haben gezeigt, dass 8–14 % aller Frauen nach 3 Monaten post partum unter depressiven Störungen leiden.

Das Fehlen unterstützender sozialer Netzwerke, eine schlecht funktionierende Beziehung, mangelndes Wissen über die Versorgung und den Umgang mit einem Kind und einschneidende Veränderungen, wie sie häufig mit der Geburt einhergehen (Veränderung der finanziellen Situation, Aufgabe des Berufes, Veränderung der eigenen Lebensweise, sexuelle Probleme, Probleme mit der Arbeitsteilung) üben einen hoch signifikanten Einfluss auf das Entstehen postnataler Depression aus. (Nolan 2001).

14.6 Eltern werden

Die Geburtsvorbereitung hat einen Einfluss, der über die Zeit der Geburt hinausgeht. Sie leistet einen Beitrag zu einer gesunden Gesellschaft, indem sie den Eltern einen möglichst guten Start eröffnet. Eine gelungene Integration der männlichen Teilnehmer in den Geburtsvorbereitungskursen wird diesen Einfluss maßgeblich unterstützen. Bonding und das Großziehen des Kindes sind in der heutigen Zeit nicht mehr ausschließlich weibliche Erfahrungen, sondern eine Verantwortung und auch eine Freude, die von beiden Elternteilen geteilt wird.

Auch wer sich bewusst für ein Kind entscheidet, muss mit Krisen rechnen. Jede Eltern-Kind-Verbindung entwickelt in den ersten 3 Jahren ihr eigenes „Familienmodell". Wenn wir im Geburtsvorbereitungskurs das Thema Familie und Eltern ansprechen, so wollen wir **zum Austausch anregen**:

- zum Austausch mit sich selbst,
- zum Austausch mit dem Partner/der Partnerin,
- zum Austausch mit Frauen und Männern, die sich gerade in der gleichen Lebenssituation befinden.

Nur wenn der Mann sich an diesem Austausch beteiligt, kann die Partner- und Elternschaft funktionieren.

Mit Kindern zu leben ist eine Aufgabe, die uns rund um die Uhr fordert und das fast 20 Jahre lang. Es ist eine Tätigkeit, auf die wir weder durch Schule, noch Ausbildung vorbereitet werden. Dennoch sollen wir Erziehungsexperten sein und immer genau wissen, was unsere Kinder von uns wollen und benötigen. Wir sind 24 Stunden täglich im Dienst oder zumindest in Bereitschaft. 365 Tage im Jahr und mindestens 18 Jahre lang – und das bei jedem Kind. Es gibt keine Ferien, keine Gewerkschaft, keine Beförderung und keine Gehaltserhöhung. Dafür gibt es gleich zwei Chefs, die gleichberechtigt, nebeneinander zuständig sind und oft genug anderer Meinung sind, bei denen der der eine dem anderen ins Handwerk pfuscht, Dinge besser weiß oder gewisse unangenehme Tätigkeiten einfach nicht übernehmen will. Bei vielen Paaren vollzieht sich nach der Geburt des ersten Kindes allmählich ein schleichender Übergang von einer gleichberechtigten Partnerschaft hin zu der traditionellen Rollenverteilung.

Neue Rollen

In einer bisher gleichberechtigten Partnerschaft entstehen nach der Geburt eines Kindes häufig früher unbekannte Abhängigkeiten. Wenn sich der Mann auf eine traditionelle Rolle als „Ernährer" zurückzieht, gerät die Frau leicht in eine finanzielle und emotionale Abhängigkeit. Auch die Gefahr der Isolation nimmt zu. Ein gemeinsames Kind bedeutet außerdem mehr Verbindlichkeiten und mehr gegenseitige Abhängigkeit in der Zeitverteilung und Gestaltung. Die Partner sind aufeinander angewiesen, finanziell, emotional, zeitlich aber auch in Hinblick auf gegenseitige Unterstützung. Sie benötigen mehr Absprachen im Alltag, hinsichtlich Zeitplanung und Arbeitsteilung. Mann und Frau müssen diesen Verlust an Flexibilität beide akzeptieren. Der Anpassungsprozess an die neuen Aufgaben als Eltern kann sich leichter in einem **gemeinsam** erlebten Alltag mit dem Kind vollziehen.

Der „**Biografiewechsel Mutterschaft**", eine Veränderung der innerfamilialen Arbeitsteilung, die finanzielle Abhängigkeit der Frau, die Eintönigkeit ihrer immer wiederkehrenden Aufgaben, ihre soziale Isolation und ihr Regredieren auf kindliche Bedürfnisse und Ausdrucksformen verursacht häufig mangelnde Anerkennung, ein geschrumpftes Selbstbewusstsein und Neid auf den Partner bei den Frauen.

In der Geburtsvorbereitung sehe ich die Aufgabe, die Paare auf den so genannten „Babyschock" vorzubereiten, auf die Lebensumstellung, die Elternschaft ihnen abverlangt.

Der veränderte Alltag

Ein weiteres schwieriges Thema nach der Geburt des ersten Kindes ist die Arbeitsteilung von Mann und Frau. Häufig sind es zwei Welten, die parallel nebeneinander laufen: die Arbeitswelt des Mannes und die häusliche Arbeitswelt der Frau. Um den jeweiligen Erwartungen, Gefühlen und Wünschen innerhalb einer Partnerschaft Rechnung zu tragen, muss man individuelle und praktische Lösungen entwickeln, z. B. die Beschäftigung einer Haushaltshilfe, die Wiederaufnahme einer eingeschränkten Berufstätigkeit für die Frau, die Reduzierung der Berufstätigkeit des Mannes, die Teilung des Erziehungsurlaubes, getrennte Schlafzimmer, die beiderseitige Akzeptanz der neuen Rollenverteilung und anderes mehr.

> Die größte Gefahr für die Partnerschaft besteht darin, dass sich die Partner in ihren unterschiedlichen Welten auseinanderleben.

Ein Kind bereichert das Leben und ist Sinnbild der Gemeinschaft zwischen Mann und Frau, doch es steht nicht abseits, sondern immer **mittendrin** und bringt so manche partnerschaftliche Balance ins wanken. Die Lösung von anstehenden Konflikten wird häufig erschwert durch die Erschöpfung und körperliche Belastung der jungen Eltern. Wer müde und überlastet ist, findet kaum Zeit zu konstruktiven Auseinandersetzungen. Wenn das Baby problemlos schläft, keine Gesundheitsprobleme hat und das Stillen problemlos klappt, ist die Partnerschaft weitaus weniger belastet, als bei einem extrem fordernden „Schreibaby".

Das Kind sprengt die enge Gemeinschaft zwischen den Partnern auf. Es steht körperlich und gefühlsmäßig zwischen den Partnern. Eine gute Möglichkeit, diese Situation zu versinnbildlichen und den „kleinen Eindringling" in die Zweierbeziehung darzustellen, ist das **Malen eines Bildes**. Das Paar wird aufgefordert, ein Bild zu malen, als Symbol für ihre Partnerschaft. Das kann ein schönes Essen zu zweit sein, ein Urlaubsort, an den die Partner schöne Erinnerungen haben, ein romantischer Ort, den sie häufiger aufsuchen, ein Sinnbild für ihre Zärtlichkeit usw. Wenn die Paare die Bilder fertig gezeichnet haben, reichen sie das Bild an ein anderes Paar weiter. Dieses wird nun aufgefordert mitten in das Bild hinein ein Baby zu malen. Die Fragestellung ist anschließend, welche Gefühle dieses Kind in der Mitte auslöst.

> Erst wenn sich ein Paar klarmacht, dass die Partnerschaft nicht wie früher weiterlaufen kann, hat es die Chance, neue Strukturen aufzubauen.

Kontaktaufnahme der Väter zum ungeborenen Kind

In der Geburtsvorbereitung kann die Kontaktaufnahme der Väter zu ihrem ungeborenen Kind durch die Hebamme gefördert werden. Zum einen durch Wissensvermittlung über

- die Bedeutung von Berührung und Hautkontakt für das Kind.
- die Bedeutung und die frühe Entwicklung des kindlichen Hörens. Die Kinder können die Stimmen ihrer Eltern schon sehr früh erkennen. Sie mögen rhythmische Musik.
- das Sehen und die Hell-Dunkel-Wahrnehmung des Kindes vor und nach der Geburt.
- den Geruchssinn als Orientierungsmöglichkeit des Kindes.
- die Bedeutung des Gleichgewichtssinn.
- die Entwicklung des Mittelohres.
- die Fähigkeit des Kindes schon intrauterine Positionsveränderungen zu registrieren.

Auf der praktischen Ebene können wir den Vätern zeigen, wie eine **Kontaktaufnahme zum Kind über Streicheln und Berühren des mütterlichen Bauches** möglich ist und wie der Vater herausfinden kann, in welcher Position, Lage und Haltung sich sein Kind befindet. Er kann versuchen mit einfachen Mitteln, z. B. einem Pappzylinder, dem Inneren einer Küchenrolle oder einer Toilettenpapierrolle oder direkt mit seinem Ohr auf dem Bauch der Mutter, die Herztöne des Kindes zu hören.

Desweiteren können wir den werdenden Vater dazu ermutigen, mit seinem Kind zu sprechen. Das Selbstwertgefühl der Väter kann gefördert werden, indem sie verstehen, welche Rolle sie bei der Unterstützung der Entwicklung ihres Kindes spielen können.

Gesprächsanregungen zum Thema Elternsein

Jeder Kursteilnehmer und jede Kursteilnehmerin bekommt ein Blatt Papier und einen Stift und verschiedene Fragen, die sie während der Kurszeit beantworten. Diese Antworten sollen dann als Gesprächsanregung für das Paar dienen. Ich kündige vorher stets an, dass weder ich die Antworten lesen möchte, noch dass wir diese Antworten in der Großgruppe erörtern, mit der Zielsetzung, dass eine größtmögliche Offenheit erreicht werden kann.

- Wie stelle ich mir eine ideale Mutter vor? (Hier können sowohl Wünsche, wie die eigene Mutter hätte sein sollen, als auch Wünsche an das eigene Mutterverhalten aufgezeigt werden.)
- Wie stelle ich mir den idealen Vater vor? (Auch hier können wieder sowohl Wünsche an den eigenen Vater, als auch an die eigene Vaterrolle genannt werden.)
- Was möchte ich anders machen als meine Mutter?
- Was möchte ich anders machen als mein Vater?

- Was möchte ich anders machen als meine Schwiegereltern?
- Was schätze ich an meinen eigenen Eltern?
- Was möchte ich von ihnen übernehmen?
- Was schätze ich an meinen Schwiegereltern?
- Was möchte ich von ihnen übernehmen?
- Welche Erwartungen habe ich an meinen Mann für mich und unsere Beziehung?
- Welche Erwartungen habe ich an meine Frau für mich und unsere Beziehung?

Falls das Paar nicht das erste Kind erwartet:

- Was möchte ich anders machen als beim ersten Kind?

> Ein Ziel in der Geburtsvorbereitung sehe ich auch darin, den Eltern zu vermitteln, dass neben den Bedürfnissen des Kindes auch noch die Belange der Eltern stehen und die Weiterentwicklung ihrer Paarbeziehung.

Es kann für junge Eltern heilsam sein, die Einsicht zuzulassen, dass es keine unmenschliche Härte ist, wenn die kindlichen Bedürfnissen nicht immer an erster Stelle stehen. Außerdem macht es für das Kind keinen so großen Unterschied, ob es zu 100 % ausschließlich von seinen Eltern betreut wird oder zeitweilig auch von anderen vertrauensvollen Menschen.

Die Zeittorte

1. Kreis:

Tragen Sie in den ersten Kreis ein, wie Sie jetzt ohne Kind Ihren Alltag verbringen. Der Kreis stellt einen 24-Stunden-Tag dar, den Sie nun in unterschiedlich große Tortenstücke einteilen und mit Ihren jetzigen Tagesaktivitäten füllen.

- Arbeit
- Schlafen
- Fahrten
- Haushaltstätigkeiten
- Körperpflege
- Essen
- Sport
- Hobbys
- Fernsehen
- Kontakte zu Freunden
- Beziehung zur Partnerin/zum Partner
- Zeit für Sexualität und Zärtlichkeit
- Kulturveranstaltungen u. ä.

2. Kreis:

In den 2. Kreis tragen Sie nun zuerst die Zeiten ein, die das Neugeborene in Anspruch nehmen wird. Wir gehen davon aus, dass Sie einen ganz „liebes" Kind bekommen, dass nur 8-mal am Tag gestillt werden möchte. Diese Stillzeiten nehmen zwischen einer halben Stunde und eineinhalb Stunden Zeit in Anspruch. Dazu kommt noch ein Spaziergang mit dem Kind an der frischen Luft. Nun versuchen Sie, all Ihre Alltagsverrichtungen, die Sie beibehalten möchten und die auch lebensnotwendig sind, in der verbliebenen Zeit unterzubringen.

Die Rollentorte

Die Rollentorte kann deutlich machen, dass sich die Prioritäten in einem Leben mit Kindern ändern und ebenso die Erwartungen an Männer und Frauen. Bei der Rollentorte geht es nicht um eine zeitliche Aufteilung der Kuchenstückchen, sondern die Größe der Tortenstückchen bestimmt, welche Rolle sie in ihrem Selbstverständnis ausfüllt.

- Partnerin/Partner
- Ehefrau/Ehemann
- Geliebte/Geliebter
- Mutter/Vater
- Hausfrau/Hausmann
- Berufstätige(r) Frau/Mann
- Tochter/Sohn
- Freundin/Freund
- TeilnehmerIn in Sport
- in Freizeit
- in Kultur
- in Bildung

z. B. **ihre** Rollen:

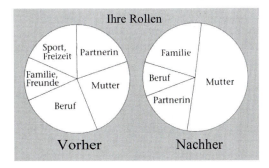

z. B. **seine** Rollen:

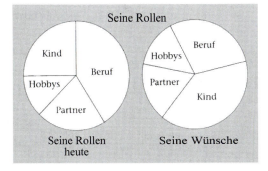

Anhand dieser Rollentorte können wir im Geburtsvorbereitungskurs diskutieren, welche Rollen nach der Geburt des Kindes mehr Zeit ausfüllen und für welche Rollen nach der Geburt des Kindes zwangsläufig weniger Zeit bleibt.

Ein weiterer Schritt ist, **Prioritäten zu setzen**. Worauf möchte ich nach der Geburt des Kindes auf keinen Fall verzichten und wie schaffe ich es, dafür den zeitlichen und inhaltlichen Rahmen zu erhalten?

14.7 Der Umgang mit schwierigen Themen

Angst, Behinderung und Tod

Zu den schwierigen Themen im Geburtsvorbereitungskurs gehören Angst, Schmerz, Behinderung und Tod. In meinen Kursen plane ich diese Themen nicht, sondern warte ab, bis sich eine passende Gelegenheit ergibt. Häufig ist es für die Eltern leichter, über schwierige Themen zu sprechen, wenn ein spontaner Anlass besteht. In der Regel kommen diese Themen von ganz alleine „in den Kurs" entweder assoziativ bei den Blitzlichtern oder beim Brainstorming oder ausgelöst durch Zeitungsberichte, Fernsehsendungen oder persönliche Schicksale.

Wichtig ist, dass Ängste ausgesprochen werden dürfen. Es ist nicht die Aufgabe der Kursleiterin, diese Ängste „wegzureden" oder „aufzulösen", denn die Ängste sind real und berechtigt. Eine Geburt tut weh, es gibt Kinder, die sterben oder behindert auf die Welt kommen. Diese Ängste sind normal, denn die Angst um das Wohlergehen und die Gesundheit von Menschen, die wir lieben, sowie der eigenen Person, begleiten uns ein Leben lang.

Die **Ängste, die uns im Leben mit Kindern begleiten,** sind vielfältig und ändern sich. Zu Beginn einer Schwangerschaft ist es die Angst, ob das Kind bei uns bleibt. Anschließend hegen wir Ängste und Hoffnungen, dass das Kind gesund ist, „dass alles dran ist" und dass es wächst und von uns in der Gebärmutter gut versorgt wird. Dann kommt die Angst vor der Geburt und ob wohl alles gutgehen wird. Danach besteht die größte Angst vieler junger Mütter darin, ob ihr Kind satt wird.

Wenn die Kinder anfangen zu krabbeln und zu laufen, sehen wir in unserer Umgebung hunderte von Gefahrenquellen und Unfallmöglichkeiten für unser Kind. Dann kommen die ersten Situationen, in denen es sich unserer Aufsicht entzieht, ein Ausflug mit dem Kindergarten, der Schulweg, eine Konfirmandenfreizeit usw. Danach liegen wir wach im Bett und warten, bis unsere Kinder aus der Disco zurückkommen. Und wenn die Kinder irgendwann groß und selbständig sind, sind wir froh über jeden Anruf, wenn sie in den Urlaub fahren und berichten, dass sie gut angekommen sind.

Diese Angst um ein Kind ist normal, wir müssen sie akzeptieren, aber wir dürfen sie auch nicht zu groß werden lassen. Indem wir unsere Ängste thematisieren, können wir sie oft auch wieder ins richtige Verhältnis rücken.

Ein wichtiger Aspekt, der im Geburtsvorbereitungskurs nicht fehlen darf, ist das **Informieren über Hilfen, Beratungseinrichtungen, Selbsthilfegruppen** etc. für den Fall, dass etwas Unerwartetes passiert. Die Paare können sich auch nach Totgeburten an die Hebamme wenden oder auch dann eine Wochenbettbetreuung in Anspruch nehmen, wenn das Kind zunächst in der Kinderklinik behandelt werden muss usw.

Wir Hebammen müssen die Probleme der Eltern und Kinder dann nicht lösen, aber Informationen weitergeben, wohin die Eltern sich in der Bemühung um Information und Hilfe wenden können.

14.8 Geburtsschmerz als Realität

Der Geburtsschmerz ist eine Realität, die nicht wegdiskutiert werden kann. Deshalb finde ich Wehensimulations- und Körperstressübungen in der Geburtsvorbereitung so wichtig. Dieser körperlichen Erfahrung können sich die Paare weniger verschließen, als Worten. Um der Angst vor dem Geburtsschmerz zu begegnen, brauchen die Frauen und die Paare Informationen, um den Sinn dieser Schmerzen zu verstehen und außerdem konkrete Handlungsanweisungen, um dem Schmerz zu begegnen bzw. um mit ihm umzugehen.

Information zum Thema Schmerz

- Was ist eine Wehe? Trennungsschmerz, Abschiedsschmerz vom Kind in der Gebärmutter.
- Den Geburtsschmerz als „normal" akzeptieren.
- Die zeitliche Begrenzung jeder einzelnen Wehe und der Geburt als Ganzes in Erinnerung rufen.

Konkrete Handlungsanweisung in der Begegnung mit dem Schmerz.

- Sich auf etwas Angenehmes konzentrieren: Traumbilder, Visualisierungen.
- Sich mit Angenehmem ablenken: mit Musik, Düften, Entspannungsbad, körperlicher Nähe zum Partner, die Atemzüge während einer Wehe zählen.
- Erlerntes Ausprobieren: Erlernte Atemmuster (wenn der individuelle Atemrhythmus ins Stocken gerät), schmerzerleichternde Massagen usw.
- Sich auf die eigenen Körperbedürfnisse einlassen, d. h. verschiedene Positionen einnehmen; Hilfsmittel, wie Lagerungskissen, Petziball, Seil usw. in Anspruch nehmen.
- Den Schmerz verbal ausrücken: Stöhnen, Seufzen, Schreien.
- Sich dem Schmerz überlassen und in Bewegung ausdrücken, z. B. Umherlaufen, Beckenkreisen und Verhaltensweisen finden, die entspannend wirken.

Des Weiteren kann man die Frau auf die **Mithilfe ihres Partners** hinweisen.

- Er ist bei der Geburt dabei, um Liebe und Zuwendung zu geben.
- Er kann Unterstützung in den verschiedenen Positionen und Haltungen geben.
- Er kann massieren und mit Waschlappen, Getränken, Eiswürfeln usw. zum körperlichen Wohlbefinden der Gebärenden beitragen.

15 Geburtsvorbereitungskonzepte (Beispiele)

Geburtsvorbereitungskurse sollten **mindestens 8 Abenden mit jeweils 1 1/2 bis 2 Stunden** umfassen, an denen nicht mehr als 7–8 Paare teilnehmen, damit direkte Gespräche und persönliche Beziehungen entstehen können. Jede Sitzung sollte eine Einheit darstellen und nicht in einen theoretischen und einen praktischen Teil aufgegliedert werden.

Die Kurse sollten aufbauend gestaltet sein, in dem Sinne, dass die TeilnehmerInnen an jedem Gruppenabend ein bisschen mehr lernen und nicht bereits in der 3. oder 4. Stunde das Gefühl haben, alles schon einmal gehört zu haben. Die TeilnehmerInnen sollten jederzeit Fragen stellen können, es sollten offene Gespräche möglich sein.

Die Paare sollten Körperwahrnehmungs-, Atem- und Entspannungsübungen lernen, deren Bedeutung für die Geburt genau erklärt wird. Für die einzelnen Geburtsphasen sollten verschiedene Arten, Ebenen und Rhythmen gelernt werden. Desweiteren vielfältigste Positionen für das Veratmen der Wehen und zum Gebärendes Kindes.

Aus den Zielen der geburtsvorbereitenden Arbeit mit werdenden Eltern können leicht die theoretischen und praktischen Inhalte für die Kurstätigkeit abgeleitet werden. Diese zehn übergeordneten Ziele können als **Leitmotive** für die praktische Durchführung der Kurse dienen.

1. die Begleitung der Schwangerschaft
2. Angstreduktion durch Information
3. Stärkung des Selbstvertrauens
4. Kompetenzvermittlung durch Informationen und Körperübungen
5. Förderung der Körperselbstwahrnehmung
6. Positives Geburtserlebnis
7. Förderung der Kooperationsbereitschaft und -fähigkeit
8. Sensibilisierung der Eltern für die kindlichen Bedürfnisse vor und nach der Geburt
9. Vorbereitung des Paares auf die Elternschaft
10. Der Kurs als Kontaktmöglichkeit und Unterstützungsgruppe für Menschen in einem ähnlichen Lebensabschnitt

15.1 Der erste Abend

Die Kursleiterin sollte den Kurs so schnell wie möglich an die TeilnehmerInnen „übergeben". Je länger sie am Anfang spricht, desto schwieriger wird es, die TeilnehmerInnen dazu zu bewegen, selbst etwas zu erzählen. Nach einer kurzen Begrüßung können Sie mit Gymnastik oder Yoga anfangen, insbesondere mit Paarübungen und anschließend mit dem Vorstellen der TeilnehmerInnen.

Vorstellungsrunde:

Es ist schön, wenn die **Kursleiterin** bei der Vorstellungsrunde beginnt und auch die Runde wieder abschließt. Ein möglicher Beginn ist ein „Referentenporträt": Die Kursleiterin kann sich nicht nur mit Namen, Titel und Berufsqualifikation vorstellen, sondern – wenn sie es mag – auch als private Person, d. h. Familienstand, Alter ihrer Kinder, eigene Erinnerung an die Geburt, Motivation für ihre Tätigkeit als Hebamme und anders mehr.

Die Vorstellungsrunde für die **TeilnehmerInnen** kann anhand von Fragen erfolgen oder auch mit „Kennenlernspielen", z. B. im Raum umhergehen und mit dem Gegenüber sprechen. Dabei können die werdenden Eltern sich gegenseitig mit ihrem Geburtstermin vorstellen, berichten wie die Schwangerschaft bislang verlaufen ist und was sie sonst noch mitteilen möchten.

Die Paare können sich auch gegenseitig interviewen: zwei Paare stellen sich gegenseitig vor und schreiben anschließend auf, welche

Erwartungen und Wünsche sie an den Kurs haben und vieles andere mehr.

Diese „Eisbrecher" dienen dem Kennenlernen untereinander und können an jedem Kursabend eingesetzt werden. Je besser die TeilnehmerInnen sich kennenlernen, desto größer ist die Chance, dass sie auch außerhalb des Kurses Kontakt halten und sich gegenseitig unterstützen können. Und dies ist schließlich eines der Hauptziele eines Geburtsvorbereitungskurses.

Die Unterhaltung zu Beginn einer Sitzung können auch Blitzlichter sein oder ein Brainstorming zu bestimmten Inhalten oder Stichworten. Rituale helfen den TeilnehmerInnen sich zu entspannen, was wiederum eine Voraussetzung für eine rege Teilnahme an späteren Diskussionen und Aktivitäten ist.

15.2 Geburtsvorbereitung für Paare

Aufteilung: 8 × 1 3/4 Stunden

1. Abend:
Thema Kennenlernen

Begrüßung und Kennenlernen der KursteilnehmerInnen: 10 Min.

- Austausch der Namen, Wohnorte, errechneter Termin für die Geburt.
- Klären der Anrede: Du oder Sie mit Vor- oder Nachnamen.

Gymnastik für Schwangere: 20–30 Min.

- Entstauungsübungen zur Stoffwechselanregung
- Übungen für den Schultergürtel
- Übungen für den Beckengürtel
- Beckenübungen zu zweit
- Venuskriya 1
- Igelballmassage als Abschluss

Vorstellungsrunde: 35–40 Min.

- Die Paare erzählen, was die anderen TeilnehmerInnen privat von ihnen wissen sollen (Namen, Wohnort, Alter, Beruf, das wievielte Kind, ...)
- Geburtstermin
- Weiß das Paar bereits, in welcher Klinik sie entbinden wollen? (Weitergabe der Termine, in denen in den Kliniken Informationsabende, Kreißsaalführungen, Zeigen von Geburtsfilmen, Hebammensprechstunde, präpartale Akkupunktur usw. stattfinden
- Wer macht die Vorsorgeuntersuchungen?
- Welche Hebamme übernimmt die Wochenbettbetreuung?
- Wie wird das Wochenbett organisiert? (Stationäre oder ambulante Geburt, Haushaltshilfe, hat der Partner Urlaub/unbezahlten Urlaub?, welche Hilfen sind organisiert, Großeltern, Freunde?)
- Wie möchten Sie Ihr Kind ernähren? (Wie viel Zeit brauchen wir im Kurs für Babypflege und Stillen?)
- Wissen die Männer bereits, ob sie zur Geburt mitgehen wollen oder kann der Kurs eine Entscheidungshilfe sein?
- Wie geht es den Frauen und Männern in dieser Schwangerschaft? (Männer und Frauen eventuell getrennt befragen)
- Welche aktuellen Fragen gibt es?

Progressive Muskelrelaxation nach Jakobsen zur Atemwahrnehmung: 15–20 Min.

Anschließend gemeinsamer Austausch, wenn noch Zeit ist.

Atem locken 15–20 Min.

2. Abend:
Thema Schwangerschaft

Atemmeditation als Einstieg in das Yoga: 5 Min.

Yogaset Nr. 1 und Paarübungen: 20 Min.

Thema: Schwangerschaft/Das Erleben der Schwangerschaft: 30 Min.

Neben dem Austausch von schwangerschaftsbedingten Veränderungen, Beschwerden und ggf. Erkrankungen können außerdem eventuell in getrennten Frauen- und Männergrupen über die Gefühle, Ängste, Veränderungen und Anforderungen gesprochen werden; Sexualität in der Schwangerschaft

Atemlocken für Männer und Frauen: 30 Min.

Einstieg in die Wehenatmung: 15 Min.

(Nur dann anbieten, wenn das Gespräch nicht zu viel Zeit in Anspruch genommen hat)

- Verlängerung der Atmung
- Vertiefung der Einatmung
- Zählen der Atemzüge

Abschluss: Venuskriya: 5 Min. Das Paar sitzt dabei Rücken an Rücken

3. Abend:
Thema: Das ungeborene Kind

Gymnastik für Schwangere: 15 Min.

- Stoffwechselübungen,
- Übungen zur Ischiasprophylaxe
- Hüftstabilisation als Paarübung

Ertasten der Atemräume: 10 Min.

Wiederholung des Atemlockens bei der Frau: 10 Min.

Einstieg in die Wehenatmung: 10 Min.

Thema: Das Baby: 45 Min.

Bildbetrachtung: z. B. Fotos aus Nilsson, Lennart: Ein Kind entsteht, 1990 oder Geburtsatlas, Tafel Nr. 8 (Dickinson R.L. und Belski A.: Birth Atlas, Maternity Xenter Association, New York)

- Was macht und kann das Baby im Mutterleib?
- Was benötigt das Kind, nachdem es geboren wurde?
- Stillen, Tragen, Hautkontakt, kindgerechte Reize
- Anschaffungen
- Babypflege
- Das Wochenbett, Stillen, Verhütung

Als Abschluss: Leopoldsche Handgriffe: 15 Min.

Die Väter versuchen herauszufinden, wie das Baby im Bauch der Frau liegt und versuchen die Herztöne zu hören; entweder direkt mit dem Ohr auf dem Bauch der Frau, mit dem Hörrohr oder der inneren Papprolle einer Toilettenpapierrolle.

4. Abend:
Thema Geburtsbeginn

Gymnastik für Schwangere: 20 Min.

- im Kreis
- als Paarübung

Thema: Der Geburtsbeginn: 20 Min.

- Was sind Wehen?
- Geburtsbeginn
- Notfallsituationen in der Schwangerschaft
- Was nehme ich mit in die Klinik für die Frau, den Mann und das Baby?
- Der Geburtsort

Die Anatomie des weiblichen Beckens und des Beckenbodens: 10 Min.

Das Austasten des Beckens: 5 Min.

Informationen zur Dammvorbereitung und Brustvorbereitung: 10 Min.

Wiederholung der Wehenatmung: 10 Min.

Erste Wehensimulationsübungen: 10 Min.

Autogenes Training: 15 Min.

Sandstrand

Entspannendes Abklopfen zu zweit: 5 Min.

5. Abend:
Thema Eröffnungsperiode

Einstieg: Eine Traumreise: 15 Min.

„Eine Reise durch die Schwangerschaft" oder „eine Reise zum Kind"

Die weibliche Anatomie: 20–30 Min.

- Gebärmutter, Plazenta, Eihäute, Nabelschnur, Zervix, Muttermund, Blase, Darm etc.
- *Demonstrationsmaterial:* Geburtsatlas, Puppe, Plazenta, Becken, Filmausschnitte

Was passiert während der Eröffnungsperiode? 5 Min.

Der Wehenparcour: 30 Min.

Thema: Schmerz: 15 Min.

Geburtsschmerz, Schmerzbewältigung, Schmerzmittel

Aktive Entspannungsanleitung: 15 Min.

z. B. Berührungsentspannung oder progressive Muskelentspannung

6. Abend:
Thema Übergangsperiode

Gymnastik für Schwangere: 20–25 Min.

Zilgrei-Übungen allein und zu zweit, ein Venuskriya oder Meditation für starke Nerven

Was passiert während der Übergangsperiode? 15 Min.

Demonstrationsmaterial: Puppe/Becken

Auszüge aus dem Film: „Gebären & Geboren werden."

„Atemtechniken": 15 Min.

- Tönen
- Hecheln
- Kerzen auspusten
- Lokomotive, sch, sch, sch
- Lu-Mi-Na
- Pferdeatmung

Pathologische Geburtsverläufe: 15 Min.

Massageanleitungen: 30 Min.

- Massagen für die Michaelis-Raute
- Innenbeinmassage
- Gesichtsmassage für den Mann

7. Abend:
Thema Austreibungsperiode und die ersten Stunden nach der Geburt

Gymnastik für Schwangere: 15 Min.

- Übungen zur Dehnung des Beckenbodens,
- die Lebensnervstreckung
- Wehensimulationsübungen

Was passiert während der Austreibungsperiode? 20 Min.

Die Episiotomie: 20 Min.

Die Geburt der Plazenta: 20 Min.

Übungen zur Beckenbodenwahrnehmung: 15 Min.

Das praktische Üben der Gebärpositionen: 20 Min.

Massage- oder Entspannungsanleitungen: 15 Min.

Die ersten Stunden nach der Geburt: 20 Min.

- Apgar-Test
- U1
- Prophylaxen
- Erstes Anlegen
- Bedeutung des Kolostrums
- Bonding

An diesem Abend kann auch ein Geburtsfilm angeschaut werden. Ich würde dies stets als „freiwilliges" Angebot sehen und den Film außerhalb der eigentlichen offiziellen Kurszeit zeigen.

8. Abend:
Thema Die Zeit nach der Geburt

Das Wiederholen der Atmung für die Geburt: 15 Min.

„Generalprobe"

Das Wiederholen des „Herausschieben" des Babys: 5 Min.

Aktuelle Fragen: 15 Min.

Die Vorbereitung auf die Elternschaft: 30–45 Min.

- Das Wochenbett, Stillen, Verhütung
- Neue Zeitverteilung
- Neue Rollen
- Fragen an die werdenden Eltern
- Tabellen zum Ausfüllen
- Bilder malen
- Brief an den Partner/die Partnerin

Massage oder Entspannungsanleitung oder **das Visualisieren der Geburt** v.a.m.: 15 Min.

Abschlussgespräch: 15 Min.

15.3 Der Paarkurs mit 2 Frauenabenden

Auch in einem Paarkurs ist es möglich, 1–2 Abende **ohne Männer** zu gestalten, beispielsweise zum Thema:

- Beckenboden
- Weiblichkeit
- Veränderungen in der Schwangerschaft
- Sorgen und Ängste
- Pressen üben mit der eigenen Hand am Beckenboden.

Beispiel:

1. Paarabend	• Kennenlernen
2. Paarabend	• Geburtsbeginn und Wehenatmung
3. Frauenabend	• Schwangerschaft • Beckenboden • Ängste, ambivalente Gefühle • Eine sich verändernde Partnerschaft • Sexualität in der Schwangerschaft
4. Paarabend	• Wehenatmung • Geburtsbeginn • Wehenparcour
5. Paarabend	• Geburtsverlauf • Atemtechniken
6. Frauenabend	• Beckenboden • Das Herausschieben des Kindes • Vorbereitung auf das Stillen • Thema: Mutter werden
7. Paarabend	• Gebärpositionen/ eventuell Geburtsfilm • Das Leben mit einem Neugeborenen
8. Paarabend	• Generalprobe" • Eltern werden

15.4 Geburtsvorbereitung für Frauen mit Partnerabenden – 7 × 2 Stunden

Beispiel:

1. Frauenabend	• Kennenlernen • Schwangerschaft
2. Frauenabend	• Yoga und Atmung • Das Baby
3. Frauenabend	• Wehenatmung • Geburtsbeginn
4. Paarabend	• Das Kennenlernen der Männer • Thema: Geburtsablauf • Wehenatmung • Wehenparcour • Berührungsentspannung
5. Paarabend	• Gebärpositionen • Geburtserleichternde Massagen • Thema: Leben mit einem Neugeborenen/Eltern werden • Stillen – Sexualität – Verhütung
6. Frauenabend	• Yoga/Zilgrei-Übungen • Wehensimulationsübungen

- Schmerz/Schmerzbewältigung
- Pathologie
- Atmung und Entspannung

7. Frauenabend
- „Generalprobe Geburt"
- Thema: Das Wochenbett
- Das Stillen

15.5 Geburtsvorbereitung für Frauen, die schon Kinder haben

Diese Kurse richten sich an Frauen, die bereits Kinder geboren haben. Der Kursus findet in den Vormittagsstunden statt, wenn die älteren Geschwisterkinder im Kindergarten oder in der Schule sind.

Die Themen **dieser** Vormittage bestimmen die Frauen weitgehend selbst. Der Schwerpunkt liegt meistens bei den praktischen Inhalten eines Geburtsvorbereitungskurses und bei der Aufarbeitung vorangegangener Erfahrungen mit Schwangerschaft, Geburt und Stillzeit.

Oft rücken gerade diese **Themen** in den Vordergrund, die „beim letzten Mal nicht so gut geklappt haben", z. B.

- die Atmung
- das Herausschieben des Kindes
- das Stillen u.v.m.

Die Frauen haben das Bedürfnis, etwas für sich zu tun und diese aktuelle Schwangerschaft „nicht nur so nebenbei" zu erleben. Von daher mache ich viel Gymnastik und Yoga mit den Frauen, Atemwahrnehmung, Massagen und Entspannungsübungen. Des Weiteren dominiert der Erfahrungsaustausch zu Schwangerschaft, Geburt und Stillzeit. Viele Frauen kommen mit sehr konkreten Fragen und Wünschen in den Kurs, anhand derer ein grobes Planungsraster vorgenommen werden kann. Ein weiterer zentraler Aspekt ist die Integration des erwarteten Kindes in die bestehende Familie.

15.6 Geburtsvorbereitung für Paare, die schon Kinder haben

Dieses Kursangebot richtet sich an Eltern, die schon Kinder haben und motiviert sind, auch mit „diesem Kind" einen Geburtsvorbereitungskurs für Paare zu besuchen. Dieser Kurs ist verkürzt auf 4×2 oder $5 \times 1^{3}/_{4}$ Stunden in den späten Abendstunden. Die **häufigste Motivation** einen solchen Kurs zu besuchen ist „sich miteinander für diese Schwangerschaft Zeit zu nehmen, die im normalen Familienalltag droht unterzugehen". Das heißt, viele Paare wollen kuscheln, reden, Kontakt aufnehmen zu sich und ihrem noch ungeborenen Baby. Sie wollen ihre Gefühle und Bedenken äußern können, wie es sein wird, wenn noch ein Kind Zeit, Aufmerksamkeit, Versorgung, Zärtlichkeit, Raum und Geld fordern und der Partnerschaft abverlangen wird. Also stehen auch in diesem Kurstyp die **besonderen Bedürfnisse der werdenden Eltern** im Vordergrund:

- Viele Gymnastik- und Atemübungen biete ich ausschließlich als Paarübungen an.
- Berührungsentspannungen und Massagen.
- Aktive Kontaktaufnahme zum Ungeborenen.

Welche theoretischen Themen und Informationen angesprochen werden sollen, bestimmen ganz und gar die werdenden Eltern. Sie sind die ExpertInnen für ihre inhaltlichen Wünsche und konkreten Fragen.

Geburtsvorbereitung für Eltern, die ihr zweites oder ein weiteres Kind erwarten, sollte sich auf **sechs wichtige Bereiche** konzentrieren:

1. Bestehende eigene Erfahrungen mit Schwangerschaft, Geburt und die Zeit nach der Geburt.
2. Integration eines zweiten oder weiteren Kindes in die Familie.
3. Zeit und Aufmerksamkeit für diese Schwangerschaft.
4. Zeit und Aufmerksamkeit für die werdenden Eltern, für ihre Gefühle und Bedürfnisse.
5. Das Aufarbeiten von Defiziten, d. h. der Dinge, die bei der ersten Geburt, im ersten Wo-

chenbett oder im ersten Lebensjahr des Kindes nicht so gut geklappt haben.
6. Was ändert sich durch ein weiteres Kind hinsichtlich:
   – der Partnerschaft
   – der Geschwisterkinder
   – dem zeitlichen Tagesablauf des Familiengeschehens
   – der Arbeitsteilung
   – der finanziellen Situation der Familie
   – der eigenen Berufstätigkeit
   – der eigenen Lebensplanung usw.

Paararbeit in der Geburtsvorbereitung beinhaltet

- eine Sensibilisierung für die körperlichen Bedürfnisse von Mann und Frau,
- das Kennenlernen der jeweiligen Atemrhythmen,
- die Atemwahrnehmung,
- das Erlernen der spezifischen Wehenatmung,
- gemeinsame Übungen aus der Gymnastik, dem Yoga und den Zilgrei-Übungen,
- Partnermassagen,
- gemeinsame Wehensimulation,
- und die unterschiedlichen Rollen während der Wehenarbeit und bei den Gebärpositionen.

All dies sensibilisiert für die körperlichen Abläufe, für die Zustände von Anspannung und Entspannung und das Paar kann ausprobieren, ob es sich körperlich und emotional aufeinander einlassen kann. Viele der genannten Übungen verlangen von den werdenden Eltern viel gegenseitiges Vertrauen, den Wunsch sich einzulassen und eine gewisse Hingabefähigkeit.

Ich verteile die Kurszeit auf 5 × 1,5 Stunden und versuche eine **Zeiteinteilung** von 45 Minuten für praktische Übungen und 45 Minuten für Informationen und Gespräch einzuhalten.

- Ich beginne stets mit 20–30 Minuten Gymnastik, Yoga, Zilgrei und Atemwahrnehmung.
- Anschließend ist Zeit für Information und Gespräch
- Abschließend biete ich 20 Minuten Entspannung, autogenes Training, Visualisationsübungen, Massagen oder ähnliches an.

Die **Themen** Wochenbett, Stillen, Elternschaft, körperliche Veränderungen, individuelle Lebensplanung, Zufriedenheit als Mutter / Vater, Partnerschaft, Alltagsgestaltung, Umgang mit Krankheit und Gesundheit, Impfungen für das Kind etc. stehen sehr im Vordergrund.

Der **1. Kursabend** ist bei diesem Angebot besonders wichtig. Neben dem Kennenlernen der TeilnehmerInnen ist das Abfragen der Wünsche und Bedürfnisse entscheidend, um anschließend eine gemeinsame Kursgestaltung vornehmen zu können. Als Methode eignet sich besonders das „Arbeiten mit Textkarten" (s. S. 268).

15.7 Geburtsvorbereitung als Crashkurs am Wochenende

Geburtsvorbereitung als Crashkurs ist für alle Beteiligten sehr anstrengend. Er setzt hohe Anforderungen an das Konzentrationsvermögen, er verlangt eine besonders gute räumliche Ausstattung, damit die TeilnehmerInnen ihre Sitzpositionen häufig ändern können, sowie eine große methodische Vielfalt bei der Aufarbeitung der Informationen und theoretischen Themen.

Diese Kurse richten sich an Paare, die sich zu spät um einen Geburtsvorbereitungskurs bemüht haben, an Schichtarbeiter und Wochenendbeziehungen. Oft kommen auch Schwangere, die während der Schwangerschaft viel liegen mussten und nun erst „kurz vor Schluss" die Gelegenheit zu einem Geburtsvorbereitungskurs nutzen.

Die häufig anzutreffende **Motivation** der TeilnehmerInnen ist es, in sehr kurzer Zeit sehr viel Information und Wissen mitnehmen zu wollen, so dass zunächst weniger die TeilnehmerInnen-Interaktion im Vordergrund steht als die Zentrierung auf die Kursleiterin.

Der **Kursablauf** ähnelt dem Paarkurs, wobei auf großzügige Pausen und die ausreichende Versorgung mit Speisen und Getränke zu achten ist. Beispiel:

Freitag: 19:00–22:00 Uhr

Samstag: 10:00–13:00 Uhr
              14:30–17:30 Uhr

Sonntag: 10:00–13:00 Uhr
              14:30–16:30 Uhr

oder an zwei aufeinander folgenden Wochenenden

Samstag: 10:00–13:00 Uhr
              14:30–16:00 Uhr

Sonntag: 10:00–13:00 Uhr
              14:30–16:00 Uhr

Samstag: 10:00–13:00 Uhr
              14:30–16:00 Uhr

Sonntag: 10:00–13:00 Uhr

Kursinhalte

1. **Gemeinsames Kennenlernen und Kursgestaltung**
   - Atemwahrnehmung
   - Atem locken
   - Zilgrei-Übungen zu zweit
   - Venuskriya Nr. 1
   - Wie liegt das Kind?
   - Herztöne hören

2. **Erinnern und Visualisieren der Schwangerschaft**
   - Wehenatmung
   - Wehensimulation
   - Wehenparcour
   - geburtserleichternde Massagen

3. **Thema Geburt**
   - Paaryoga
   - „Atemtechniken"
   - Thema: Geburtsort
   - Planung und Gestaltung des Wochenbetts Geschwisterkinder
   - Das Herausschieben des Kindes

4. **Die Zeit nach der Geburt**
   - Stillen
   - Prophylaxen nach der Geburt
   - Impfungen im 1. Lebensjahr
   - Allergieprophylaxe
   - Partnerschaft und Familie

16 Didaktische Hilfsmittel

Brainstorming

Zu einer bestimmten thematischen Fragestellung werden die Antworten gesammelt. Beispiel: Frage an die KursteilnehmerInnen: Wissen Sie, was Ihr Kind zu dem jetzigen Entwicklungszeitpunkt bereits kann? Die Liste kann dann beispielsweise folgende Punkte enthalten: Treten, Schluckauf, Purzelbaum, Saugen, Nuckeln, Hören, Sehen, bei lautem Geräusch aufschrecken, Schlafen, Wachen, Mutterglück, Vaterfreuden usw.

Es können auch Assoziationen aufgeschrieben oder mitgeteilt werden, die den TeilnehmerInnen zu bestimmten Worten einfallen, z. B. zu Schmerz, Geburt, Kreißsaal, Baby, Stillen, Mutterglück, Vaterfreuden usw.

Blitzlichter

Ein Blitzlicht ist themenzentriert, es dient zum Erheben von Stimmungen oder zum Feststellen der Motivation in der Gruppe. Ein Blitzlicht umfasst 1–3 Sätze und jedes Gruppenmitglied sollte sich zu der gegebenen Fragestellung äußern. Dies kann aber auch bedeuten: „ich will im Moment nichts sagen".

Ein Blitzlicht bietet sich z. B. nach der Behandlung von Themen, nach Übungen oder auch als Einstieg in eine umfangreichere Thematik an.

- Wie geht es Ihnen heute?
- Wozu haben Sie heute Lust?
- Was war in der letzten Woche?
- Was würde Ihnen jetzt guttun?

Listen erstellen

Hier geht es um die schriftliche Beantwortung von Fragen, die die Kursleiterin einbringt. Dies können Fragen an das Paar sein, aber auch an Männer und Frauen getrennt, z. B. über die positiven und negativen Auswirkung der Schwangerschaft, was sind gute Eltern?, wer hilft uns im Wochenbett? usw.

„Das eigene Leid klagen"

Um sich gegenseitig „Leid zu klagen", setzten sich jeweils zwei Frauen und zwei Männer gegenüber und beginnen mit Klagen und Beschwerden. Alle reden zur gleichen Zeit, da es wichtiger ist, diese Klagen auszusprechen, sie herauszulassen, als gehört zu werden. Oft geht es auch darum, dass die TeilnehmerInnen hinterher über sich und das Gesagte lachen können und einige der beklagenswerten Dinge so ihre Bedeutung verlieren. Einige der Klagen, die sich emotional nicht aufgelöst haben, können im weiteren Kursverlauf besprochen werden. 1–2 Minuten lang reden bzw. klagen alle KursteilnehmerInnen gleichzeitig.

Das Arbeiten mit Bildern

Bilder selber malen: Jedes Paar bekommt Malkarton und bunte Stifte. Nun soll es einen Ort malen, an dem sich das Paar besonders wohl fühlt, gerne kuschelt, gute Erinnerungen hat oder ähnliches. Wenn das Bild fertig ist, wird es weitergereicht an ein anderes Paar und dieses sollen irgendwo in das Bild ein Baby malen und das Bild zurückgeben.

- Welche Gefühle kommen auf?
- Passt das Baby hinein?
- Stört es?

usw.

Das Arbeiten mit Symbolbildern

Dies ist ein Mittel, um herauszufinden, wie die momentane Situation oder Stimmung der KursteilnehmerInnen aussieht. Symbolbilder können Fotos sein von bestimmten Landschaften, spielende Kinder, eine stillende Mutter, Vögel in einem Nest, streitende Menschen, ein Vater oder eine Mutter, die einen Kinderwagen schieben usw.

Stille Reflexion

Die stille Reflexion dient zum persönlichen Nachdenken und zum Sammeln eigener Gedanken. Dazu können Zettel und Stifte verteilt werden, damit sich die TeilnehmerInnen zu einem bestimmten Thema oder bestimmten Begriffen assoziative Notizen machen können.

Die Arbeit mit Textkarten

Jede KursteilnehmerIn bekommt eine Karteikarte, auf der sie z. B. zum Thema Stillen ihre persönlichen Assoziationen oder Fragen aufschreibt. Die Textkarten können dann auf einer Wandtafel oder in der Mitte des Raumes auf dem Fußboden gesammelt werden, so dass die Kursleiterin das Thema Stillen anhand dieser Fragestellungen abhandeln kann.

Das strukturierte Paargespräch

Auch hier kann man wieder Gesprächskärtchen einführen oder den „kontrollierten Dialog": Zuerst spricht ein Partner ca. 2–3 Minuten lang, der andere hört zu. Danach Wiederholung in gewechselten Rollen.

Die „Überraschungskiste"

Eine so genannte „Überraschungskiste", gefüllt mit den unterschiedlichsten Gegenständen, kann als Gesprächsanregung für die unterschiedlichsten Themen genutzt werden. z. B. zum Thema Zeitfaktor nach der Geburt, das Liebesleben der Eltern nach der Geburt, Arbeitsteilung usw.

Ideen für die „Überraschungskiste":

- Stoffwindeln
- Wegwerfwindeln
- Schnuller
- Babyphone
- Eine alte Pillenpackung
- Tube mit Diaphragmagel
- Kondom
- Stilleinlagen
- Ein Gläschen Babynahrung
- Brustwarzenschild
- Milchauffangschälchen
- Ein Brustwarzenpflegestift
- Massageball
- Theaterprogramm
- Kinoprogramm
- Eine Gleitcreme
- Babyspielzeug

(nach M. Nolan 2001)

Getrennte Männer- und Frauengruppen zum Erarbeiten geschlechtsspezifischer Fragestellungen

Diese Trennungen sollten niemals zu lang dauern, maximal 10 Minuten, da wir in der Geburtsvorbereitung anerkennen wollen, dass das Paar gemeinsam kommt, um sich miteinander zu informieren und körperlich vorzubereiten auf die noch verbliebene Zeit der Schwangerschaft, die Bewältigung der Geburt und die Anpassungsprozesse für ein Leben mit Kind.

Kurzzeitmesser

Eine große Hilfe bei Ihrer Kursplanung kann es sein, für die Anleitung der gymnastischen Übungen und auch für die Wehenatmung einen Kurzzeitmesser (elektronische Eieruhr) zu verwenden. Dieses „kleine Ding" kann Ihnen die Ruhe und Geduld verleihen, eine Übung 2–

3 Minuten durchführen zu lassen, so dass sie auch gezielt wirken kann. Desweiteren macht sie bei der Anleitung der Wehenatmung das lästige „zur Uhr schauen" überflüssig. Dadurch, dass Sie sich keine Gedanken über die „richtige Zeit" mehr machen müssen, haben Sie außerdem die Gelegenheit, bei den Übungen mitzuturnen, zu korrigieren, genau zu beobachten und einzelne Hilfestellungen zu geben.

Vorlesetexte

Um die zeitliche Dimension einer Geburt zu verdeutlichen, eignet sich z. B. ein Text von Michael Ende aus dem Buch „Momo", in dem es um Beppo, den Straßenfeger geht, z. B. S. 36 und S. 37.

Geburtsfilme

Ein Film sollte immer gut eingeführt werden, d. h. man sollte kurz die Inhalte vorstellen und den werdenden Eltern es freistellen, ob sie einen Geburtsfilm sehen möchten oder nicht. Die Kursleiterin sollte den Geburtsfilm sehr gut kennen, um zu entscheiden, ob sie eventuell nur bestimmte Abschnitte zeigen möchte. Die Kursleiterin muss den Geburtsfilm jederzeit stoppen können, um Fragen beantworten zu können und um Unklarheiten auszuräumen, eventuell auch um auf aktuell ausgelöste Ängste und Bedenken einzugehen.

Ich selbst habe viele Jahre dazu tendiert, keine Geburtsfilme zu zeigen, um Geburt nicht zu standardisieren oder zu normieren, nach dem Motto: „Aha, so geht Geburt und so muss ich mich verhalten." Seitdem im Fernsehen, vornehmlich in den Privatsendern, Serien laufen wie beispielsweise „Schnulleralarm", in denen Geburten in verschiedenen Kliniken sehr ungefiltert, ohne Erklärung, ohne das Aufzeigen medizinischer Hintergründe usw. dem Publikum dargeboten werden, finde ich es zunehmend wichtiger, einen guten Geburtsfilm mit den entsprechenden fachlichen Erklärungen zu zeigen.

Filmvorschläge

- Ambacher, Karin, **Gebären und geboren werden,** in Zusammenarbeit mit der Universitätsfrauenklinik Wien, ungekürzte wissenschaftliche Originalfassung, ISBN 3-7945-4100-4
- Murnberger, Wolfgang, Schärf, Maria, **Kinder kriegen – Die sanfte Alternative.** Geburtshaus Nußdorf, Heiligenstädterstr. 217, A-1190 Wien

Ein Verzeichnis von Filmen zur Geburt und dem Leben mit Kleinkindern, können Sie bestellen bei:

Sekretariat der geburtshilflichen Abteilung des Vinzenz-Pallotti-Hospitals
Bensberg
Tel.: 02204/413 00

Gesellschaft für Geburtsvorbereitung
Dellestr. 5
42607 Düsseldorf
Tel.: 0211/25 26 07
E-mail: gfg@gfg-bv.de

Musikauswahl

Bewegungsmusik

Flotte Rhythmen:

- OLATUNJI!, Drums of passion, Columbia
- Fit for Fun, BMG
- Brigitte Wellness, Power und Energie, Sony Music Entertainment
- KHALED, Sahra
- Gloria Estefan, Mi Tierra
- Feet in the soil, Tribe Rhythm
- Bravo Hits, z. B. Jahressampler, Sony Music Entertainment

Ruhige Rhythmen:

- Eric Clapton, Unplugged, Warner Music Manufacturing Europe
- The best of Chris Rea, A Time Warner Company
- Diana Krall, The Look of Love, The Verve Music Group
- Du kleines großes Wunder, Polydor

- Paint the sky with stars, The best of Enya, Warner Music
- Sade, Diamond Life, Epic, CBS Records
- Oliver Shanti, Well Balanced, Sattva Music
- Out of Africa, Music from the Motion Picture Soundtrack, MCA Records
- Pro Arte Orchestra, Kurt Redel, Bach essentials, Die schönsten Bach-Melodien, Erato
- Leichte Klassik, Wolfgang Amadeus Mozart, Philips Classics Productions

Entspannungsmusik

- Brigitte Wellness, Schön entspannt 1, Sony Music Entertainment
- Brigitte Wellness, Schön entspannt 2, Sony Music Entertainment
- Gomer Edwin Evans, Feng Shui, Neptun
- Gomer Edwin Evans, Mutter und Kind, Neptun
- Gomer Edwin Evans, The Best of, Neptun
- Sacred Spa Music Series, Quiet Days, Real Music
- Shastro & Nadama, Reiki Offering, Malimba Records
- AJAD, Reiki Music Vol. 2, High tide Sri
- Kevin Kern, in my life, Real Music

- Georg Winston, Piano Solos, December, Windham Hill Records
- Michael Ramjoué, Water Visions, mentalis Verlag GmbH
- Amadeus Elvira Madigan, Mozart Love Themes, Music as featured in Out Of Africa, RCA Cooperation
- Oliver Shanti, Tai Chi, Sattva Music
- Oliver Shanti, Walking on the sun, Sattva Music

Yogamusik

- Har Anand, Prosperity, Sat Nam Versand, Dieselstrasse 42, 63071 Offenbach, Tel.: 069/43 44 19, Telefax: 069/43 85 71, E-Mail: info@satnam.de
- Singh Kaur, loves & devotion, Yoga-Verlag GmbH, Oberwies 46, 87439 Kempten/Mariaberg, www.yoga-shop.de
- Lieder für Frieden in dieser Welt, Blessed am I, Buchhandlung Lesen und Leben, In der Habichtswaldklinik, Wigandstr. 1, 34131 Kassel Tel.: 0561/31 54 20
- Mantren für die Einheit aller Religionen, Open to me,

17 Die Rolle der Kursleiterin

17.1 Reflexion über die eigene Funktion

Als Kursleiterin sind Sie stets mit Ihrer ganzen Person gefordert. Dies betrifft **Ihr eigenes Frau-sein**, ggf. Ihr eigenes Muttersein, Ihre Einstellung zur Frauenrolle und Ihr Selbstbewusstsein als Frau. Letzteres insbesondere in Bezug auf die männlichen Teilnehmer, aber auch als Identifikationsfigur für die Frauen.

Sheila Kitzinger bespricht im Zusammenhang mit der Funktion der Kursleiterin das Phänomen der **positiven und negativen Übertragung** seitens der TeilnehmerInnen. Sie zeigt auf, dass Schwangerschaft und Geburt Krisensituationen sind, in denen die Frauen, die übermäßig stark von ihren Müttern abhängig sind, sich nach mütterlichem Rückhalt sehnen und Anlehnung suchen bei der Kursleiterin als mächtige, kluge und liebevolle Mutterfigur. Dass diese Rolle häufig von der Kursleiterin übernommen wird, liegt an dem tief verwurzelten Bedürfnis nach Macht und Liebe.

Des Weiteren kommt Ihre **Einstellung zur Geburt und Elternschaft** zur Geltung, Ihre Einstellung zu Sexualität und Körperlichkeit, die Werteinstellung zum eigenen Körper sowie Ihre Bewertung und Ihr Umgang mit menschlichen Unzulänglichkeiten, auch mit den eigenen!

Ihre Rolle als Kursleiterin beinhaltet viele verschiedene Funktionen, Aufgaben und Fähigkeiten. Sie sind in erster Linie die **Fachfrau für Geburtshilfe**, mit einem gesicherten Fachwissen und einem großen, vielfältigen Erfahrungswissen. Darüber hinaus sind Sie auch **Lehrerin**. Die KursteilnehmerInnen erwarten ein schlüssiges Konzept für Ihre Unterrichtstätigkeit, gewisse didaktische Fähigkeiten und Methoden zur Übermittlung Ihres Fachwissens und der vielfältigen Informationen über Schwangerschaft, Geburt und Elternschaft. Sie sind auch „Wegbereiterin", indem Sie das Paar begleiten und auf individuelle Bedürfnisse und Probleme eingehen, Gedanken und Gesprächsanregungen liefern und somit auf einem neuen Lebensabschnitt vorbereiten.

Als Kursleiterin sind Sie auch eine **Autoritätsperson**. Sie haben das Recht zu gestalten, zeitliche Vorgaben zu machen, zu instruieren, anzuleiten. Eine Autorität zu sein heißt, befähigt zu sein, berechtigt zu sein und qualifiziert zu sein. Außerdem sind Sie eine **Verantwortungsträgerin**. Sie sind verantwortlich für die Informationen, die Sie weitergeben sowie für die Wirkung der Übungen, die Sie anleiten.

> Mein Rat: Bringen Sie nur die Themen, Probleme, Übungen und Anregungen ein, mit denen Sie sich selbst sicher fühlen und ein gutes Gefühl haben. Dies gilt sowohl für die praktischen Übungen, als auch für die Gesprächsthemen.

Als Kursleiterin sollten Sie stets von dem überzeugt sein, was Sie weitergeben. Falls es innere Konflikte oder Ambivalenzen gibt, beispielsweise bei der Wahl des Geburtsortes oder bei anderen Themen, sollten Sie versuchen, Ihren inneren Konflikt darzulegen und dennoch eine große Bandbreite an Informationen weiterzugeben. Die Teilnehmer und Teilnehmerinnen treffen eigenständig eine Wahl und nehmen die Information an, die sie für sich gebrauchen können und richtig finden. Wichtig ist, dass die Kursleiterin nicht wertet und urteilt oder verurteilt, sondern die Kompetenz und Autorität der Teilnehmer und Teilnehmerinnen anerkennt.

> Sie sind nicht verantwortlich für die Probleme und Gefühle der KursteilnehmerInnen, für den Ausgang der individuell verlaufenden Geburten, für die Paarbeziehung der werdenden Eltern und für die Entscheidungen, die die Eltern treffen.

Hilfen für das Gelingen eines Geburtsvorbereitungskurses:

- Klären Sie als Kursleiterin die Ziele und Lernziele Ihres Kurses.
- Machen Sie diese Zielsetzung in der Ausschreibung des Kurses deutlich.
- Erarbeiten Sie ein inhaltliches Konzept und einen zeitlichen Rahmen.
- Für die praktische Durchführung bereiten Sie jede einzelne Unterrichtseinheit mit allen inhaltlichen Themen und Informationen und den dazugehörigen Körperübungen vor. Legen Sie für jeden Abend fest, welche didaktischen Hilfen und Methoden Sie einsetzen möchten. Treffen Sie eine Musikauswahl für die Übungen und entscheiden Sie, welches Demonstrationsmaterial für die Wissensvermittlung benötigt wird.
- Zu jeder Vorbereitung gehört auch eine Nachbereitung, nach dem Ablauf der Unterrichtseinheit: d. h. Wie ist es gelaufen? Was möchte ich beim nächsten Mal anders machen, besser machen? Stimmt der zeitliche Rahmen? Je genauer die Nachbereitung ist, um so besser wird Ihr Kurskonzept im nächsten Durchlauf sein.
- Klären Sie Ihren Sprachgebrauch hinsichtlich der Fachsprache und deren Übersetzung.
- Bringen Sie stets nur die Übungen und die Themen ein, mit denen Sie sich selbst sicher fühlen und mit denen Sie emotional und inhaltlich umgehen können.
- Leiten Sie stets zu den Übungen an, die Ihnen selbst vertraut sind und die Ihnen auch Spaß machen.
- Versuchen Sie entspannt in die Kurssituation zu gehen. Nehmen Sie sich etwas Zeit vor

Tab. 17.1

Als Kursleiterin sind wir verantwortlich für:	Als Kursleiterin sind wir nicht verantwortlich für:
- Unsere eigene Sprache, Ausdrucksweise und das, was wir zwischen den Zeilen sagen	- Die Gefühle der werdenden Eltern
- Unser eigenes Verhalten (Körpersprache, Körperbewusstsein, Annahme eigener körperlicher Unzulänglichkeiten)	- Die Entscheidungen der werdenden Eltern
- Unsere eigenen Gefühle (Probleme, Vorurteile, Sympathie, Antipathie)	- Die Paarbeziehung der werdenden Eltern
- Unseren Informations- und Wissensstand	- Den bevorstehenden Geburtsverlauf
- Unserem aktuellen Wissenstand	- Für das tatsächliche Verhalten des Paares unter der Geburt
- Ehrliche Informationen	
- Eigene Fortbildung	
- Eine angemessene Vorbereitung auf den Kurs	
- Zusagen einhalten	
- Vertretung organisieren	
- Die Frauen/Paare ernst nehmen	
- Sich immer wieder bewusst machen, dass das, was für Sie Routine ist, für die werdenden Eltern ein aufregendes und oft erstmaliges Geschehen ist.	

Kursbeginn, um eventuell selbst ein paar Übungen zu machen, den Raum zu lüften, eventuelle Kerzen- oder Blumenarrangements herzurichten, die passende Musik auszusuchen. Vielleicht möchten Sie sich noch einmal frisch machen oder noch einmal die TeilnehmerInnenliste durchgehen und versuchen, sich genau an die Frauen und Männer zu erinnern, die Namen noch einmal zu lernen, um eine persönliche Ansprache zu ermöglichen. Oder Sie trinken in einem netten Café noch einen Cappucchino, um einen „Bruch zu machen", zwischen Ihrer häuslichen Situation oder der Arbeitssituation, die Sie gerade hinter sich lassen möchten.

Niemand ist perfekt

> „Möchtest du eine bestimmte Sache in deinem Leben lernen, so suche dir einen Lehrmeister. Möchtest du eine Sache in deinem Leben perfektionieren, so unterrichte sie."
> Yogi Bajhan

Gerade beim Unterrichten fallen die eigenen Defizite sehr genau auf. Wenn Sie nun ein bestehendes Geburtsvorbereitungskonzept haben, mit dem Sie eigentlich auch ganz zufrieden sind, sollten Sie dabei bleiben und genau herausfinden, wo die eigenen Unzulänglichkeiten, Unzufriedenheiten, „doofen Gefühle" und die Dinge stecken, über die Sie sich immer wieder ärgern. Dies kann sein: „Ich rede zu schnell", „Ich hetzte", „Ich lasse den TeilnehmerInnen zu wenig Zeit für die Übungen", „Ich rede zuviel", „Ich habe keine Lust auf die Entspannungsübungen, weil ich selber nicht entspannen kann", „Ich schaffe es nicht, andere Meinungen stehen zu lassen", „Ich will immer wieder überzeugen" usw.

Wenn Sie erkannt haben, wo sich Ihre persönlichen Defizite liegen, ist es gut, diese Dinge anzugehen. Oftmals brauchen Sie gar keine großen professionellen Weiterbildungen sein, sondern Bildungsangebote oder Kursangebote in Ihrer direkten Umgebung. Bei Schwierigkeiten beim Anleiten von praktischen Übungen ist es z. B. sehr lohnenswert, selbst einmal einen Gymnastikkurs oder einen Yogakurs oder einen Kurs über bestimmte Entspannungstechniken mitzumachen. Dies kann man häufig im Sportverein, in einer Yogaschule, in einer Volkshochschule oder in einer Familienbildungsstätte. Auch gibt es fast an jeder Volkshochschule Kommunikationskurse, Kurse in darstellendem Spiel oder Weiterbildungsangebote für KursleiterInnen unter dem Thema „Leiten lernen".

Bei Problemen mit unserem eigenen Frausein und unserem Selbstverständnis und Selbstvertrauen, unserer eigenen Körperlichkeit und Sexualität sollten wir auch diese angehen. Selbstbehauptungskurse und Selbsterfahrungsgruppen für Frauen gibt es in fast jeder Bildungseinrichtung sowie in vielen Frauengesundheitszentren oder Frauenbildungszentren.

Wenn Schwierigkeiten auftauchen, sollten wir also niemals unsere gesamte Kurstätigkeit oder Fähigkeiten als Kursleiterin in ihrer Gesamtheit anzweifeln, sondern an den Defiziten arbeiten, die uns auffallen und die unsere eigene persönliche Entwicklung voran bringen können.

17.2 Reflexion der eigenen Arbeit

Dieser Fragenkatalog, den die Kursleiterin nach Ablauf einer Kursstunde bzw. eines gesamten Kurses für sich selbst beantwortet, kann anschließend zur Verbesserung ihrer Kursgestaltung beitragen.

1. **Wie war die Atmosphäre des Kurses? Waren die Eltern:**

   ☐ interessiert
   ☐ gelangweilt
   ☐ gesprächig
   ☐ ruhig
   ☐ freundlich
   ☐ ablehnend
   ☐ verwirrt
   ☐ unruhig
   ☐ ängstlich
   ☐ engagiert?

2. **Wie war das Tempo des Kurses? War es:**

   ☐ langsam
   ☐ zäh
   ☐ lebhaft
   ☐ schnell
   ☐ gehetzt
   ☐ anregend
   ☐ von Wiederholungen gepägt?

3. **Von welchen Unterrichtsmethoden haben die TeilnehmerInnen profitiert?**

   ☐ Vortrag
   ☐ Diskussion
   ☐ Demonstrationen
   ☐ Kleingruppenarbeit
   ☐ Praktische Übungen
   ☐ Paararbeit
   ☐ Brainstorming
   ☐ Blitzlichter
   ☐ Überraschungskiste
   ☐ Fragebögen?

4. **War ich gut auf den Kurs vorbereitet?**

   ☐ Gar nicht
   ☐ Unzureichend
   ☐ Ausreichend
   ☐ Gut
   ☐ Sehr Gut

5. **Welche Visuellen Hilfsmittel habe ich eingesetzt?**

   ☐ Wurde dadurch das Thema verständlicher?
   ☐ Wie haben die TeilnehmerInnen auf visuelle Hilfsmittel reagiert?

6. **Wie sind die räumlichen Bedingungen für den Kurs?**

   ☐ Beleuchtung
   ☐ Heizung
   ☐ Raumausstattung
   ☐ Sitzgelegenheiten
   ☐ Sauberkeit
   ☐ Toiletten
   ☐ Erfrischungen

7. **Wie waren die zeitlichen Bedingungen des Kurses?**

   ☐ Anfangszeit
   ☐ Dauer der Kurseinheit
   ☐ Passt die Kurszeit in den Alltag der Kursleiterin?

8. **Verbesserungsvorschläge für meinen nächsten Geburtsvorbereitungskurs:**

   _____

   _____

   _____

   _____

17.3 Der Umgang mit schwierigen TeilnehmerInnen

Unabhängig davon, wie erfahren eine Kursleiterin bereits ist, kann es immer wieder schwierig für Sie sein, mit bestimmten Menschen umzugehen. Dazu zählen TeilnehmerInnen, die:

- jede Diskussion dominieren,
- nichts sagen,
- anderen TeilnehmerInnen Angst machen, indem Sie immer wieder von ihren schlechten Erfahrungen berichten,
- alles untergraben, was die Kursleiterin sagt,
- zu Schwangerschaft und Geburt sehr negativ eingestellt sind,
- alles als sehr schnell belastend empfinden,
- mit ihrem verbalen und nonverbalen Verhalten extreme Besorgnis signalisieren,
- deutlich zeigen, dass sie an dem Kurs eigentlich nicht teilnehmen möchten,
- nicht an den praktischen Übungen teilnehmen möchten,
- den Gruppen-Clown spielen,
- sehr erfahren sind und sich zur „Co-Leiterin" machen,
- aus einem geburtshilflichen oder allgemeinmedizinischen Bereich kommen.

> Für den Umgang mit diesen TeilnehmerInnen gibt es keine Patentrezepte. Eine wichtige Voraussetzung ist jedoch, zu vermeiden, dass diese TeilnehmerInnen als „schwierig" abgestempelt werden und sie zu marginalisieren oder durch Nichtbeachtung zu strafen.

Menschen, die beispielsweise überdurchschnittlich viel reden

Sie sind es möglicherweise nicht gewohnt, dass man ihnen zuhört und sie sind selbst oft nicht in der Lage zuzuhören.

Methodische Ratschläge:

Sie können z. B.

1. der betreffenden TeilnehmerIn, die von ihr geforderte Aufmerksamkeit außerhalb des Kurses geben, ihr also anbieten, über ihre Ängste, Besorgnisse oder die von ihr angesprochenen Themen nochmal an einem Beratungstermin oder Hausbesuch zu erörtern.
2. in Gruppenprozessen die Redezeit begrenzen.
3. mit einem Zauberstab arbeiten, d. h., die Regel aufstellen, dass immer nur der oder diejenige sprechen soll, die den Zauberstab in der Hand hält.
4. andere Kursteilnehmer namentlich ansprechen und sie auffordern, etwas zu der Diskussion beizutragen.
5. Blitzlichter und Brainstormings beschränken nicht nur die Redezeit, sondern fordern jedes Gruppenmitglied zu einem kurzen Redebeitrag auf.
6. Die Redezeit ganz direkt begrenzen. „Sie haben Ihre Meinung zu diesem Thema dargestellt, Susanne, nun möchte Sabine noch etwas dazu sagen."

TeilnehmerInnen, die sehr wenig reden

Der Umgang mit TeilnehmerInnen die *sehr* wenig sagen, ist fast noch schwieriger, da ihre Bedürfnisse, Wünsche und ihre Einstellung zum Kurs nicht deutlich werden. Diejenigen, die in einem Kurs sehr still sind, können zum einen Angst haben oder sie stehen der Schwangerschaft, der Geburt und dem Elternsein sehr ambivalent gegenüber. Es kann aber ebenso eine starke Überbewertung der Schwangerschaft stattfinden, beispielsweise bei Frauen, die sehr lange versucht haben schwanger zu werden, die wiederholt Fehlgeburten oder auch Totgeburten erlebt haben. „Viele dieser Frauen haben das Bedürfnis, ihre Schwangerschaft kontinuierlich zu überwachen. Sie haben das Gefühl, dass sie durch die ständige Kontrolle das Kind am Leben erhalten können und dass nur ein kurzer Augenblick der Unaufmerksamkeit zum verschwinden des Kindes führt..." (Raphael-Leff, 1993, zitiert nach Nolan, Mary, 2001)

Weitere Gründe können sein, sexueller Missbrauch, psychischer oder extremer physischer Stress. Auch Frauen die aus religiösen, kulturellen oder familiären Gründen unter Druck stehen, einen Jungen zur Welt bringen zu müssen, tendieren dazu besonders ängstlich zu sein.

Auch bei sehr ängstlichen Frauen kann es von großem Nutzen sein, ihr einen persönlichen Gesprächstermin oder Hausbesuch anzubieten, insbesondere dann, wenn die Ängstlichkeit auch zu einer Überbewertung der schwangerschaftsspezifischen Veränderungen und Beschwerden geführt hat. Für TeilnehmerInnen, die recht zurückhaltend sind, kann die Arbeit in kleinen Gruppen von Vorteil sein.

TeilnehmerInnen, die dem Kurs ablehnend gegenüberstehen

Diese haben verschiedene Strategien, sich in den Kurs einzubringen. Die eine Gruppe macht das Beste aus der Situation, ist zurückhaltend, etwas mürrisch, warten ab, was der Kurs noch bringen wird. Eine andere Möglichkeit ist es, sich komplett zu verweigern und weder an den Diskussionen noch an den praktischen Übungen teilzunehmen oder den Kurs sogar absichtlich zu stören. Eine andere Strategie besteht darin, die eigene Unbehaglichkeit und Unsicherheit dadurch zu verbergen, indem man aus allem was gesagt wird, einen Witz macht und sie jede Möglichkeit nutzt, vom Thema abzulenken.

Bei diesen extremen Verhaltensweisen sind Sie als Kursleiterin aufgefordert, mit der störenden Person ein Gespräch unter vier Augen zu führen. Dies erfordert einigen Mut. Meine Strategie in solchen Fällen ist es, die entsprechende Person anzurufen oder sie vor oder nach dem Kurs „abzufangen" und ein Gespräch mit den Worten zu beginnen: „Ich habe ein Problem mit..." oder „Ich wünsche mir..." Erfahrungsgemäß bringt es wenig, die entsprechende Person in kritisierender Art und Weise direkt auf ihr störendes Verhalten anzusprechen, da er/sie dann rechtfertigend, stur oder „bockig" reagieren kann. „Ja, aber..."

TeilnehmerInnen aus medizinischen Berufen

Kommen TeilnehmerInnen aus dem medizinischen Bereich, so dürfen wir uns als Kursleiterinnen nicht verunsichern lassen. Die Vermittlung medizinischer Fakten ist nur ein Teil des gesamten Kursgeschehens. Eltern mit medizinischer Vorbildung haben meistens die gleichen Ängste und Sorgen, wie alle anderen werdenden Eltern auch. Möglicherweise sehnen sie sich gerade danach, einfach als werdende Eltern behandelt zu werden, denen es erlaubt wird, ihre Ängste auszudrücken, ihre Fragen zu stellen und Teil eines Netzwerkes von Menschen in der gleichen Situation zu werden.

Es gibt natürlich auch die Situation, dass TeilnehmerInnen aus einem medizinischen Beruf der Gruppe ihre Erfahrungen mitteilen möchten. Dies kann im günstigen Fall die Inhalte der Kursleiterin ergänzen, im negativen Fall dienen diese Beiträge jedoch nur der Selbstdarstellung des Teilnehmers oder der Teilnehmerin, übrigens eine sehr gute Strategie, um Gefühle und Ängste in Bezug auf die Schwangerschaft und die bevorstehende Geburt zu kontrollieren. In einem solchen Fall kann es hilfreich sein, die entsprechende Teilneh- merIn direkt bei der Behandlung bestimmter Themen anzusprechen und um einen Beitrag zu bitten, denn dies macht klar, dass an anderen Stellen vielleicht kein großer Beitrag gewünscht wird. Desweiteren sollte sich die Kursleiterin davor hüten, im Kursgeschehen medizinische Diskussionen zu führen bzw. nur dann, wenn ein Großteil der anderen KursteilnehmerInnen damit einverstanden ist.

> Bei der Arbeit mit Gruppen bleibt das Prinzip im Grunde immer gleich, es geht darum, die Biographie der TeilnehmerInnen zu berücksichtigen, auf dem Wissen und den Erfahrungen, die diese Menschen mitbringen, aufzubauen und eine große Vielzahl an Methoden einzusetzen, um den unterschiedlichen Lernstilen der Einzelnen gerecht zu werden.

Gibt es KursteilnehmerInnen, die in ihrem Verhalten von dem üblichen abweichen, so sollte die Kursleiterin versuchen, den Grund dafür herauszufinden und Möglichkeiten suchen, wie diese TeilnehmerInnen dennoch von dem Kurs profitieren können. Gelingt dies nicht, so sollte die Kursleiterin dafür sorgen, dass wenigstens der Lernerfolg der anderen TeilnehmerInnen nicht gestört wird. An dieser Stelle muss die Kursleiterin Verantwortung übernehmen und darf eine persönliche Konfrontation nicht scheuen.

18 Ausstattung des Kursraumes

18.1 Hilfsmittel

- Kopfkissen
- Lagerungskissen/Stillkissen
- Matten z. B. Airex, Isomatten, Yogamatten
- Wolldecken
- Yogasitzkissen oder Sitzbänkchen
- CD-Player und/oder Kassettenrecorder
- eventuell Fernsehgerät und Videorecorder
- Massageutensilien
- Massageöl
- Bunte Tücher
- Handtücher
- Terrabänder, als Hilfsmittel für bestimmt gymnastische Übungen oder Yogaübungen
- Namensschilder
- Papier und Stifte, Malpappe, Wachsmalstifte
- Schreibunterlagen

18.2 Demonstrationsmaterial

- Geburtsatlas
- Stillatlas
- Beckennachbildung
- Zervixring
- Braunüle
- Katheter
- PDA-Schlauch
- Absauger
- Diaphragma
- Kondome
- Gleitcreme auf Wasserbasis
- Tragetuch
- Stillutensilien, z. B. Saughütchen, Milchauffangschale, Brustwarzenschoner, Milchpumpen, Teeflasche, Sauger, Stilleinlagen, z. B. Medela oder Avent
- Pflegestifte für die Brustpflege (Bezugadresse: Claudia M. Lang, Bergweg 1d, 93077 Bad Abbach, Tel./Fax: 09405/962379)
- Blanko-Mutterpass
- Kinderuntersuchungsheft
- eventuell Informationsbroschüren zum Mutterschutz, Erziehungsgeld
- Broschüren zum Stillen vom BDH/Stillen der beste Start ins Leben
- eine Babypuppe, eventuell mit Nabelschnur und Fruchtblase und Plazenta
- Weckringe oder Gardinenringe zur Darstellung der Muttermundsweite
- Fotos oder Dias zur embryonalen Entwicklung des Kindes, zur Geburt, zur Zeit nach der Geburt, z. B. Anlegetechniken zum Stillen
- eventuell Geburtsfilme
- Weiterführende Literatur
- Demonstrationsmaterial zur Babypflege, Babykleidung
- Verschiedene Wickelmethoden, eventuell aktuelle Testergebnisse von „Stiftung Warentest" und „Ökotest Kleinkind"
- Literaturempfehlungen für werdende Eltern
- Musiktipps für den Kreißsaal
- Beckenbodenposter
- Poster zu PDA, Saugglockengeburt, Zangengeburt
- Posterreihe zu Muttermunderweiterung, Der Weg des Kindes durchs weibliche Becken, Vorteile der hockenden Geburt
- Wehenposter

19 Notwendige Formalitäten

19.1 Die Aufnahme einer freiberuflichen Tätigkeit

- Anmeldung bei der zuständigen AmtsärztIn mit einer Kopie Ihrer Anerkennung als Hebamme.
- In der Regel melden sich die Krankenkassen, wenn diese Ihre Zulassung sehen möchten.
- Meldung bei der BGW (Berufsgenossenschaft für Gesundheitsdienste und Wohlfahrtspflege). BGW, Pappelallee 35–37, 22089 Hamburg
- Meldung beim Finanzamt zur selbständigen Versteuerung Ihrer Einkünfte.
- Das Abschließen einer Berufshaftpflichtversicherung sowie einer Berufsrechtsschutzversicherung (z. B. über die Gruppenversicherung des BDH).
- Im Idealfall das Abschließen einer Berufsunfähigkeitsversicherung.
- Beantragung des Institutskennzeichen (Alte Heerstr. 111, 53757 St. Augustin)
- Anmeldung als freiberuflich tätige Hebamme als Pflichtversicherte bei der BfA (Bundesversicherungsanstalt für Angestellte, Ruhrstr. 2, 10704 Berlin, Tel.: 030/ 865-1)
- Meldung Ihrer Einkünfte aus selbständiger Tätigkeit bei Ihrer Krankenversicherung.

19.2 Dokumentation und Abrechnung

19.2.1 Beispiel für eine Kursdokumentation

Teilnehmerin	Kurstage/Anwesenheit									Sonstige Leistungen	Kurstreffen/Inhalt
1. z. B.: persönliche Angaben und das, was die Frau in der Vorstellungsrunde erzählt	√	√	√	x	√	√				z. B.: Hilfe bei Schwangerschaftsbeschwerden	z. B.: was hat die Kursleiterin in dieser Stunde angeboten, was möchte sie das nächste Mal machen.
2.											
3.											
4.											
5.											
6.											
7.											
8.											

19.2.2 Formulare für Hebammen

Vorformulierte Formulare über:

„Vereinbarung – Teilnahme an einem Geburtsvorbereitungskurs",

DIN A 4, à 10 Sätze

„Teilnehmerinnen/-er an einer Geburtsvorbereitungskurs-Stunde",

DIN A 4, Block à 100 Stck.

Bezugsadresse: BDH e.V.
Gartenstr. 26
76133 Karlsruhe
Tel.: 0721/981 89 25
Fax: 0721/981 89 20

Hebammengebührenordnung (Ost und West)

Bezugsadresse: Elwin Staude Verlag GmbH
Versandbuchhandlung
Postfach 51 06 60
30636 Hannover

Anhang

20 Kontaktadressen

Hebammen:

Bund Deutscher Hebammen e.V.
Postfach 17 24
76006 Karlsruhe
Tel.: 07 21 / 98 18 90
Fax: 07 21 / 9 81 89 20
E-Mail: info@bdh.de
www.bdh.de

Bund freiberuflicher Hebammen
Deutschlands e.V.
Kasseler Str. 1a
60468 Frankfurt/Main
Kontaktinfo: 0 69 / 79 53 49 71
Fax: 0 69 / 79 53 49 72
E-Mail: geschaeftsstelle@bfhd.de
www.bfhd.de

Stillberatung:

Arbeitsgemeinschaft Freier Stillgruppen
Rüngsdorfer Str. 17
53173 Bonn
Tel.: 02 28 / 3 50 38 71
Fax: 02 28 / 3 50 38 72
e-mail: afs-stillgruppen@t-online.de
www.afs-stillen.de

Berufsverband Deutscher Laktationsberaterinnen IBCLC e.V.
Saarbrückener Str. 172
38116 Braunschweig
Tel.: 05 31 /2 50 69 90
Fax: 05 31 / 2 50 69 91
e-mail: bdl.sekretariat@t-online.de
www.bdl-stillen.de

La Leche Liga Deutschland e.V.
Harthmutstr. 9
61476 Kronberg
Beratungstel: 0 68 51 / 25 24
http://www.lalecheliga.de

Geburtsvorbereitung und Geburtshäuser:

Gesellschaft für Geburtsvorbereitung –
Familienbildung und Frauengesundheit
Bundesverband e.V.
Antwerpener Str. 43
13353 Berlin
Tel.: 0 30 / 45 02 69 20
Fax: 0 30 / 45 02 69 21
E-Mail: gfg@gfg-bv.de
www.gfg-bv.de

Netzwerk zur Förderung der Idee
der Geburtshäuser
Netzwerk Geschäftsstelle
Kaiser-Karl-Ring 25
53111 Bonn
Tel.: 02 28 / 7 21 88 98
Fax: 02 28 / 7 21 88 95
E-mail: info@geburtshaus.de
www.geburtshaus.de

Mehrlinge:

zeitschrift Zwillinge
Verlag von Gratkowski
Postfach 40 11 11
86890 Landsberg am Lech
Tel.: 0 81 91 / 96 67 39
Fax: 0 81 91 / 96 67 40
www.zeitschrift-zwillinge.de

ABC-Club e.V.
Internationale Drillings & Mehrlings-Initiative
Büro Hannover
Bethlehemstr. 8
30451 Hannover
Tel.: 05 11 / 2 15 19 45
Fax: 05 11 / 2 10 14 31
E-Mail: abc-club@t-online.de
www.abc-club.de

Hilfe bei Komplikationen:

Arbeitsgemeinschaft Gestose-Frauen e.V.
Kapellener Str. 67a
47661 Issum
Tel.: 0 28 35 / 26 28
Fax: 0 28 35 / 29 45
E-Mail: info@gestose-frauen.de
www.gestose-frauen.de

Arbeitskreis Kunstfehler in der Geburtshilfe e.V.
Zentrale Beratungs- und Dokumentationsstelle
Münsterstr. 261
44145 Dortmund
Tel.: 02 31 / 52 58 72
Fax: 02 31 / 52 60 48
Akgev@web.de

Arbeitskreis Down-Syndrom e.V.
Gadderbaumer Str. 28
33602 Bielefeld
Tel.: 05 21 / 44 29 98
Fax: 05 21 / 44 29 04
E-Mail: ak@down-syndrom.org
www.down-syndrom.org

Das frühgeborene Kind e.V.
Malplaquetstr. 38
13347 Berlin
Hotline zur Tel.-Beratung: 0 18 05 / 87 58 77
Fax: 0 30 / 32 70 86 51
E-Mail: hotline@fruehgeborene.de
www.fruehgeborene.de

Gem. Elterninitiative Plötzlicher Säuglingstod
Deutschland e.V.
Rheinstr. 26
30519 Hannover
Tel. & Fax: 05 11 / 8 38 62 02
E-Mail: geps-deutschland@t-online.de
www.sids.de

Initiative Regenbogen Glücklose Schwangerschaft e.V.
Hauptgeschäftsstelle
In der Schweiz 9
72636 Frickenhasen
Tel.: 0 55 65 / 13 64
E-Mail: bv@initiative-regenbogen.de
www.gluecklose-schwangerschaft.de

Organisation von Familienleben:

Mütterzentren – Bundesverband e.V.
Müggenkampstr. 30 A
20257 Hamburg
Tel.: 0 40 / 40 17 06 06
Fax: 040/4 90 38 26
E-Mail: info@muetterzentren.bv.de

Verband alleinerziehender Mütter und Väter
Bundesverband
Beethovenallee 7
53173 Bonn
Tel.: 02 28 / 35 29 95
Fax: 02 28 / 35 83 50
E-Mail: vamv-bv@netcologne.de
www.paritaet.org

Windeldienste zentral zu erfragen bei:

Verband der deutschen Windeldienste e.V.
01 80 / 53 41 15 16
kostenloser Anruf:
08 10 00 WINDEL (Buchstaben auf Tastentelefon drücken!)
www.vdwev.de

21 Weiterführende Literatur

Albrecht-Engel, Ines/Albrecht, Manfred: **Kaiserschnitt – Geburt**, rororo, Reinbek bei Hamburg 1995

Arbeitsgemeinschaft Freier Stillgruppen (AFS): **Stillen und Stillprobleme**, Hippokrates Verlag, Stuttgart 1998

Baghwan Shree Rajneesch, in: Städler, T., **Massage und Körperarbeit, Eine psychologische Analyse der Wirkungen und stattfindenden Prozesse, und eine Reflexion der eigenen Praxis**, Diplomarbeit zur Diplomprüfung im Fachbereich Psychologie der Ludwig-Maximilian-Universität München 1987

Balaskas, Janet: **Yoga für werdende Mütter**, Kösel, München 1995

Beigel, K./Gruner, S./Gehrke, T.: **Gymnastik FALSCH und RICHTIG**, rororo, Reinbek bei Hamburg 1993

Blume, Angelika/Bopp, Annette (HG.): **Das erste Jahr. Das umfassende Handbuch für die junge Familie**, Kösel, München 1993

Bolesta-Hahn, Verena: **Yoga für Schwangere**, Falkenverlag, Niedernhausen 1985/87

Brazelton, T., Berry,: **Ein Kind wächst auf**, Klett – Cotta Verlag

Brehmer, Gisela: **Aus der Praxis einer Kinderärztin**, rororo, Reinbek 1998

Bremen Spezial, Herausgegeben von der Pressestelle des Senats der Freien Hansestadt Bremen, 17. Ausgabe, 23.04.1985

Cronenwett, Newmark, **Father´s Response to Childbirth**, in: Fthenakis, W.E., **Zur Psychologie der Vater-Kind-Beziehung**, Band 1, München, Wien, Baltimore 1985

de Jong, Th. M./Kemmler, G.: **Kaiserschnitt – Narben an Seele und Bauch**, Fischer, Frankfurt am Main 1996

Dickinson, R.L./Belski, A.: **Birth Atlas,** Maternitiy Center Association, New York

Die Hebamme, Herausgegeben vom Hippokrates Verlag in MVS Medizinverlage Stuttgart GmbH & Co. KG, 2/2002

Eckert, Martina: **Wenn wir Eltern werden... ist alles anders**, Urania-Ravensburger, Berlin 1999

Enkin/Keirse/Renfrew/Neilson: **Effektive Betreuung während der Schwangerschaft und Geburt, Ein Handbuch für Hebammen und Geburtshelfer,** Ullstein Medical, Wiesbaden 1998

Enkin/Keirse/Renfrew/Neilson: **A Guide to Effective Care in Pregnancy & Childbirth**, Oxford University Press 1995

Ewy, Donna und Roger, **Die Lamaze-Methode**, Goldmann, München, 1987

Gawain, Shakti: **Stell dir vor – Kreativ Visualisieren**, Rowohlt, Reinbek b. Hamburg 1986

Goebel, Dr. med., Wolfgang, **Schutzimpfungen selbst verantworten**, Aethera im Verlag freies Geistesleben & Urachhaus, Stuttgart, 2002

Harms, Thomas: **Auf die Welt gekommen**, Ulrich Leutner Verlag

Hass, Aaron: **Ich hätte nie gedacht, dass ich so gerne Vater bin**, Kösel, München 1996

Hauffe, Ulrike, **Ansprüche an geburtsvorbereitende Arbeit**, in: **Krankengymnastik** Sonderdruck, 39. Jg., 1987

Hertel, Michael: **Die Welt des ungeborenen Kindes**, Piper, München 1994

Hillsberg, Regina: **Schwangerschaft, Geburt und erstes Lebensjahr**, rororo, Reinbek bei Hamburg 2000

Hirte, Martin: **Impfen – Pro & Contra**, Knaur Verlag

Janus, Ludwig: **Der Seelenraum des Ungeborenen**, Walter Verlag

Johnen, Wilhem: **Muskelentspannung nach Jacobsen**, Gräfe und Unzer, München 1999

Khalsa, Tarn Taran Kaur: **Kursbuch Eltern: Yoga für werdende Eltern**, Heine, Hamburg 1991

Kitzinger, Sheila, **Frauen als Mütter**, München 1984

Kitzinger, Sheila, **Geburtsvorbereitung, Ein Buch für Kurse, Gruppen und Beratung**, München 1981

Kitzinger, Sheila, **Mutter werden über 30**, München 1984

Kitzinger, Sheila, **Natürliche Geburt, Ein Buch für Mütter und Väter**, München 1987

Kitzinger, Sheila: **Schwangerschaft und Geburt**, München 1992

Kitzinger, Sheila, **Schwangerschaft und Geburt, Das umfassende Handbuch für junge Eltern**, München 1989

Kitzinger, Sheila, **Sexualität im Leben der Frau**, München 1984

Klaus Marshall, H., Kennell, John, H., **Mutter-Kind-Bindung, Über Folgen der frühen Trennung**, München 1987

Klaus, Marshall H./Kennell, John H.: **Der erste Bund fürs Leben**, rororo, Reinbek bei Hamburg 1997

Kuntner, Lieselotte: **Die Gebärhaltung der Frau**, Hans Marseille Verlag, München 1985

Kurz, Roland, Kenner, Thomas, Poets, Christian: **Der plötzliche Säuglingstod**, Springer Verlag, Wien New York 1999

Leboyer, Frédérick: **Die Kunst zu Atmen**, Kösel, München 1983

Leboyer, Frédérick, **Geburt ohne Gewalt**, Kösel, München 1988

Leboyer, Frédérick: **Sanfte Hände. Die traditionelle Kunst der indischen Babymassage**, Kösel, München 1996

Leboyer, Frédérick, **Weg des Lichts**, Reinbek bei Hamburg, 1984

Lippens, Frauke: **Geburtsvorbereitung, eine Arbeitshilfe für Hebammen**, E. Staude Verlag, Hannover 1997

Lothrop, Hannah: **Das Stillbuch**, Kösel, München 1997

Mallmann, Helmut W.: **Schwangerschaftsbuch für Männer**, Ravensburger Buchverlag, Ravensburg 1996

Montago, Ashley: **Körperkontakt. Die Bedeutung der Haut für die Entwicklung des Menschen**, Klett-Cotta, Stuttgart 1995

Mühlratzer, Eva/Horkel, Wilhelm: **Kaiserschnitt. Ein praktischer und psychologischer Ratgeber**, Kösel, München 1992

Müller, Else, **Bewußter leben durch Autogenes Training und richtiges Atmen**, Reinbek bei Hamburg 1989

Müller, Else: **Du spürst unter deinen Füßen das Gras**, Fischer, Frankfurt am Main 1983

Nilsson, Lennart: **Ein Kind entsteht**, Mosaik Verlag, München 1990

Nolan, N.: **Professionelle Geburtsvorbereitung**, Hans Huber Verlag, Göttingen 2001

Oakly, Ann, **Subject Woman**, in: Kitzinger, S. **Mutter werden über 30**, München1984

Odent, Michel, **Die Geburt des Menschen**, Vortrag auf dem internationalen geburtshilflichen Kongress „Gebären in Sicherheit und Geborgenheit" in Zürich-Regensdorf September 1989

Odent, Michel, **Die sanfte Geburt**, München, 1982

Öko-Test: **Ratgeber Kleinkinder**, rororo Verlag

Prill, Prof. Dr. H.J., **Die Geburt zum Erlebnis werden lassen**, in: **Einführung in die psychosomatische Geburtshilfe**, Aponti, Köln,

Vorträge der Hebammenfortbildung in Bonn Bad Godesberg 1983 und Bad Nauheim 1985

Pruett, Kyle, D., **Die Neuen Väter, Männer auf dem Weg in die Familie**, München 1988

Ram-Bonwitt, Ingrid: **Yoga in der Schwangerschaft**, Ariston, Genf 1991

Rogers, Charlotte: **Zilgrei für eine natürliche Schwangerschaft und Geburt**, Mosaik Verlag, München 1994

Salis, Bettina: **Warum schreit mein Baby so? Hilfe für Schreibabys und ihre Eltern**, rororo, Reinbek bei Hamburg 2000

Satyasingh: **Das Kundalini-Yoga Handbuch**, Heine, München 1990

Schlenz, Kester: **Mensch Papa! Vater werden – Das letzte Abenteuer**, Mosaik, München 1996

Schmidt-Denker, Ulrich, **Prinzipien und Prozesse in der Mensch-Umwelt Wechselwirkung**, in: Ökologie der Perinatalzeit, Hrsg., Schindler, S., Zimprich, H., Stuttgart 1983

Seguy, Dr. B., zitiert nach Odent, Michel, **Die sanfte Geburt**, München 1982

Stülpnagel, Bettina: **Yoga während der Schwangerschaft**, Falkenverlag, Niedernhausen 1997

Sutton, J., Scott, P.: **Die Optimierung der Kindslage**, Hippokrates Verlag, Stuttgart 2001

Tarn Taran Kaur Khalsa, **Yoga für werdende Eltern – Vorbereitung auf die Geburt**, Hamburg 1985

Waesse, Harry: **Yoga für Anfänger**, Gräfe und Unzer, München 1995

WHO Kongressbericht der **Gemeinsamen interregionalen Konferenz über bedarfsgerechte Geburtstechnologie**, Fortaleza (Brasilien) 1995

Willberg, Gerlinde M./Brüser, Elke: **Zeit für uns**, Kunstmann, München 1996

Willberg, Gerlinde M./Hujben, K.: **Natürliche Geburtsvorbereitung und Geburtshilfe**, Kösel, München 1991

Wimmer-Puchinger, Beate, 1982, S. 208 in: Zimmermann, Eva, **Die Bewältigung der Schwangerschaft und Geburt**, Schriftliche Arbeit zur Erlangung des Grades eines Lezentiates der philosophischen Fakultät an der Universität Friebourg, Schweiz 1988, S. 45

Wimmer-Puchinger, Beate, **Die Einbeziehung des Mannes in die Geburtshilfe**, in: Prill, Prof. H.J., **Die Geburt zum Erlebnis werden lassen, Einführung in die psychosomatische Geburtshilfe**, Aponti Köln, Vorträge der Hebammenfortbildung in Bonn Bad Godesberg 1983 und Bad Nauheim 1985

Wimmer-Puchinger, Beate, **Schwangerschaft als Anpassungsprozess, Psychosoziale Belastungsfaktoren und Prophylaxe**, in: Schindler, S., Zimprich, H., (Hrsg.), **Ökologie der Perinatalzeit**, Stuttgart 1983

Zillo, Adriana, Greising, Hans, **Neue Hoffnung: Zilgrei Schmerzfrei durch eine koordinierte Haltungs- und Atemtherapie**, München, 1985

Zimmer, Katharina: **Das Leben vor dem Leben, die seelische und körperliche Entwicklung im Mutterleib**, Kösel, München 1996

Zimmer, Katharina: **Die körperliche und seelische Entwicklung im ersten Lebensjahr**, Kösel, München 1996

22 Sachregister

A

Adduktoren 71
aktive Geburt 195
Angst 2, 3, 8, 10, 16, 18, 22, 28, 36, 257
– Verkrampfung – Schmerz-Syndrom 2, 3
Asana (Körperhaltung) 24 f., 28, 79, 85
Atemführung 29, 84
Atemhilfsmuskeln 85
Atemkapazität 19
Atemmeditation 95
Atemrhythmus 23, 34, 71, 85
Atemtechniken 16, 33 f.
Atemübungen 16, 34, 37, 86
Atemvolumen 23
Atemwahrnehmung 35, 176, 221
Atemwahrnehmungsübungen 34
Atmen 85
Atmung 4 f., 25, 34, 36 ff.
Aufrechte Gebärhaltungen 195
Aura 25
Ausschüttung von Endorphinen 29
Austreibungsperiode 196
Autogenes Training 36
Autohypnose 37

B

Bauchatmung 34 f., 38
Beckenboden 53 f., 55 f., 58, 65, 70 f., 81 f., 85, 115, 123
Beckenbodenkräftigung 57
Beckenbodenmuskulatur 121
Beckenbodenübungen 23
Beckenbodenwahrnehmung 53, 237
Beckenlockerung 49
Beckenschaukel 32, 91
bedingte Reflexe 4
Behinderung 22, 257
Bildungsziel 15
Bindung 248
Blutverlust 196
Bonding 31, 33, 252
Brust 47
Brustmuskelübungen 23

C

Chakra (Sakralzentrum) 80
Chakra (Wurzelzentrum) 80
Chakren 26, 28
– -Meditation 152
Circulus vitiosus 3

D

Dammschnitte 196
Darmtätigkeit 113
Dehnungsübungen 23
Dhyan (Meditation) 24, 25
Diaphragma 85
Differential Relaxation 5
dynamogene Atemtechnik 32
dynamogene Atmung 157

E

Effleurage 5
Eigenaktivität 21
einfacher Sitz 80
Ektoderm 31
Eltern-Kind-Beziehung 10
Eltern-Kind-Verhältnis 13
Elternschaft 9
Eltern werden 253
Endorphine 25
Energie 25
Entspannung 25, 35
Entspannungshaltung 29
Entspannungsmethode 33, 36
Entspannungsübungen 16
Erfahrungswissen 20
Erfrischungsatemzug 35
Eröffnungsperiode 34
Eröffnungsphase 195
Erwachsenenbildung 20, 21
Eutonus 37

F

Fähigkeit zur Entspannung 19
Fehlatmung 34, 85
Flankenatmung 85, 87

G

Gebärpositionen 11, 35, 209
Geburt 35
– ohne Gewalt 10
Geburtsarbeit 19, 23
Geburtsposition 13
Geburtsprozess 38
Geburtsschmerz 9, 29, 258
Geburtsvorbereitung 11, 16 f., 19, 34 ff.
Geburtsvorbereitungsgruppe 9
Geburtsvorbereitungskurs 33 f.
Geburtsvorbereitungskurs auch verschiedene Lehrmethoden 22
Gymnastik 23, 35

H

Haltungskorrektur 106
Hämorrhoiden 82
Hatha-Yoga 25
Hausgeburt 9
Haut 31
Heben, Tragen und Bücken 171
Hohlkreuz 84
Horizontaler Bücktyp 172
Hormone 28, 31, 36
Hüftstabilisation 47, 61, 63
– Ischialgieprophylaxe 62
– Ischiasprophylaxe 55
Hüftstabilisierung 68
Hypnose 37
hypnosuggestive Analgesie 4
Hypophysenfunktion 26, 29

I

Identitätskonflikte 8
Iliosakralgelenke 23
Immunsystem 36
Innenbeinmassage 238
innere Kraftort 153
Integration des werdenden Vaters 17
Ischialgieprophylaxe 23, 61, 63, 67
Ischias 65
Ischiasmassage 235

J

Jacobsons Methode der „Progressiven Relaxation" 4

K

Kniestand 57
Konzepte 259
Körperentspannung 38
Körpergefühl 16, 36
Körperhaltung 170
Körpermeridiane 92
Körperselbstwahrnehmung 23, 37, 76
Körperselbstwahrnehmung und Bewegungskoordination 32
Krampfadern 82, 99
Kreatives Visualisieren 223
Kreuzbein 28
Kundalini 24
– Yoga 25

L

Langsitz 81
Lebenskrise 7
Lernstile 22
Lernumgebung 21
Lernziel 21, 33
Liebesfähigkeit eines Menschen 13
Liegen 82

M

Mann 8
Mantra 26
Massagen 17, 33, 35, 38
Medikamente 13
Meditation 152
Meridiane 25, 26, 27
Meridianmassage 234
Michaelis-Raute 235
Mudra 26
Muskeltonus 36, 37
Mutterbänder 63, 70, 71

N

Nadis 26 f., 92
National Child Trust 33
Natural Childbirth Movement 12
natürliche Atmung 34
natürliche Geburt 3, 15
Nierenübung 102

O

obere Atmung 85, 87
Öko-Obstetrik 13
Oxytocinausschüttung 26, 29

P
Paararbeit 32
Paarbeziehung 253
Paarmeditation 125
Paaryoga 125
Palpation 32
Periduralanästhesien 32
pH-Wert 25, 29
Plötzlicher Kindstod 22
Prana 25
Pränataldiagnostik 17
pränatales Bindungsritual 252
Pranayama (Atemführung) 24 f.
Problem- und Praxisorientierung 20
Progressive Muskelrelaxation 29, 36
– nach Jacobsen 216
– zur Atemwahrnehmung 180
Psychoprophylaktische Methode 4
psychosexuelle Methode 6
psychosexuelles Leben 18
Psychosomatische Methode 2

R
Regressionsvorgänge 38
Reitersitz 80, 82
Rollenkonflikt 7
Ruhetönung 37

S
sanfte Geburt 10, 12
Sat Nam 26
Schmerz 2 f., 5, 17, 22, 26
Schmerzempfinden 29
Schmerzlinderung 35
schmerzlose Geburt 4
Schmerzmittel 7, 10, 15
Schwangerschaft 33, 35
Schweregefühl 37
Selbsterfahrung 15
sensible Phase 31
Sexualität 9, 18, 248
Sexualzyklus 26
Shakti-Haltung 58
Shakti-Position 71
Stabilisierung der Hüfte 68
Stehen 84
Stillen 35
Stoffwechsel 28
Stoffwechselübungen 23, 42
Streckung der Wirbelsäule 67

Sufikreise 97
Sushumna 28
Symphyse 69
Symphysenlockerung 23

T
taktiles System 31
Tiefenentspannungszustände 38
Tod 257
Totgeburt 22

U
Übergangsperiode 34
Übergangsrituale 8
Übergangsstadien 8
Übungen
– für das Becken 23
– für den Schultergürtel 23
– zur Hüftstabilisierung 23

V
Vater 8
Vena-cava-Syndrom 82, 196
Venenentlastung 42
Venenentlastungsübungen 23
venöser Rückfluss 80, 96
Venus Kriyas 125
Venusschloss 93
Verdauung 113, 123, 142
Vernetzung der Inhalte 20
Verstopfung 113
vertikale Geburtspositionen 9
Vertikaler Bücktyp 171
vestibuläres System 31
Vierfüßlerstand 57
Vokal-Atmung 91
Vollatmung 34, 88
Vulvaödem 196

W
Wärmewahrnehmung 37
Wechselatmung 92
Wehe 35
Wehenatmung 85, 86
Wehenpause 35
Wehenpositionen 35
Wehensimulation 124
Wehensimulationsübung 16, 23, 35, 128, 189
Wehentätigkeit 29
werdender Vater 5 f., 18, 33

Wirbelsäule 28, 106
Wirbelsäulengymnastik 61
Wirklichkeitsnähe 21
Wochenbett 9

Y
Yogaübungen 35

Z
zentrales Nervensystem 36
Ziel der Geburtsvorbereitung 16
Zilgreiatmung 157
Zilgrei-Methode 31
Zilgrei-Übungen 35
Zungendiaphragma 85
Zwerchfell 85
Zwerchfellatmung 38, 85 f.
Zwischenrippenmuskulatur
   (Atemhilfsmuskulatur) 47, 85, 94

Unsere Hauptdarsteller 293

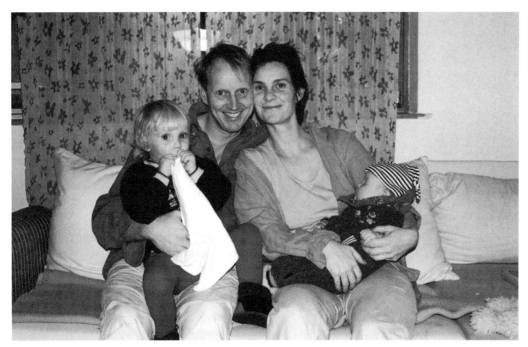

Anton Pelle Schemmel, geb. 27.4.2000; Walter Pohl; Caroline Schemmel; Greta Carlotta Schemmel, geb. 29.9.2002

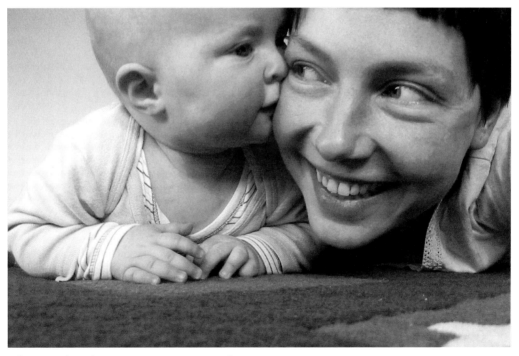

Yolenn Mindt, geb. 20.7.2002; Corinna Mindt

23 Die Autorin

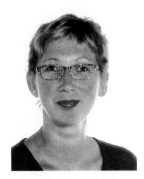

- Marion Stüwe, geb. 1961, seit 1991 verheiratet, Mutter von 2 Töchtern,
- Hebamme und Diplompädagogin, PEKiP-Gruppenleiterin, Esalen Massagetherapeutin, Autorin
- 1988 bis 1991 geburtshilfliche Kliniktätigkeit
- 1990 bis 2001 Mitarbeiterin im Hebammen Laden Bremen
- Seit 1992 Lehrtätigkeit in der beruflichen Weiterbildung von Hebammen, Kinderkrankenschwestern, PhysiotherapeutInnen und ÄrztInnen.
- 2002 Gründung von **Herztöne** – Weiterbildungsinstitut für Hebammen & geburtshilfliche Teams

Fortbildungsangebote zu den Themen:

- Geburtsvorbereitung für Frauen und Paare
- Yoga für Schwangere
- Wochenbett- und Rückbildungsgymnastik
- Indische Babymassage nach Leboyer
- Rund um das Neugeborene: Alles was im ersten Lebensjahr des Kindes gefragt wird: Handling, Tragen, Ernährung, Prophylaxen, Allergien, Impfungen... etc.
- Fortbildung zur Leiterin von Eltern-Kind-Gruppen
- Wassergymnastik für Schwangere
- Babyschwimmen
- Rückbildungsschwimmen
- Fitness für Mütter

Weiterbildungen für Hebammen & geburtshilfliche Teams

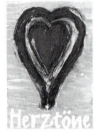

Marion Stüwe
Langeooger Str. 16
28219 Bremen
E-Mail: herztoene.stuewe@t-online.de
E-Mail: mail@herztoene.org
Internet: www.herztoene.org